MÉDECINE DES OISEAUX

CAUSES, NATURE
ET TRAITEMENT DE LEURS MALADIES

PAR

Pierre MÉGNIN, Médecin-Vétérinaire

LAURÉAT DE L'INSTITUT (Académie des Sciences)

Chevalier de la Légion d'honneur

OFFICIER DE L'INSTRUCTION PUBLIQUE ET DU MÉRITE AGRICOLE

ETC., ETC.

DEUXIÈME ÉDITION
Revue et considérablement augmentée
ORNÉE DE 58 FIGURES

Tous droits réservés

VINCENNES

AUX BUREAUX DE *L'ÉLEVEUR*

6, Avenue Aubert, 6

1893

MÉDECINE DES OISEAUX

CAUSES, NATURE & TRAITEMENT

DE LEURS MALADIES

La base de la médecine est l'anatomie et la physiologie, c'est-à-dire l'étude de la structure et des fonctions de la machine animale; c'est pourquoi nous commencerons notre travail sur la *Médecine des Oiseaux* par un premier chapitre où nous donnerons un résumé succinct de l'anatomie et de la physiologie de ces êtres, c'est-à-dire une description rapide qui ne sera guère qu'une énumération de leurs organes et de leurs fonctions.

Il est du reste indispensable de s'entendre sur un certain nombre de termes servant à désigner les organes où les appareils d'organes, termes qui viendront souvent sous notre plume, et qui seraient complétement énigmatiques pour ceux de nos lecteurs auxquels les sciences naturelles sont plus ou moins étrangères.

CHAPITRE Ier

Anatomie et Physiologie.

L'*Anatomie* a pour objet l'étude des organes et la *Physiologie* celle de leurs fonctions; ces organes se divisent en

1° Organes de relation;

2° Organes de nutrition, qui se subdivisent en :

    a Organes de la digestion ;

    b Organes de la circulation ;

    c Organes de la respiration ;

    d Organes des secrétions.

3° Organes de la reproduction.

§ Ier. — ORGANES DE RELATION

Les organes de relation, ou du mouvement et des sens, sont les *os* dont l'ensemble constitue le *squelette*, les muscles qui font mouvoir les os les uns sur les autres, et la peau qui enveloppe le tout et dont certains appendices, les *plumes*, sont les organes essentiels du *vol*, mode de translation qui est spécial à la classe des oiseaux dans l'embranchement des vertébrés, sauf de très rares exceptions fournies par la classe des mammifères (chauves-souris), et par celle des poissons (poissons volants). Les organes des sens sont : les yeux, les oreilles et la peau, surtout dans ses parties nues, le bec et les pattes.

La conformation tout entière de l'oiseau est adaptée aux deux formes principales du mouvement, d'un côté le vol, de l'autre la marche et le saut. Le tronc, ovale, repose obliquement sur les membres postérieurs verticaux dont la surface plantaire occupe un espace relativement vaste. En arrière et en dessous il se continue avec une queue courte, rudimentaire, dont la dernière vertèbre donne insertion à des plumes rigides (*rectrices*), ou plumes caudales. En haut et en avant le tronc se réunit avec le cou, long et mobile, au sommet duquel est située la tête, ronde et légère, munie d'un bec corné proéminent. Les membres antérieurs transformés en ailes sont repliés et situés sur le côté du tronc (Claus).

a. — *Squelette.*

Tous les organes sont conformés de manière à rendre plus légère la masse du corps, et la charpente osseuse surtout tend à ce résultat : le poids des os est réduit autant que possible sans nuire à leur solidité; leur substance, très compacte, est creusée de grandes cavités remplies d'air qui communiquent avec d'autres cavités aériennes internes.

C'est avec le squelette des Sauriens et surtout de certains Sauriens fossilles, comme les Pterodactyles et les Ornithocelïda dont ils descendent évidemment, que le squelette des oiseaux a le plus d'analogie. Il se compose, comme celui de tous les vertébrés complets; d'un rachis ou colonne vertébrale, d'une cage thoracique, d'un bassin et de quatre membres, deux supérieurs et deux inférieurs (Voyez fig. 1).

La Tête de l'oiseau est petite et conique, à face allongée en *bec* (F) composé de deux mandibules, une supérieure *(m s)* et une inférieure *(m i)*, dans le crâne (C) qui contient le cerveau, on retrouve les mêmes os que chez les mammifères.

La partie de la Colonne vertébrale qui constitue la base du cou, c'est-à dire la *portion cervicale* (A B), est composée d'un nombre de vertèbres variable selon les espèces : ainsi il y en a quatorze chez le **coq**, douze chez le **pigeon**, quinze chez le **canard**, dix huit chez l'**oie**, vingt-trois chez le **cygne**, etc. La tête est articulée avec la première vertèbre cervicale, ou *atlas*, par un condyle unique, ce qui permet des mouvements de latéralité beaucoup plus étendus que chez les mammifères où il y a deux condyles de chaque côté du trou occipital.

Le nombre des *vertèbres dorsales* (B C) varie aussi selon les espèces ; il est de sept chez le **coq** et le **pigeon**, et de neuf chez l'**oie** et le **canard** ; ces vertèbres sont presque toujours soudées en une pièce unique pour bien fixer le tronc et offrir aux ailes un solide point d'appui ; les deux ou trois dernières sont même soudées aux os des hanches. Les vertèbres lom-

baires et les vertèbres sacrées (C D) non distinctes, forment un seul tout et sont soudées
intimement avec les coxaux (S S) chez les
adultes.

Les *vertèbres coccygiennes* (E), qui constituent
la charpente de la queue, ont repris leur mo-
bilité les unes sur les autres, en raison de l'office que remplit la queue qui est un véritable
gouvernail pendant le vol; elles sont au nombre
de sept, la dernière étant toujours la plus volumineuse.

La CAGE THORACIQUE est composée des *vertèbres dorsales* dont nous avons déjà parlé, du
sternum et des *côtes* qui relient celui-ci à
celles-là.

Le *sternum* (H) est très grand et très fort
chez les oiseaux, parce qu'il sert d'appui et de
point d'attache aux muscles pectoraux, ou moteurs des ailes, qui sont les plus développés
de tous; il couvre tout le dessous de la poitrine et la plus grande partie de l'abdomen,
et présente en son milieu une crête longitudinale nommée *bréchet*.

Chez le *coq*, le sternum est beaucoup plus
faible que chez les **oies** et les **canards** et présente de chaque côté du bréchet deux larges
échancrures, bouchées par des membranes.
Chez le **pigeon**, le bréchet est très développé.

Il y a sept paires de côtes chez les coqs et
les **pigeons** et neuf chez le **canard**; chez les
oiseaux les cartilages costaux, sont remplacés
par de véritables côtes inférieures.

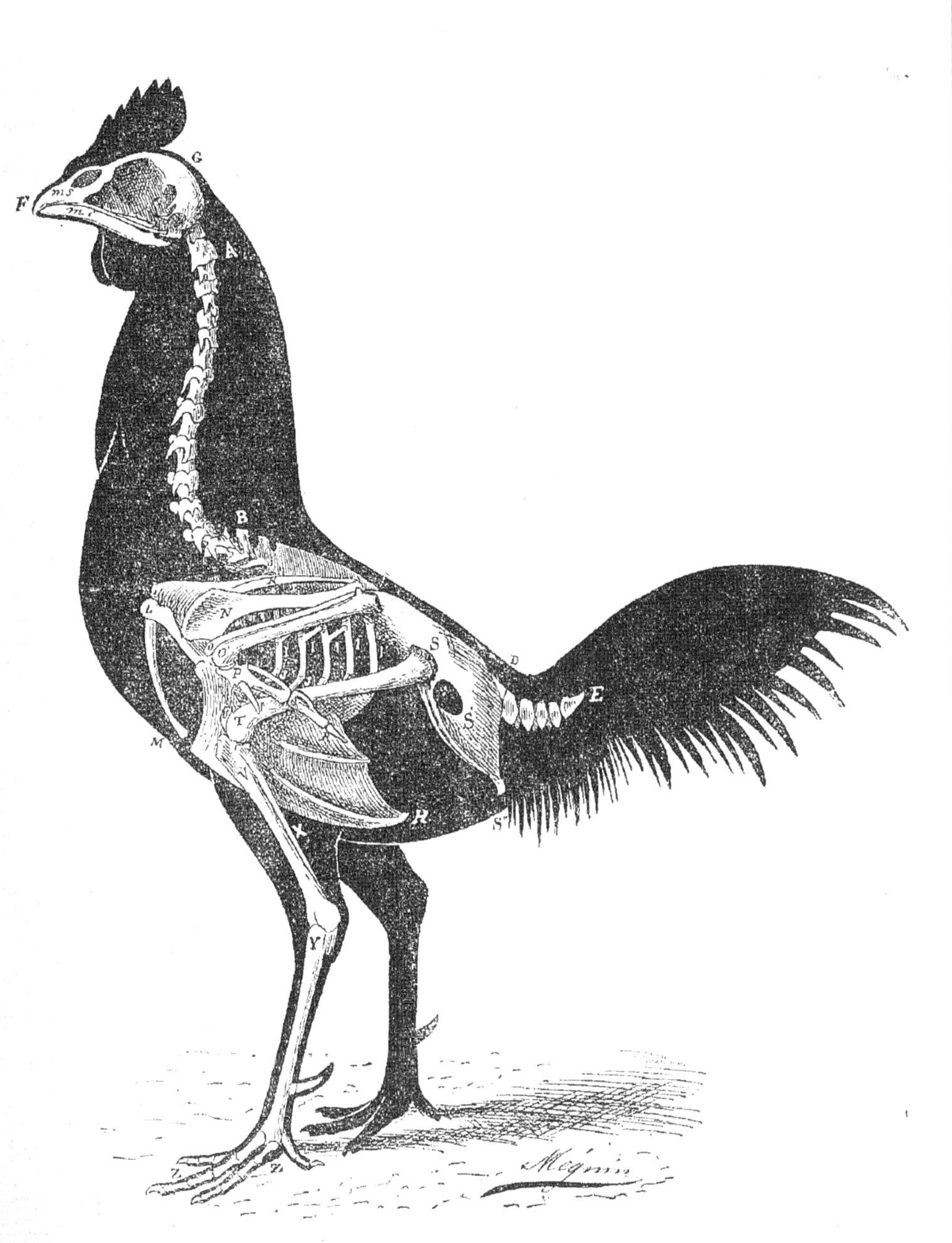

Fig. 1. — Squelette de Coq.

Le Membre antérieur est formé de l'épaule, du bras, de l'avant-bras et de la main.

L'épaule comprend une *omoplate* K, longue et étroite : l'os *coracoïdien* (L), et une *clavicule* (M) qui, avec celle du côté opposé, forme la *fourchette*. Le bras a pour base l'*humérus* (N) ; l'avant-bras, le *cubitus* (O) et le *radius* (O), et la main deux os du *carpe* très courts, deux os du *métacarpe* (P), et trois *doigts* : un pouce (P), un grand doigt à deux phalanges (R) et un second doigt soudé en partie au premier.

Le Membre postérieur est formé de la hanche qui a pour base le *coxal*, de la cuisse qui a pour base le *fémur*, de la jambe, du tarse et du pied.

Le *coxal* ou *os iliaque* (S S) est très grand et très solide, surtout chez les oiseaux marcheurs et il est composé, comme chez les mammifères, de trois parties non distinctes : l'*ilium* (S), l'*ischium* (S) et le *pubis* (S).

La cuisse a pour base le *fémur* (T) qui s'articule en haut avec l'os iliaque et en bas avec la *rotule* (U) et les os de la jambe.

La jambe a pour base deux os, un principal le *tibia* (V) et un accessoire le *péroné* (X).

Le *tarse*, qui, anatomiquement, est le vrai *métatarse*, est composé d'un seul os (Y), portant quelquefois un ergot chez les mâles.

Le *pied* est composé de quatre doigts (Z Z), quelquefois cinq, comme dans les poules Houdan et Dorking, quelquefois le pouce manque comme chez les échassiers.

b. — *Muscles.*

Le système musculaire des oiseaux, dit Claus, présente des particularités en rapport avec leur mode de locomotion aérienne: les muscles peauciers sont très développés, ils forment de larges bandes qui peuvent agir sur de grandes étendues de la peau ainsi que sur les plumes qui y sont implantées. On trouve, en outre, des faisceaux de fibres striées-et de fibres lisses autour des follicules des plumules (duvet). Les muscles du tronc et des membres sont groupés au voisinage du centre de gravité de l'Oiseau, sur le sternum, le bassin et la cuisse; les longs tendons qui leur font suite s'étendent jusqu'à l'extrémité des membres. Ce sont principalement les grands muscles de l'aile qui acquièrent au sternum un grand développement (*grand pectoral*), — excepté cependant chez les Autruches, — et ils constituent une grande partie de la masse musculaire du corps. Les muscles de l'abdomen sont presque rudimentaires, ceux de la colonne vertébrale ne sont développés que dans la région caudale et le long du cou.

Aux membres postérieurs les muscles affectent une disposition spéciale qui permet à l'oiseau, quand il est perché, de fléchir les doigts sans aucun effort musculaire. C'est par suite de ce mécanisme que chaque flexion de l'articulation du genou est accompagnée de celle des doigts, ce qui fait que les oiseaux peuvent, pendant leur sommeil, se maintenir

sur les branches des arbres sans le secours
de la volonté, par la seule action du poids du
corps.

La peau des oiseaux est très mince, mais
résistante ; elle est unie aux parties sous-ja-
centes sur le tronc par un tissu cellulaire
lâche qui entre facilement en communication
sur certains points, comme au cou, et chez
certains oiseaux, avec les cavités aériennes.
La peau ne reste nue que sur un petit nombre
de points comme au bec et aux doigts où
l'épiderme devient épais, corné, ou constitué
par des écailles ; le tarse aussi est couvert
d'écailles chez la plupart des oiseaux, chez
d'autres ces écailles sont remplacées par des
plumes.

Les plumes sont des formations épidermiques correspondant entièrement aux poils
des mammifères. Comme ceux ci elles naissent dans des enfoncements du derme, ou
follicules ; au fond se trouve une papille
riche en vaisseaux dont les cellules sont le
siège d'une multiplication très active et qui
constituent l'ébauche du poil ou de la plume
(Claus).

On distingue dans la plume le tuyau ou
hampe, continué par la *tige* portant latéralement des *barbes* et celles-ci des *barbules ;* la tige
est sillonnée inférieurement dans toute sa
longueur et ce sillon communique avec le
vide du tuyau par une petite fente. Suivant

la structure ou le volume de la hampe, de la tige et des barbes, on distingue les *pennes*, à tige rigide et à barbes résistantes, et le *duvet* ou

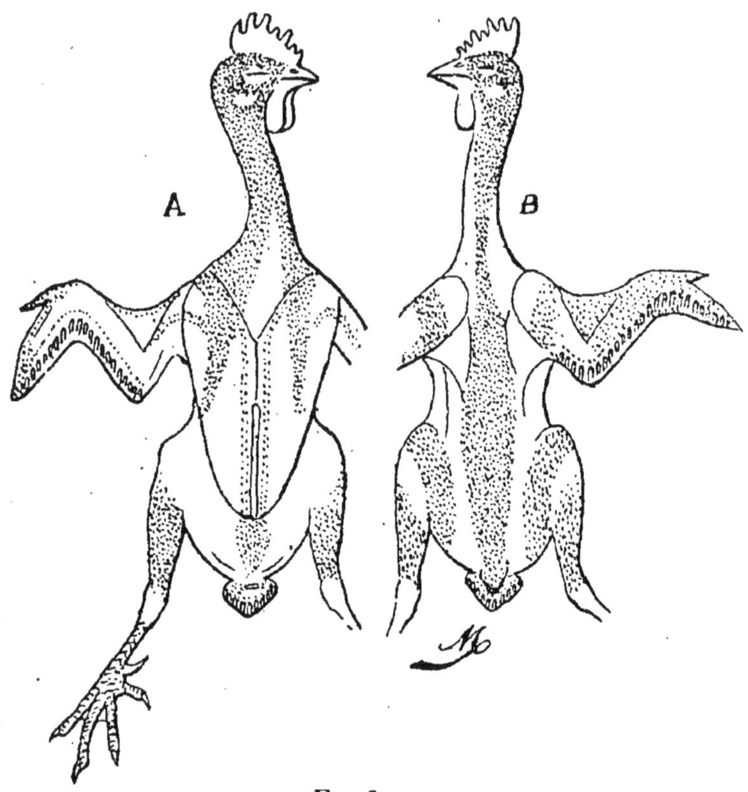

Fig. 2.

plumules, à tiges et à barbes souples et élastiques. Les premières constituent essentiellement le plumage de l'oiseau et en déterminent les contours ; elles prennent un grand développement, surtout dans les ailes (*rémiges*) et à la queue (*rectrices*). Le duvet forme entre la base des pennes une couche qui acquiert parfois une épaisseur considérable et s'oppose aux déperditions de la chaleur.

La peau chez les oiseaux ne présente ni glandes sébacées, ni glandes sudoripades, mais ils possèdent une glandebilobée à canal excréteur simple, appelée *glande uropygienne,*

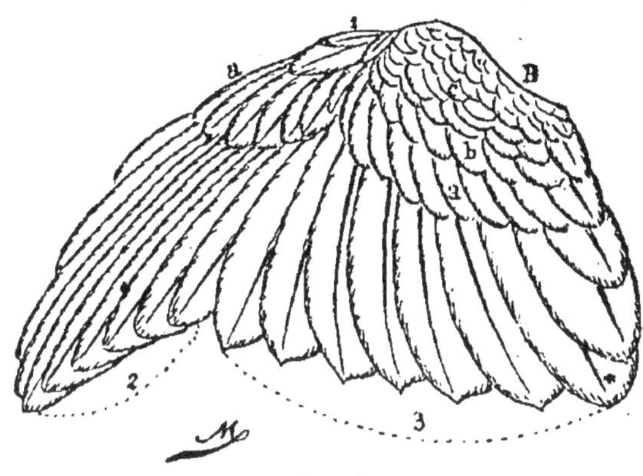

Fig. 3.

glande du croupion qui secréte une humeur huileuse, particulièrement abondante chez les palmipèdes et servant à enduire les plumes pour les préserver de l'action de l'eau.

Ce n'est que dans des cas très rares que les plumes revêtent d'une manière continue le corps tout entier; d'ordinaire, les pennes sont disposées suivant des lois déterminées en rangées (*ptéryla*) entre lesquelles la peau est nue ou recouverte de duvet (*optoria*, fig. 2).

Les ailes présentent un pli supérieur, contenant un ligament élastique qui s'étend jusqu'à la main et qui joue un rôle dans le mécanisme

du déploiement de l'aile : lorsque l'avant-bras
et le bras s'étendent, la main se redresse en
même temps et automatiquement.

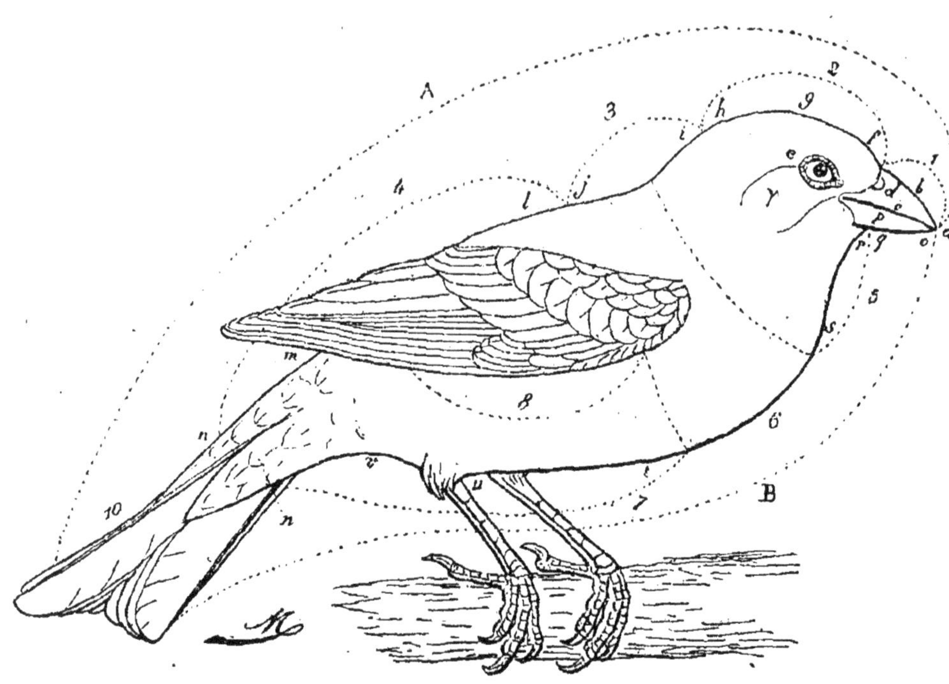

FIG. 4. — Régions extérieures de l'Oiseau.

A, face supérieure ; — B. face inférieure ; — 1, bec ; *a*, sa pointe ;
b, mandibule supérieure ; *c*, bord ; *d*, narine ; *p*, mandibule inférieure ; *q*, menton ; — 2, bonnet divisé en : *f*, front ; *g*, vertex ou
sommet ; *h*, occiput ; *e*, sourcils ; *y*, oreilles ; — 3, cou : *i*, la nuque ;
j, le bas du cou ; — 4, le dos : *m*, le croupion ; — 5, la gorge ;
— 6, la poitrine ; — 7, le ventre : *t*, l'épigastre : *v*, région anale ; —
8, flanc ; — 9, aile ; — 10, queue : *n*, sus-caudales ; *n'*, sous-cau-
dales ; — 11, patte divisée en cuisse, jambe, tarse et doigts.

Les grosses remiges s'insèrent le long du bord
inférieur ou postérieur ; on nomme *remiges pri-*
maires celles qui sont portées par la main
(2, fig. 3) ; *remiges secondaires*, celles qui sont
portées par l'avant-bras (3) ; *remiges scapulaires*,

celles qui sont portées par le bras (absentes sur
la fig.), et *remiges bâtardes*, celles qui sont portées par le pouce. Les remiges sont toutes couvertes à leur base par des plumes plus courtes
appelées *couvertures* ou *tectrices* (*a, b*); il y a
les premières, les deuxièmes et même les troi-
sièmes couvertures.

Les grandes pennes de la queue s'appellent
rectrices, parce qu'elles sont droites, et qu'elles
servent de gouvernail; il y a généralement
douze rectrices, quelquefois plus, vingt ou
même davantage; les plumes du croupion leur
servent de couvertures, les premières de ces
couvertures sont parfois plus développées que
les rectrices elles-mêmes, comme chez le coq
où elles fournissent les faucilles.

§ II. — Organes de la nutrition

a. — *Appareil digestif.*

Le régime des oiseaux est très varié : les
uns se nourrissent presqu'exclusivement de
graines, d'autres d'insectes, d'autres de molusques, de poissons, de reptiles, ou d'autre chair
vivante ou morte.

Le *bec* est le principal organe servant à la
préhension des aliments, — bien que certains
oiseaux, comme les perroquets par exemple, se
servent pour cela de leurs pattes; — c'est pourquoi sa forme varie suivant la nature des aliments : crochu chez les carnassiers, il est droit
et conique chez les granivores et grêle et pointu
chez les insectivores ; il est revêtu d'une enve-

loppe cornée plus ou moins épaisse et solide
suivant le plus ou moins de résistance qu'offrent les matières alimentaires à la trituration.

Dans les *Gallinacés* le bec est plus ou moins
court, recourbé et pointu, parce que leur
régime est mixte, c'est-à-dire qu'ils sont à la
fois granivores et insectivores, et même car-
nivores. Chez les *Palmipèdes* il est plus long
mais moins fort, aplati de dessus en dessous avec
le bord des mandibules garni de lames trans-
verses, minces et tranchantes, destinées à rete-
nir les petits poissons, les molusques et les
vers dont ces oiseaux se nourrissent.

Dans le bec se trouve la langue (fig. 5, 1),
dont la forme varie beaucoup : en fer de lance
chez les Gallinacés et chez la plupart des Passereaux elle est à bout arrondi chez les Palmipèdes et les Psittacidés, cylindrique et très
extensibles chez certains insectivores.

En arrière de la langue se trouve une fente
(fig. 5, 2) qui est l'entrée du larynx supérieur
et par laquelle la trachée communique avec
l'arrière bouche ; à côté et en arrière du larynx
se trouve l'entrée de l'œsophage sous forme
d'un vaste entonnoir. Dans la moitié postérieure et supérieure de la cavité buccale se
trouve la *fente palatine*, ouverture étroite et
longitudinale par laquelle le larynx, par l'intermédiaire de la bouche, communique avec
les cavités nasales et les narines. La bouche,
comme on voit, est commune aux organes respiratoires et aux organes digestifs ; dans ce

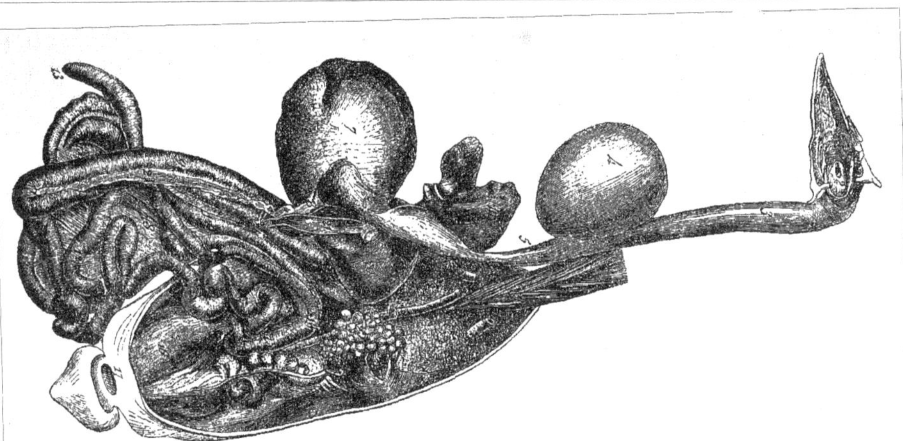

Fig. 5. — Vue générale de l'appareil digestif de la Poule.

(On a enlevé les muscles abdominaux avec le sternum, le cœur, la trachée, la plus grande partie du cou, et la tête. moins la mâchoire inférieure. Celle-ci a été renversée de côté pour montrer la langue et l'arrière-bouche avec l'entrée du larynx. Le lobe gauche du foie, le ventricule succenturié, le gésier et la masse intestinale ont été déviés à droite, afin de faire voir la succession des différentes parties du canal alimentaire et de mettre à découvert l'ovaire et l'oviducte.)

1. langue ; 2, arrière-bouche ; 3, première partie de l'œsophage ; 4, jabot ; 5, deuxième partie de l'œsophage ; 6, ventricule succenturié ; 7, gésier ; 8, origine du duodénum ; 9, première branche de l'anse duodénale ; 10, deuxième branche de la même ; 11, origine de la portion flottante de l'intestin grêle ; 12, intestin grêle déployé ; 12', portion terminale de cet intestin, flanquée de côté par les deux cœcums (regardée comme l'analogue du côlon des Mammifères) ; 13, 13, extrémité libre des cœcums ; point d'insertion de ces deux culs-de-sac sur le tube intestinal ; 15, rectum ; 16, cloaque ; 17, anus ; 18, mésentère ; 19, lobe gauche du foie ; 20, lobe droit du même ; 21, vésicule biliaire ; 22, point d'insertion des canaux pancréatiques et biliaires (les deux conduits pancréatiques sont les plus antérieurs, le canal cholédoque ou hépatique est au milieu, le conduit cystique est le plus postérieur) ; 23, pancréas ; 24, face diaphragmatique du poumon ; 25, ovaire 26, Oviducte.

(Figure extraite du *Traité d'Anatomie comparée des Animaux domestiques*, de M. A. Chauveau.)

paragraphe nous ne nous occuperons que de ceux-ci.

L'œsophage (fig. 5, 3) est la seconde partie du tube digestif — la bouche constituant la première — Il est situé sur le devant du cou, en arrière et à côté de la trachée; il est constitué par une membrane très lâche, extensible et présente à son entrée dans la poitrine une dilatation connue sous le nom de *jabot* (fig. 5, 4) véritable réservoir pour les aliments où ils subissent une macération qui les ramollit plus ou moins. L'*œsophage* et le *jabot* sont tapissés à leur face interne par une muqueuse très riche en glandes muco-salivaires.

Après le *jabot*, le tube digestif, qui a repris ses dimensions primitives, se dilate de nouveau mais légèrement et en fuseau, et ses parois épaisses sont remplies d'une grande quantité de glandes à pepsine (fig. 5, 6).

C'est là le véritable estomac bien qu'on le nomme *succenturier*, c'est-à-dire complétant l'estomac principal, le *gésier* (fig. 5, 7), masse musculeuse et creuse, qui le suit immédiatement. Celui-ci n'a qu'un rôle mécanique : il triture les aliments en s'aidant, chez les granivores, des graviers qu'ils ingurgitent instinctivement dans ce but.

Pendant cette trituration, l'*estomac* ou *ventricule succenturier*, déverse les sucs digestifs qui dissolvent les matières alimentaires et les réduisent en un *chyme* liquide qui passe du gésier dans la première partie de l'intestin grêle, ou *duodenum* (fig. 5, 8, 9, 10), partie re-

pliée sur elle-même et embrassant le *panchréas*
(fig. 5, 23) qui verse dans son intérieur le suc
panchréatique en même temps que le *foie* (fig.
5, 20 & 21) déverse la bile. Ces deux liquides,
avec le suc gastrique, sont les agents actifs
de la digestion et agissent sur le chyme en
complétant la dissolution des principes alibiles
des aliments et en les rendant absorbables.

L'*intestin grêle* (fig. 5, 12) est la partie
la plus longue du tube digestif, il se continue par le *gros intestin* (fig. 5, 15) qui est très
court.

Au point où commence le gros intestin,
aboutissent aussi chez beaucoup d'oiseaux, et
en particulier chez les Gallinacés et chez les
Palmipèdes, deux autres tubes fermés à leur
extrémité libre qui ressemblent à des intestins incomplets ou borgnes, et qu'on nomme à
cause de cela *cœcums* (fig. 5, 13-14.)

Le gros intestin, qui est tout à fait l'analogue du rectum des mammifères, n'a guère d'autre fonction, comme lui, que de conduire
au dehors, sous forme d'excréments, les résidus de la digestion qui s'est opérée dans l'intestin grêle surtout et un peu dans les cœcums.

Le gros intestin aboutit au *cloaque* (fig. 5, 16-
17), ouverture commune aux organes digestifs,
aux conduits urinaires, et à l'oviducte.

b. — *Appareil de la Circulation.*

Le liquide nourricier, le *sang*, qui sert à la
rénovation et à l'entretien, ou nutrition, de tous

les organes, de toutes les parties du corps, y
est transporté par un système de vaisseaux
dont l'ensemble constitue l'*Appareil de la circulation.*

Le sang est un liquide d'une couleur rouge,
intense chez les oiseaux comme chez les mammifères, composé d'eau
tenant en dissolution
de la fibrine, de l'al-
bumine, des sels, etc.;
—c'est ce qu'on appelle
le *serum* — et en sus-
pension des corpus-
cules qu'on appelle *glo-
bules du sang*, corpus-
cules toujours micros-
copiques et dont la
forme chez les oiseaux
diffère de celle qu'ils
ont chez l'homme et
les autres mammifères;

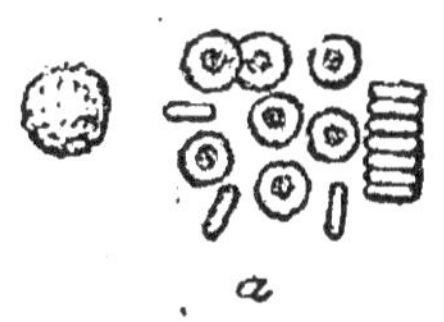

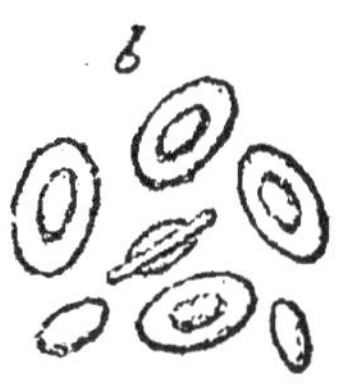

Fig. 6.
Globules du Sang.
a, sang de l'homme ;
b, sang d'oiseaux.

chez ces derniers, ils sont circulaires, aplatis
en forme de disques et légèrement creusés sur
leurs deux faces; ils n'ont pas de noyau
(fig. 6 *a*); chez les oiseaux ils sont plus grands
que chez les mammifères, sont elliptiques et
possèdent un gros noyau (fig. 6 *b*); dans leurs
plus grandes dimensions ils n'ont qu'un centième de millimètre.

Le sang qui sert, comme nous l'avons dit, à
l'entretien des organes, est lui-même entrete-
nu par le chyle, que les vaisseaux chylifères
extraient du chyme par le moyen des villo-

sités intestinales, et qu'ils déversent dans le sang, par l'intermédiaire du canal thoracique, aboutissant de tous les chylifères, et la veine sous-clavière dans laquelle ce canal déverse le chyle.

L'appareil circulatoire des oiseaux, comme de tous les animaux vertébrés, se compose du *cœur*, véritable pompe aspirante et foulante, des *artères* qui portent le sang dans toutes les parties du corps, et des *veines* qui le rapportent au cœur.

Le *cœur* de tous les animaux à sang chaud, des oiseaux, par conséquent, est double, c'est-à-dire qu'il est composé de deux cœurs accolés n'en faisant qu'un en

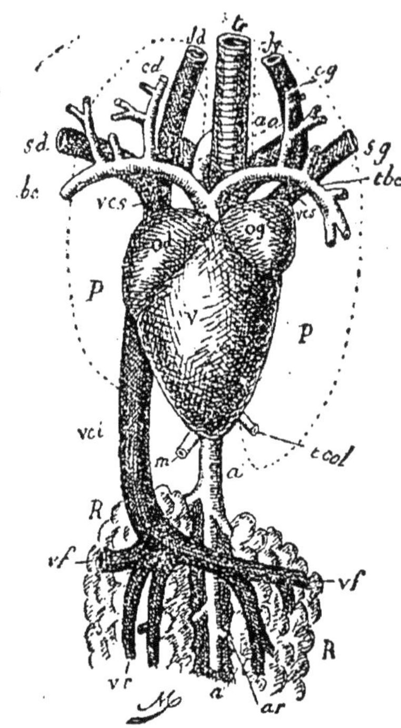

Fig. 7. — Cœur et troncs artériels et veineux du Cygne.

C, ventricules; *Od*, oreillette droite; *Og*, oreillette gauche; *a*, crosse aortique; *t b c*, tronc brachio-céphalique; *cd*, carotide droite; *cg*, carotide gauche; *a*, aorte abdominale; *t c o l*, tronc cœliaque; *r*, artères rénales; *R*, reins; *P*, poumons; *tr*, trachée; *jd*, jugulaire droite; *jg*, jugulaire gauche; *sd* et *sg*, veines sous-clavières droite et gauche; *v c s*, veines caves supérieures; *v c i*, veine cave inférieure; *vf*, veine fémorale; *vr* veines reinales.

apparence, mais parfaitement séparés : un cœur droit et un cœur gauche.

Il est situé dans la poitrine, sur la ligne médiane et renfermé dans un sac, ou *péricarde*, à parois minces mais résistantes. Comme le diaphragme reste toujours rudimentaire chez les oiseaux, la cavité thoracique n'est pas parfaitement délimitée et se continue directement avec la cavité abdominale recouverte en grande partie par le sternum.

Dans le *cœur* des oiseaux le *ventricule* droit a ses parois très minces et enveloppe presque complètement le *ventricule* gauche sans cependant arriver à sa pointe. Les *oreillettes* sont aussi très minces, presque transparentes, paraissant noires, ce qui est dû au sang qu'elles contiennent.

La figure 7 ci-contre montre les dispositions des vaisseaux qui émergent du cœur; quant à leur distribution dans le corps, les différences qu'elle présente avec ce qui a lieu chez les mammifères sont peu importantes, à notre point de vue spécial, et nous n'en parlerons pas.

c. — Appareil respiratoire.

Le sang qui a été porté dans toutes les parties du corps par les artères, sous l'impulsion du cœur gauche, est ramené, après avoir servi à la nutrition, par les veines dans le cœur droit; celui-ci le pousse dans les poumons où il se régénère sous l'influence de l'oxygène de l'air et il est ramené ensuite dans le cœur gauche

qui le renvoie de nouveau dans toutes les parties du corps.

L'appareil respiratoire des oiseaux, constitué par les poumons et leurs accessoires,
diffère notablement de celui des mammifères.
En effet, bien qu'il y ait dans ces deux classes
de vertébrés des organes communs, tels que

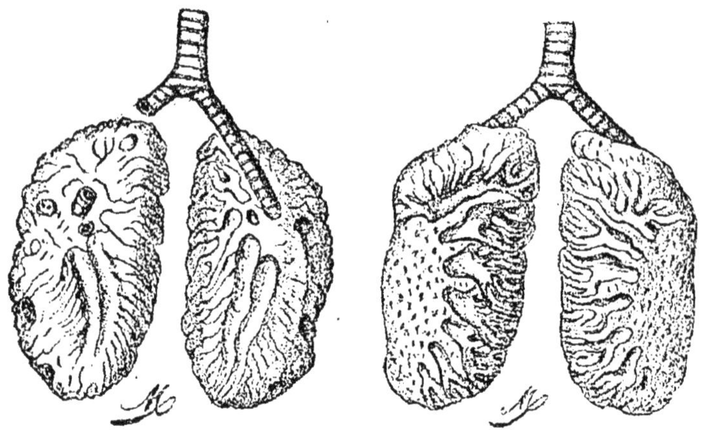

Fig. 8 — Poumons d'oiseau.

la *trachée* se continuant par deux *bronches* qui se
divisent et se subdivisent dans une paire de
poumons, il y a, en plus, des réservoirs à air
qui communiquent avec les poumons et avec
les premiers os qui s'articulent au tronc, c'est-
à-dire les os du bras et de la cuisse; cette
disposition fait que les poumons sont traversés
de part en part par l'air et qu'ils n'ont pas besoin
d'avoir la même dilatabilité, ni la même fixité,
ni le même volume, que ceux des mammifères;
aussi sont-ils comme incrustés dans les côtes

dorsales au lieu d'être libres et flottants dans la cavité de la poitrine. C'est par le jeu de resserrement et de contractilité des réservoirs aériens, sous l'influence des muscles du thorax et de l'abdomen, que l'air pénètre dans les poumons des oiseaux, et si une ouverture accidentelle venait à faire communiquer directement ces réservoirs avec l'air extérieur, l'oiseau respirerait par cette ouverture comme par les narines ; c'est une expérience qu'on a réalisée pour se rendre compte de la manière dont la fonction de la respiration s'exécute chez les oiseaux, et aussi pour montrer que tous les réservoirs aériens, aussi bien ceux qui communiquent avec les os que les autres, communiquent avec les poumons : on a fait une ouverture à l'os du bras *(humérus)*, on a ensuite lié la trachée et on a vu que l'oiseau continuait à respirer par cette ouverture de l'os.

Les *réservoirs*, ou *sacs aériens*, n'ont pas seulement cette fonction, ils ont aussi celle de rendre l'oiseau plus léger, de diminuer son poids spécifique et de faciliter, par suite, sa station dans l'air.

Nous allons maintenant passer succinctement en revue les diverses parties de l'appareil respiratoire des oiseaux.

Les *narines*, percées dans la mandibule supérieure du bec, sont dépourvues d'ailes membraneuses mobiles.

Les *cavités nasales*, creusées dans l'intérieur de cette même mandibule, sont munies de cornets comme chez les mammifères, mais beaucoup plus simples ; de plus, elles ont des prolongements ou sinus qui entourent l'œil et qui s'avancent en avant sous la peau qui recouvre la base du bec de chaque côté ; cette disposition anatomique est très importante à connaître car elle donne l'explication de la forme et de la gravité que prennent certaines maladies, comme nous le verrons plus loin.

Les oiseaux ont deux *larynx :* le *supérieur*, en haut de la trachée, analogue à celui des mammifères, mais qui ne sert pas à la voix et est dépourvu d'épiglotte ; le *larynx inférieur*, l'organe du chant, est situé au bas de la trachée, au point ou elle se bifurque pour donner naissance aux *bronches*.

Cette trachée se distingue aussi de la trachée des mammifères en ce qu'elle est composée d'anneaux complets et non d'anneaux interrompus en arrière.

La division des bronches, dans les poumons des oiseaux, est centripète au lieu d'être centrifuge comme chez les mammifères ; de plus elle est penniforme au lieu d'être dichotomique, et, au lieu d'aboutir à une série de vésicules closes, elles s'unissent, s'anastomosent de manière à former un réseau inextricable qui reforme ensuite de gros troncs venant s'ouvrir principalement sur le bord périphérique et sur la face inférieure des poumons (fig. 8), et, par suite, dans les réservoirs aériens qui sont en communication avec cette face.

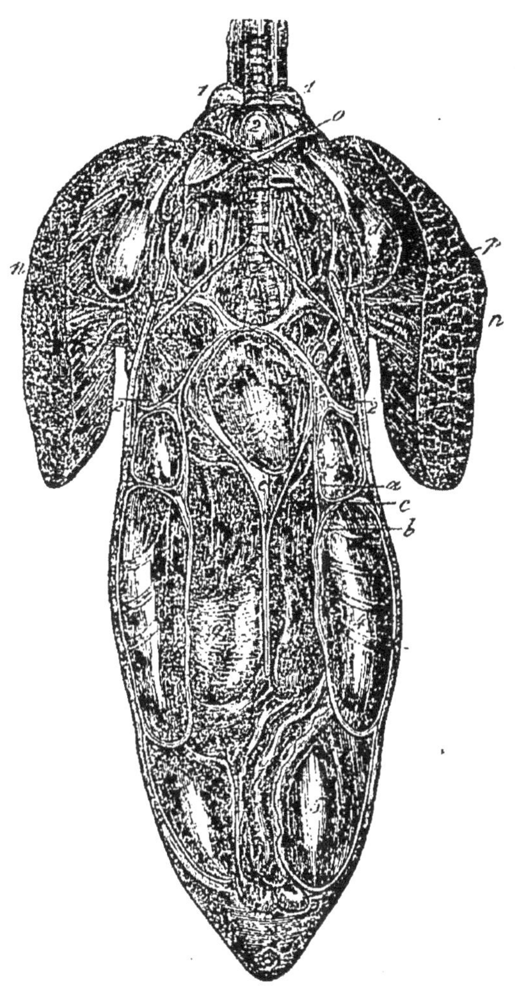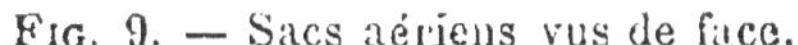

Fig. 9. — Sacs aériens vus de face.

1, réservoirs cervicaux ; *2*, réservoir thoracique ; *3*, réservoir diaphragmatique antérieur ; *4*, réservoir diaphragmatique postérieur ; *5*, réservoir abdominal.

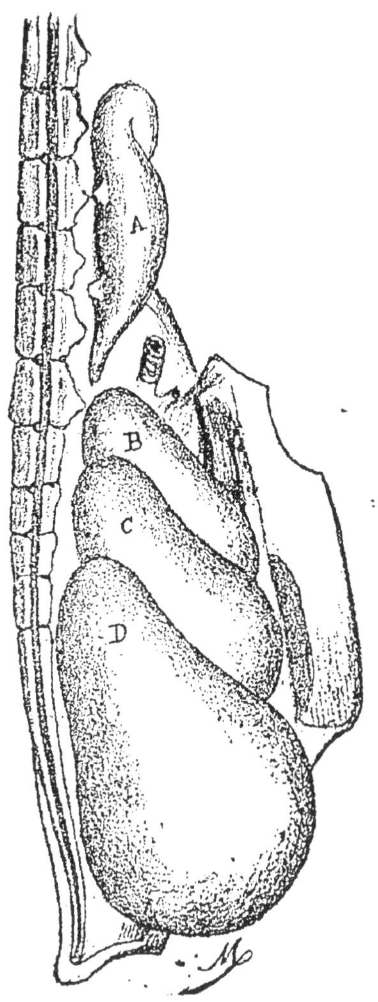

Fig. 10. — Sacs aériens vus de profil.

A, réservoir thoracique ; *B*, réservoir diaphragmatique antérieur ; *C*, réservoir diaphragmatique postérieur ; *D*, réservoir abdominal.

Les *réservoirs* ou *sacs aériens* sont situés autour des viscères contenus dans le tronc, de sorte qu'un anatomiste, Carus, a pu dire que les poumons, chez les oiseaux, renferment tous les autres viscères.

Lorsqu'ils se distendent par l'entrée de l'air ils ont pour effet commun de comprimer ces viscères en les repoussant vers le plan médian. Dans tous les cas ils sont indépendant les uns des autres et en libre communication avec les poumons par un orifice unique, et quelques uns avec les os par un ou plusieurs orifices.

Chez tous les oiseaux, les réservoirs aériens se présentent au nombre de *neuf*, ce sont : 1° le *sac thoracique* (fig. 9-2 et fig. 10 A), situé à la partie antérieure et médiane du thorax ; 2° et 3° les deux *réservoirs cervicaux* (fig. 9-1), situés à la base du cou ; 4° et 5° les deux *réservoirs diaphragmatiques antérieurs* (fig. 9-3 et fig. 10 B), placés en avant des diaphragmes ; 7° et 8° les deux *réservoirs diaphragmatiques postérieurs* (fig. 9-4 et fig. 10 C), placés en arrière des précédents ; enfin 9° et 10° les deux *réservoirs abdominaux* (fig. 9-5 et fig. 10 D), adossés à la paroi supérieure de l'abdomen.

De ces neuf réservoirs, le premier est impair, les autres pairs et disposés symétriquement de chaque côté de la ligne médiane.

Nous ne voulons pas les décrire, nous voulons seulement montrer leur situation respective dans les deux figures ci-contre empruntées à M. Seppey, qui a fait une étude complète de l'appareil respiratoire des oiseaux.

d. — *Appareil nerveux.*

Le système nerveux des oiseaux est moins développé que celui des mammifères. Les deux lobes du cerveau sont les parties les plus volumineuses de cet appareil, mais ils n'offrent pas de circonvutions et ne sont pas réunis d'une manière aussi complète.

Les *lobes optiques* sont beaucoup plus développés que chez les mammifères et ils sont creux comme les lobes cérébraux. Le *cervelet* est sillonné transversalement; il est formé exclusivement par le lobe médian.

La protubérence annulaire n'existe pas.

La moelle épinière est en général plus longue et présente deux renflements correspondants à l'origine des nerfs des membres.

Chez ceux qui volent le mieux, le renflement supérieur est plus développé que l'inférieur; c'est le contraire chez les oiseaux exclusivement marcheurs.

§ III. — Appareil de reproduction, ponte et incubation

Les individus, dans le règne organique, possèdent la faculté de se reproduire et de propager ainsi l'espèce à laquelle ils appartiennent. Dans les *oiseaux*, comme chez tous les vertébrés, la *génération* d'un nouvel être exige le concours de deux individus, l'un *mâle* et l'autre *femelle*, qui s'accouplent dans certaines circonstances déterminées. La femelle fournit un germe, l'*ovule*; et le mâle une liqueur fécondante, le *sperme*, qui anime le germe et le rend apte à se développer.

ORGANES GÉNITAUX DU MALE (fig. 11).—Le sperme est élaboré au sein de deux *testicules*, glandes globuleuses pourvues chacune d'un conduit excréteur plus ou moins replié sur lui-même. Dans les oiseaux, les testicules sont placés dans la cavité abdominale, à la région sous-lombaire, en arrière du poumon et sous l'extrémité antérieure des reins; leur forme est généralement ovoïde ou phaséoloïde ; le volume qu'ils présentent, variable d'une espèce à l'autre, diffère également selon les saisons : à l'époque des amours ils sont toujours énormément développés et en dehors de cette époque ils n'ont pas le centième du volume qu'ils acquièrent à ce moment. Il n'y a pas, à proprement parler, d'épididyme, comme chez les mammifères ;

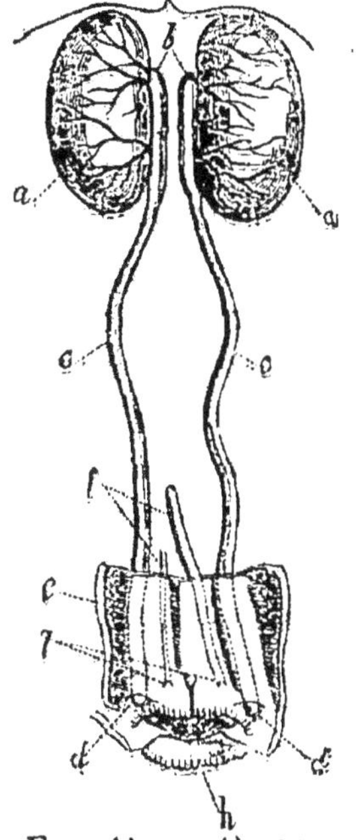

Fig. 11. — Organes génitaux du coq.

aa, testicules; *bb*. épididymes; *cc*. canaux déférents; *dd*, leur embouchure et papille terminale; *e*, cloaque ouvert et dont les bords sont rejetés sur les côtés; *ff*, uretères; *g*, leurs embouchures; *h*, bords externe de l'anus.

ici le canal déférent, ou conduit excréteur, s'échappe du dedans de l'extrémité postérieure du testicule, se dirige en arrière en décrivant des flexuosités, se rapproche de l'urèthre du même côté, ou canal urinaire, passe avec lui le long du rein et arrive au cloaque où il se termine par un orifice spécial. Chez le canard il présente près de sa terminaison une petite vésicule ovale, toujours remplie de liquide spermatique.

L'organe copulateur (*verge* ou *pénis*) n'existe pas chez l'immense majorité des oiseaux; chez les gallinacés il n'est représenté que par une petite papille placée en bas, près de la marge de l'ouverture du cloaque, entre les orifices des canaux déférents; chez les canards il offre une disposition singulière : rentré dans une cavité tubuleuse du cloaque, il entre en érection et devient extérieur au moment de la copulation par le renversement de cette cavité qui se retourne en manière de doigt de gant. Après la copulation il apparaît sous forme d'un appendice long, pendant, contourné en tire-bouchon.

ORGANES GÉNITAUX DE LA FEMELLE (fig. 12). — Les organes secréteurs des *ovules* sont les *ovaires*, organes essentiels de la génération chez la femelle et généralement au nombre de deux chez les vertébrés ; chez les oiseaux il n'en existe qu'un, celui du côté gauche, le droit s'atrophiant de très bonne heure dans la presqu'unanimité des espèces. Cet ovaire, situé comme les testicules dans la cavité abdomi-

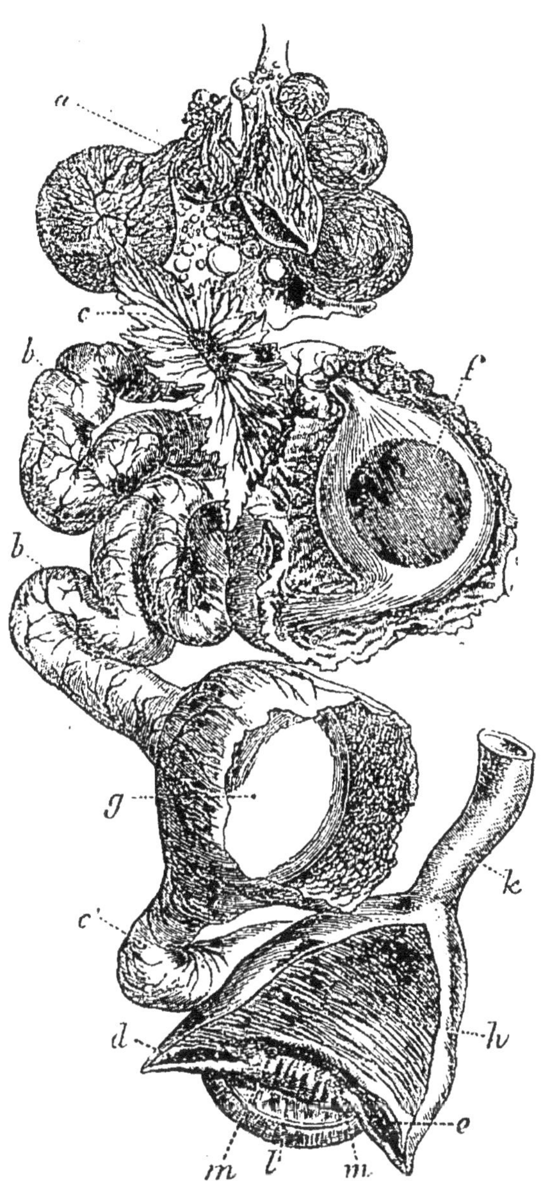

FIG. 12. — Ovaire et oviducte de la poule (les membranes
qui relient les anses de l'oviducte ont été supprimées).

a, ovaire contenant des ovules à différents degrès de développement;
un ovule vient de s'échapper et laisse sa capsule béante; *b*, trompe;
b' tube albuminogène; *c*, pavillon; *c'*, dernière portion de l'oviducte; *d*, embouchure de l'oviducte gauche; *e*, trace de l'embouchure de l'oviducte droit; *f*, vitellus s'entourant de l'allumen;
le tube albuminogène a été ouvert pour laisser voir l'œuf et
montrer la muqueuse; *g*, œuf se revêtant de sa coquille dans
la chambre coquillière qui a été ouverte; *h*, cloaque ouvert;
k, rectum; *l*, partie glanduleuse de la marge supérieure de
l'anus; *mm*, embouchures des uretères.

male, à la région sous-lombaire, constitue une grappe plus ou moins volumineuse composée d'un nombre variable d'ovules en voie de développement, les uns très jeunes, petits et blanchâtres, les autres, plus avancés en âge, offrant un volume plus considérable et de couleur jaune. Ces ovules sont enveloppés d'une membrane celluleuse très vasculaire, qui, à l'époque de leur maturité, se fend circulairement suivant une ligne équatoriale et laisse échapper son contenu ; la partie principale de l'œuf, à ce moment, est désignée sous le nom de *jaune* ou de *vitellus*.

Le conduit excréteur de l'ovaire est l'*oviducte* ; il forme chez les oiseaux, avec l'ovaire, l'appareil génital femelle tout entier. Ce conduit est long, très large, très dilatable, très flexueux, et n'existe à son état de complet développement qu'à l'époque de la ponte ; hors de cette période il s'atrophie et disparaît presque complètement. Il commence près de l'ovaire par un pavillon frangé et se termine dans le cloaque par un orifice assez étroit, mais très dilatable, qui s'agrandit considérablement au moment du passage de l'œuf. Celui-ci est constitué à son entrée dans l'oviducte par la partie fondamentale désignée sous le nom de jaune, ou vitellus ; cette partie s'enveloppe, en cheminant vers le cloaque, d'une couche épaisse d'albumine, puis d'une coquille protectrice ; l'oviducte des oiseaux ne joue donc pas seulement le rôle d'un canal excréteur puisqu'il participe à la formation de l'œuf. Il est formé de trois membranes : une *interne* muqueuse, une *moyenne* charnue, ou musculeuse, et une *externe* séreuse maintenant le tube replié. La partie de l'orifice qui porte le pavillon s'appelle la trompe ; elle est étroite, à parois minces et à muqueuse peu plissée ; en descendant, la partie qui suit est le *tube albuminogène* ; les parois en sont épaisses, tapissées d'une muqueuse à gros plis et à glandes nombreuses; enfin la portion inférieure du canal a été nommée *chambre coquillière*, ses parois sont formées de fibres musculaires longitudinales et circulaires, garnies intérieurement d'une muqueuse très riche en papilles et glandes, elle se termine par un court canal qui débouche dans le cloaque.

FÉCONDATION ET PONTE. — Dans l'accouplement des oiseaux qui n'ont pas de verge — et, c'est le cas le plus général, — il ne peut y avoir intromission : le mâle monte sur la femelle, la maintient au moyen de son bec et de ses pattes, les cloaques se mettent en contact et le sperme est éjaculé dans l'oviducte. Selon M. Coste, quatorze heures après le coït, chez la poule, les spermatozoïdes, éléments actifs du sperme, ont déjà pénétré jusqu'au pavillon. Un seul accouplement suffit pour féconder un certain nombre d'ovules qui descendront successivement dans l'oviducte ; le coq féconde ordinairement les six ou sept plus-avancés.

Qu'une poule adulte ait ou n'ait pas été fécondée, elle pond, — et c'est aussi ce qui arrive à la plupart des femelles d'oiseaux domestiques ou de volière. — Dans le premier cas, chaque œuf contient le germe d'un oiseau et il suffira d'une température de 35 à 40 degrés centigrades, pendant un certain nombre de jours, pour le faire développer ; dans le second cas, les œufs non fécondés ne donneront jamais rien.

C'est pour produire la chaleur nécessaire au développement du germe, que la femelle, — plus rarement le mâle, — se blottit sur ses œufs pendant des journées entières, qu'elle les *couve* en un mot. On peut soumettre les œufs fécondés à l'incubation artificielle, au moyen de certains appareils, dans lesquels on développe une chaleur constante et au degré voulu. Cette question a été traitée tout au long, dans notre livre sur l'*Élevage et l'engraissement des volailles* (1), nous n'y reviendrons pas ici.

ŒUF. — L'œuf (fig. 13) des oiseaux est revêtu d'une enveloppe calcaire et se compose de plusieurs parties qu'il est facile d'étudier dans l'œuf de poule.

Lorsqu'on détache avec précaution la *coquille* après l'avoir brisée, on voit qu'elle est tapissée intérieurement par une membrane mince, blanche, la *membrane coquillère*, qui, près du gros bout, se dédouble pour former un espace appelé la *chambre à air*. Cette membrane blanche enveloppe un liquide transparent dont les couches n'ont pas toutes la même densité : les plus externes sont très fluides, les moyennes le sont moins, les internes sont très

---

(1) En vente au bureau du journal l'*Eleveur*.

épaisses ; c'est ce liquide qui devient blanc
par la cuisson et qui est appelé l'*albumen* ou
blanc. Au centre de l'œuf est le *jaune* ou *vitellus*,
de forme sphérique, revêtu par la *membrane
vitelline*. Dans le sens du grand diamètre de
l'œuf, les couches internes du blanc sont

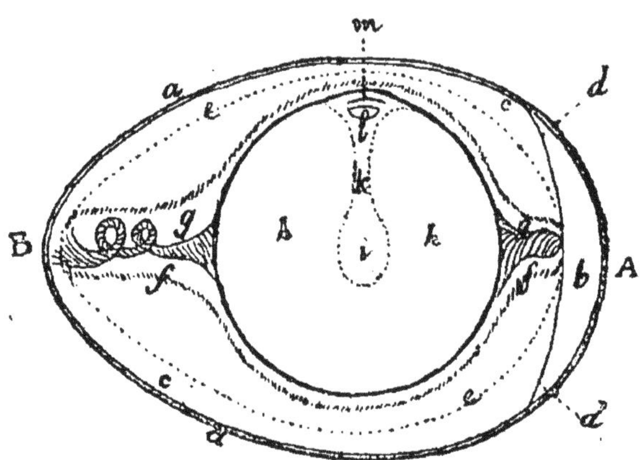

Fig. 13. — A B, œuf de poule.

a a, coquille ; *d d*, membrane coquillière ; *b*, chambre à air ; *c*, couche
externe de l'albumen ; *e e*, couche moyenne ; *f f*, couche
interne ; *g g*, les chalazes ; *h h*, le jaune ou vitellus ; *i*, cavité
interne du vitellus remplie de substance claire ; *k*, son canal ;
l, couche proligère ; *m*, cicatricule.

rattachées à l'enveloppe externe par des
ligaments contournés sur eux-mêmes et qui
ont reçu le nom de *chalases*, leur couleur blanchâtre les fait distinguer facilement du milieu
transparent. Au centre du jaune est une
petite masse sphérique de tissu plus clair qui
s'allonge sous forme de canal et qui s'étend jusqu'à la périphérie en un point indiqué par une
tache blanchâtre, nommée *cicatricule*, et en dessous de laquelle il s'élargit en entonnoir. On a

appelé *couche proligère* l'amas de cellules situées au niveau de l'entonnoir.

On trouve parfois des œufs qui n'ont pas cette composition : les uns ont *deux jaunes,* parce que deux vitellus, pris par le pavillon presqu'en même temps, se, sont très rapprochés dans le passage à travers le tube, albuminogène et ont été enveloppés par un albumen commun, puis, par une coquille unique.

D'autres n'ont pas de coquille calcaire, on leur donne le nom d'œufs *hardés ;* ce phénomène se produit par plusieurs causes : tantôt, c'est parce que la poule n'a pas absorbé assez d'éléments calcaires pour satisfaire la secrétion exigée ; tantôt c'est la suite d'une trop grande fécondité, les œufs se pressant les uns les autres, ne séjournent pas assez longtemps dans la chambre coquillère.

Il se peut encore que les œufs soient inclus, c'est-à-dire qu'un œuf complet se trouve emboîté dans un autre. Ce fait s'explique si l'on admet qu'un œuf volumineux, non revêtu de sa coquille calcaire, arrive dans la chambre coquillère sur un second œuf déjà complet qui y séjourne. Une nouvelle secrétion de carbonate de chaux enveloppe toute la masse. L'enveloppe calcaire fait ici ce que l'enveloppe albumineuse produisait pour les œufs à deux jaunes.

L'Incubation.— La durée de l'incubation, ou du temps que le jeune oiseau met à se développer dans l'intérieur de l'œuf sous l'influence de la chaleur développée par la femelle, —

ou le mâle, — qui couve, varie dans les différentes espèces d'oiseaux, mais elle est constante pour chacune : pour l'oiseau mouche, le
plus petit des êtres de cette classe, elle est de
douze jours seulement ; pour les serins que
nous élevons en domesticité elle est de quinze
à dix-huit jours ; pour les poules elle est de
vingt-et-un jours ; pour les faisans de vingt-et-
un à vingt-trois jours ; pour les canards de
vingt-cinq ; pour les perdrix de vingt-six ;
pour l'oie de vingt-huit ; pour le cygne de
quarante à quarante-cinq, et pour l'autruche
sept ou huit semaines.

Nous avons vu plus haut qu'un certain degré de chaleur est nécessaire à ce phénomène.
Cette chaleur, ordinairement fournie par la
mère, quelquefois par le père, peut l'être aussi
seulement par le soleil dans les pays intertro-
picaux, et cela arrive pour les œufs d'autruche,
en partie au moins pendant le jour, car le mâle
couve pendant la nuit. Enfin, certain oiseau, le
Tallegale, a l'instinct de mettre ses œufs dans
un véritable tas de fumier qu'il confectionne
en cône et dont la chaleur, développée par la
fermentation des végétaux, s'élève assez pour
amener les œufs à incubation complète.

Nous avons vu aussi que la température
nécessaire pour amener le développement d'un
germe d'oiseau, est de trente-cinq à quarante
degrés ; les oiseaux fournissent facilement
cette température, car celle de leurs corps est
supérieure à celle des mammifères de trois à
quatre degrés, été comme hiver, et dans les

pays chauds comme dans les pays froids; de plus, la peau du ventre et de la poitrine, qui perd en partie ses plumes, se congestionne et un appareil circulatoire spécial se développe dans ces régions sous l'influence d'un état fébrile qui s'annonce, chez la poule, par des gloussements particuliers, par une certaine inquiétude et par sa persistance à rester accroupie sur des œufs, même en porcelaine où en plâtre, ce qui indique qu'elle est disposée à couver.

Pour maintenir les œufs à la température convenable à l'incubation, non seulement la mère les recouvre de son corps, mais elle les a, au préalable, déposé dans un lit propre à les abriter, c'est-à-dire un *nid*.

Quelques oiseaux se contentent, pour cela, de creuser dans la terre, ou dans le sable, une cavité arrondie, mais la plupart déploient dans la construction de cette espèce de berceau, une adresse et un art remarquables, et, une chose non moins surprenante, c'est la régularité avec laquelle toutes les générations successives exécutent les mêmes travaux et bâtissent des nids exactement semblables, lors même que les circonstances où ces êtres ont été placés ne leur ont jamais permis d'en voir et de prendre des leçons de leurs parents; un instinct admirable les guide et les porte à prendre une foule de précautions dont ils ne connaissent pas d'avance toute l'utilité..Presque tous garnissent l'intérieur de leur nid avec des substances molles qu'ils ramassent avec soin ou même avec un duvet moelleux qu'ils arrachent de leur poitrine.; les parois en sont ordinairement bâties avec de petites tiges flexibles, entrelacées, et quelquefois mastiquées avec de la terre delayée dans la salive gluante de l'oiseau; du reste la forme et la disposition de ces nids varient dans chaque espèce.

La constance avec laquelle les oiseaux couvent leurs œufs est admirable ; quelquefois les deux parents se partagent ce soin ; le plus souvent le mâle se borne à veiller aux besoins de la femelle pendant que celle-ci reste accroupie sur ses œufs ; dans d'autres espèces c'est la mère qui s'occupe seule de l'incubation et ce n'est qu'à regret, et poussée par la faim, qu'elle quitte pendant quelques instants les chers objets qui contiennent sa progéniture.

Lorsque les petits sont éclos, l'instinct maternel de la femelle la porte à leur prodiguer les soins les plus tendres ; elle les recouvre de ses ailes pour les préserver du froid, et leur apporter une nourriture choisie que souvent elle leur dégorge dans le bec après l'avoir à moitié digérée pour la rendre plus appropriée à leur estomac délicat. Certaines espèces, comme les Colombidés, dégorgent même dans le bec de leurs petits nouvellement éclos, un liquide qui a toute l'apparence du lait et qui est le produit d'une secrétion abondante, et particulière à ce moment, des glandes de l'œsophage.

§ IV. — Sens des oiseaux.

a. — Sens du toucher, du goût, de l'odorat, de l'ouïe, de la vue.

La *sensibilité tactile* est peu développée chez les oiseaux ; les plumes qui revêtent toute la surface du corps opposent de grands obstacles à l'exercice de cette faculté et le mode de conformation des organes de préhension, c'est-à-dire du bec, y est également défavorable.

Le *goût* est plus ou moins obtus chez ces animaux, leur langue étant en général cartilagineuse et dépourvues de papilles nerveuses, et ils paraissent presque toujours avaler leurs aliments sans les déguster. Les perroquets sont à peu près les seuls à faire exception à cette règle.

L'appareil de l'*odorat* est plus parfait, sans offrir cependant tout le développement qu'on y trouve dans la classe des mammifères. Les narines sont distantes entre elles et séparées par les os inter-maxillaires qui remontent jusqu'au frontal en écartant les naseaux ; souvent elles sont en partie recouvertes par une lame cartilagineuse et elles ne sont jamais contractiles. Les fosses nasales sont creusées à la base de la mandibule supérieure et ne communiquent pas avec les sinus frontaux, mais elles présentent, comme nons l'avons dit, page 30, des prolongements sacciformes membraneux, ou sinus, qui entourent l'œil et vont en s'étendant en avant sous la peau qui recouvre la base du bec de chaque côté ; nous répétons que cette disposition anatomique est très importante à connaître, car elle donne l'explication de la forme et de la gravité que prennent certaines maladies, comme nous le verrons plus loin. La surface des fosses nasales est tapissée par une membrane pituitaire très vasculaire et est augmentée par des lames cartilagineuses contournées sur elles-mêmes et appliquées contre leur paroi ; on compte trois de ces cornets qui sont séparés par des sillons ou méats plus ou moins profonds. Enfin, les arrière-narines se réunissent vers le milieu de la voûte palatine de manière à y former une fente longitudinale.

Les oiseaux carnassiers, surtout ceux qui vivent de charognes, ont l'odorat plus développé que les oiseaux granivores ou insectivores, et la plupart des auteurs assurent que, chez les premiers, la finesse de ce sens est telle qu'elle leur fait découvrir leur proie lors même qu'ils en sont à des distances considérables, mais les expériences de quelques savants, et surtout les observations d'un ornithologiste américain éminent, Audubon, tendent à prouver que, chez les oiseaux, même carnassiers, l'odorat est presque nul et que c'est la vue qui les guide presqu'uniquement.

L'appareil de l'*ouïe*, chez les oiseaux, est moins compliqué que chez les mammifères ; le pavillon de l'oreille leur manque, excepté chez les Rapaces nocturnes où il existe, mais caché dans les plumes qui bordent la face, et le conduit auditif ne consiste guère qu'en un tube membraneux placé entre l'os carré et une partie saillante de l'occipital. La caisse, très évasée en dehors et formée par les deux os dont nous venons de parler, communique avec un grand nombre de cellules creusées dans presque tous les os du crâne; les trompes d'Eustache sont osseuses et se réunissent avant que de déboucher dans l'arrière-bouche. Enfin, le limaçon est peu développé et les autres parties de l'oreille interne sont logées au milieu des cellules dont les os temporaux et occipitaux sont creusés.

Le sens de la *vue* paraît être, au contraire, plus parfait chez les oiseaux que chez les mammifères; les yeux des oiseaux sont plus grands comparativement au volume de la tête, et on y trouve des parties nouvelles : la rétine est très épaisse et il en part une membrane noire plissée en éventail ou à la manière d'une bourse, qui s'avance vers le cristallin; les physiologistes ne sont pas d'accord sur la nature de cet appendice nommé *peigne* : suivant les uns ce serait une dépendance de la choroïde et suivant d'autres un prolongement nerveux destiné à augmenter l'étendue de la surface visuelle; la pupille est toujours ronde, l'iris très contractile, la cornée lucide grande et très convexe, et la sclérotique fortifiée en avant par un cercle de plaques osseuses logées dans son épaisseur. L'appareil palpébral se compose de deux paupières horizontales dont l'inférieure est la plus grande et la plus mobile, et d'une troisième paupière verticale et semi-transparente qui occupe l'angle interne de l'œil et peut recouvrir toute la surface de cet organe. Enfin il existe toujours des glandes lacrymales.

Chez tous les oiseaux la portée de la vue est extrêmement longue; on voit les oiseaux de proie élevés dans l'air à des hauteurs telles que, malgré leur volume, nous ne les apercevons qu'à peine, distinguant nettement sur la terre les petits animaux dont ils se nourrissent et fondant sur eux sans la moindre indécision. Chez eux le cristallin est beaucoup moins bombé et moins dense que chez les oiseaux qui ne s'éloignent que peu de la surface de la terre et il paraîtrait que l'œil peut s'adapter à ces grandes différences de portée dans la vision à l'aide de la contraction de ses muscles moteurs qui, en agissant sur le cercle osseux de la sclérotique, compriment les humeurs dont l'organe est rempli, déterminent ainsi la distension de la cornée et en augmentent par conséquent la courbure lorsque l'oiseau a besoin de devenir instantanément presque myope pour distinguer les objets plus rapprochés.

b. — *Sens de l'orientation* (1).

Toutes les espèces animales ont, à un plus ou moins haut degré, la faculté de *s'orienter*,

---

(1) Cet article est entièrement extrait d'un excellent livre de M. le Professeur H. Beaunis, de l'École de Méde-

c'est-à-dire de retrouver leur demeure (nid, tanière, terrier, etc.), quand ils s'en sont écartés, soit pour la recherche de leur nourriture, soit pour fuir un ennemi, soit pour les besoins sexuels. Mais cette faculté se trouve au maximum de développement chez les oiseaux migrateurs dont le pigeon voyageur est le type le plus connu.

Avant d'étudier les conditions auxquelles on a essayé de rattacher cette faculté d'orientation, j'en donnerai quelques exemples pris dans la série animale, en choisissant les cas dans lesquels ce pouvoir de s'orienter est le plus perfectionné.

' Parmi les invertébrés, il faut placer en première ligne les abeilles. L'abeille qui va butiner de fleur en fleur en faisant toutes sortes de circuits, sait retrouver sa ruche à des distances considérables et elle y retourne suivant une ligne droite et par le plus court chemin. C'est même en se basant sur ce fait que les chasseurs d'abeilles découvrent la situation d'une ruche ; ils lâchent successivement deux abeilles de deux points assez distants l'un de l'autre et prennent l'intersection des deux lignes tracées sur la direction du vol des deux abeilles ; la ruche se trouve toujours à ce point d'intersection.

---

cine de Nancy, intitulé les SENSATIONS INTERNES et qui fait partie de la *Bibliothèque scientifique internationale* que publie M. Félix Alcan, libraire, 108, boulevard Saint-Germain, à Paris.

Chez les poissons cette faculté a été moins étudiée que chez les vertébrés supérieurs. Cependant ne voit on pas le saumon revenir chaque année frayer au même endroit et retrouver facilement, après des mois et des années, à travers les méandres compliqués des rivières, le chemin qui le conduira au ruisseau qui l'a vu naître? L'anguille se rend droit à la mer à travers des distances considérables ; les anguilles du lac de Comacchio, près de Venise, font des voyages sur terre et se dirigent vers la mer dans l'obscurité à travers des prairies et des champs, quoique la situation de l'eau salée leur soit certainement inconnue.

Warden raconte un fait encore plus caractéristique. Dans le mois de juillet 1758, le Connecticut eut à souffrir d'une sécheresse extraordinaire et un étang de 7 à 8 kilomètres carrés, situé près de la bourgade de Windham, vint à se dessécher complètement. Cette pièce d'eau nourrissait plusieurs milliers de grenouilles qui bientôt souffrirent cruellement de la soif, et la rivière la plus proche se trouvait à 8 kilomètres de distance. Une nuit, cette multitude de grenouilles se mit en route pour l'eau courante en traversant le village et troublant le sommeil des habitants étonnés (1).

Cette faculté d'orientation existe déjà à la

---

(1) J'emprunte ce fait, comme du reste un certain nombre de faits mentionnés dans ce chapitre, au livre intéressant de Houzeau : *Études sur les facultés mentales des animaux*.

naissance et en l'absence de toute expérience individuelle acquise. Humphrey Davy raconte qu'un de ses amis découvrit un jour dans le sable, sur une plage de l'île de Ceylan, des œufs de crocodiles ; il eut la curiosité d'en casser un et vit le jeune reptile sortir et se diriger immédiatement du côté de l'eau.

Je ne m'étendrai pas sur les migrations des oiseaux ; ces faits sont aujourd'hui bien connus et j'aurai l'occasion d'y revenir tout à l'heure. Je mentionnerai seulement un fait d'autant plus intéressant qu'il n'appartient pas à une espèce migratrice. Un faucon, envoyé par le vice-roi des Canaries au duc de Lerme, en Andalousie, ne jouit pas plutôt de sa liberté qu'il prit son vol pour sa patrie et, dans le court espace de seize heures, il était de retour d'Andalousie à Ténériffe où il arriva épuisé de fatigue et se laissa prendre à la main.

Chez les mammifères des exemples semblables abondent. Tout le monde connaît les faits de chiens, de chats emportés dans des paniers à de longues distances et qui reviennent au lieu de leur départ. Le cas du chien de l'archiduchesse Maria-Régina qui, emporté de Menton à Vienne, revint à Menton au bout de quelque temps, est encore plus significatif. Une traversée en mer ne met pas obstacle à cette faculté d'orientation. Bory de Saint-Vincent raconte l'anecdote suivante : A la porte de l'hôtel de Nivernais se trouvait un décrotteur, possesseur d'un grand barbet noir qu'il avait dressé à aller crotter les souliers des passants. Le chien fut vendu à un Anglais et emmené à Londres ; quinze jours après, le chien se retrouvait à la porte de l'hôtel de Nivernais. Le fait de l'âne de Gibraltar, dont l'authenticité ne peut guère être mise en doute, est encore plus remarquable. J'en emprunte la relation à Houzeau : En mars 1816, la frégate anglaise l'*Ister* avait embarqué différents animaux à Gibraltar. Un gros temps survint lorsqu'on était près de la pointe de Gat, sur la côte d'Espagne, à plus de *trois cents kilomètres* du port de départ. La position du navire était critique, les animaux furent lancés à la mer, dans l'espoir qu'ils pourraient gagner le rivage à la nage. Un âne entre autres parvint à terre. Il avait appartenu au bourreau et servait autrefois à attacher ignominieusement les criminels qui recevaient le fouet. Il avait, en conséquence, les oreilles trouées suivant le vieil usage espagnol, et ce signe seul le rendait odieux aux habitants qui ne pouvaient songer à se l'approprier. Laissé par cette circonstance à la pleine latitude de ses mouvements, l'animal se mit, en toute liberté, à chercher sa route. Le pays lui était inconnu, mais la direction de son gîte était imprimée dans sa pensée. En peu de jours il se retrouva dans son étable devant sa mangeoire, à Gibraltar.

Chez l'homme, cette notion de l'orientation existe aussi, quoique bien moins développée que chez les animaux. Mais il y a là peut-être une conséquence de la vie civilisée. Dans la vie au grand air, chez les chasseurs, les sauvages, elle peut acquérir un très grand développement. Les Indiens d'Amérique savent se diriger avec certitude, sans boussole, dans les plaines et les forêts vierges. Un fait curieux rapporté par Harry Fade (*Nature*, 1873), c'est que, quelquefois, les guides de la Virginie sont sujets à une sorte de vertige de direction ; ils ont un sentiment de renversement et de *nervosité* ; ils perdent la tête et vont dans un sens opposé à la bonne route.

Quelle peut être maintenant l'interprétation de ces faits et faut-il faire de cette faculté un sens spécial, *sens de l'orientation ?* La réponse est assez difficile à faire, et, de toutes les explications données, aucune n'est tout à fait satisfaisante.

Wallace et Croom-Robertson ont invoqué le sens de l'odorat. Si l'animal enfermé dans un panier retrouve sa route, c'est par la série d'odeurs qu'il trouve sur son chemin et qu'il retrouve ensuite en sens inverse. Il est bien certain que l'odorat du chien et de quelques autres animaux est d'une finesse merveilleuse et que, comme le dit Croom-Robertson à juste titre, le monde du chien doit être surtout un monde continu d'impressions visuelles et olfactives ; mais, dans le cas actuel, cette interprétation est insuffisante ; sans compter que le vent déplace les odeurs comme il déplacerait les brouillards, que d'ailleurs l'animal dort souvent la plus grande partie du chemin, comment cette explication pourrait-elle s'ap-

pliquer aux cas, et c'est ce qui arrive ordinairement, dans lesquels l'animal revient au
point de départ non par le chemin qu'il a suivi,
mais par la ligne droite et par le plus court
chemin?

La vue peut être invoquée chez certains animaux et dans certains cas. Ainsi quand on
dresse des pigeons, étapes par étapes, pour
qu'ils puissent parcourir sûrement de grandes
distances, la vue peut et semble en effet inter-
venir, et l'on sait combien la vue des oiseaux
est perçante. Mais, dans la majorité des cas,
l'influence de ce sens ne peut être invoquée.
Quand des pigeons parcourent d'une traite et
sans essais préalables des centaines de kilomètres, pour que la vue pût leur servir à se
diriger il leur faudrait s'élever à des hauteurs
qu'ils n'atteignent jamais; puis, comment expliquer les traversées des mers pendant lesquelles ils ne peuvent trouver aucun point de
repère, et les voyages pendant la nuit? Il faudrait aussi une mémoire des localités qui peut
se comprendre pour leur colombier lui-même
et pour les objets environnants, mais difficilement acceptable pour tous les détails des pays
qu'ils parcourent.

Toussenel a cherché à expliquer l'instinct
de l'orientation par une sensibilité particulière aux influences atmosphériques et spécialement à la température et à l'état hygromé-
trique de l'air. Les courants atmosphériques
présentent en effet des différences suivant le
point de l'horizon dont ils viennent, le vent du

nord est froid, le midi chaud, l'ouest humide, l'est sec; il y aurait donc là d'après lui des indices suffisants, étant admise une sensibilité très vive, pour donner à l'animal la notion de la direction dans laquelle il doit voler. Il me semble difficile d'expliquer de cette façon la précision si remarquable du vol des oiseaux migrateurs.

De Roo, tout en accordant une influence aux conditions thermiques et hygrométriques, croit que la plus grande part revient aux influences électriques de l'atmosphère. Si, quand on le lance le matin, le pigeon s'élève de suite au maximum de hauteur, c'est que l'électricité de l'air n'est alors appréciable qu'à une plus grande altitude; s'il vole au contraire très bas, par un ciel couvert ou un temps pluvieux, c'est que l'électricité atmosphérique ne se ferait sentir qu'à une faible distance du sol. Il explique ainsi pourquoi les perturbations atmosphériques empêchent le pigeon de s'orienter et de retrouver son chemin.

Viguier, dans un intéressant article de la *Revue philosophique* de 1882, a émis l'idée (déjà indiquée par un auteur anonyme dans le *Quaterly Review*, de 1872) que le magnétisme terrestre était en jeu dans la faculté d'orientation. Il faudrait donc admettre un *sens magnétique*, sens grâce auquel, pour un animal possédant ce sens à un degré suffisant, un lieu donné serait déterminé par la valeur des actions magnétiques en inclinaison et en déclinaison. Ce sens magnétique indiquerait à l'animal la direction générale à suivre, puis, arrivé dans le district qu'il habitait, il se reconnaîtrait à l'aide des autres sens et surtout de la vue et de l'odorat. Ces conditions magnétiques feraient partie intégrante des notions conscientes ou inconscientes qui servent à l'animal à reconnaître un lieu et à se diriger, et il n'y a rien de plus extraordinaire à associer l'idée de certaines conditions magnétiques et certains actes de la vie d'un animal, qu'à y associer des conditions de lumière, de température ou d'humidité.

Dans l'hypothèse d'un *sens magnétique,* il fallait trouver un organe pour ce sens et Viguier tend à le placer dans les canaux semicirculaires, dans lesquels, comme on l'a vu déjà, beaucoup d'auteurs placent le sens de l'équilibre ou de l'espace.

La théorie de Viguier est ingénieuse et séduisante, mais elle ne s'appuie sur aucun fait expérimental.

On voit, en somme, par ce qui précède, que, jusqu'à présent du moins, aucune théorie ne rend compte d'une façon satisfaisante de cette faculté d'orientation. Nous ne savons même pas s'il faut l'attribuer à un sens spécial, *sens de l'orientation,* ou si, comme le pensent beau·coup d'auteurs, elle n'est pas plutôt la résultante d'un ensemble de sensations, d'impressions, de souvenirs, de raisonnements, en somme, un acte à la fois instinctif et psychique comme tant d'autres qu'on observe chez les animaux.

Après avoir, dans les pages que nous avons publiées et qui ne sont qu'une sorte d'introduction, donner une idée de la forme, de la disposition des organes des oiseaux et de leurs fonctions, nous allons maintenant aborder l'étude de leurs maladies.

Pour cette étude, nous prendrons les appareils les uns après les autres, dans l'ordre de leur importance, et, dans un chapitre spécial, nous terminerons par les maladies générales qui embrassent tout l'organisme et qui sont pour la plupart de véritables maladies du sang. Ainsi nous commencerons par les *maladies de l'appareil digestif*, et nous continuerons par celles de *l'appareil respiratoire*, de *l'appareil nerveux*, de *l'appareil génito-urinaire*, de *l'appareil osseux et articulaire*, de la *peau*, et enfin de *l'appareil circulatoire* qui se confond avec les *maladies générales* ou de tout l'organisme (*totius substantiæ*).

CHAPITRE Ier

Maladies de l'Appareil digestif.

Les oiseaux n'introduisent généralement
dans leurs voies digestives que des substances
que leur instinct leur indique comme étant
propres à leur alimentation, et des corps étrangers de matières dures et insolubles, comme
la silice, qui leur sont nécessaires pour triturer les graines qu'ils ont ingérées, s'ils sont
granivores, comme nous l'avons vu plus haut,
et qui remplacent leurs dents absentes.

A l'état sauvage, la quantité et la qualité
des matières alimentaires ingérées par l'oiseau livré à son seul instinct de conservation
sont toujours en rapport avec leurs besoins ;
mais à l'état de domesticité, soit que leur instinct de conservation soit plus ou moins per-
verti, soit que les matières alimentaires qu'on
lui fournit soient moins en rapport avec ses
besoins que celles qu'il choisirait lui-même
s'il était libre, il arrive souvent que l'oiseau
est victime de perturbations de ces fonctions
digestives causées par un défaut de quantité,
— soit qu'il y ait excès ou manque, — ou un
défaut de qualité des matières introduites dans
les organes digestifs.

Lorsqu'il y a excès de quantité ou défaut de qualité, le résultat est à peu près le même : c'est une *indigestion* ou un arrêt des fonctions intestinales qui en est la conséquence ; lorsqu'il y a défaut de quantité, c'est l'*inanition* qui survient et l'oiseau meurt de faim. Si on ajoute aux indigestions, aux irritations ou inflammations intestinales causées par des matières alimentaires en excès ou par des corps étrangers, les perturbations et irritations intestinales que peut déterminer la présence de diverses espèces de parasites, nous aurons à peu près parcouru tout le cycle des maladies exclusivement propres à l'appareil digestif que peuvent présenter les oiseaux.

Nous allons passer en revue ces diverses affections en commençant par celles des premières voies.

Obstruction du bec. — Aucun auteur ou observateur n'a encore parlé d'une obstruction du bec par des matières alimentaires et pouvant amener la mort. Cet accident doit être en effet très rare ; cependant nous avons été à même de l'observer sur un bruant qui avait le vide de la mandibule inférieure du bec exactement rempli par une graine de tournesol qui, de plus, comprimait et paralysait complètement la langue. L'oiseau n'avait pu s'en débarrasser, toute préhension d'autres graines était devenue impossible et il était mort d'inanition.

Si on s'était aperçu à temps de l'accident,

rien n'aurait été plus facile que d'en prévenir les conséquences fatales : avec la pointe d'un cure-dent on aurait délogé la graine et l'oiseau aurait été guéri par cette simple opération.

Obstruction du pharynx. — L'obstruction du pharynx est moins rare que l'obstruction du bec, un auteur allemand, Max Schmidt (*Nachrichten aus dem zool. Garten in Francfurt-am-Mein 1865*) rapporte qu'au jardin zoologique de Francfort un cormoran fut étouffé par un poisson gelé qu'il ne put avaler.

Nous nous rappelons de notre côté avoir vu un canard étouffé par une pomme de terre crue du volume d'un marron qu'il avait avalée et qu'il ne put faire dépasser le pharynx où elle resta engagée, ce qui amena sa mort.

Quand pareil accident arrive, il faut, par une pression méthodique d'arrière en avant et des deux côtés de l'œsophage et du pharynx faire sortir le corps étranger. On peut aussi le retirer avec un tire-bourre, un tire-bouchon et le diviser par parcelles, ce qui facilite soit sa sortie, soit son ingestion.

Pépie. — Il n'y a pas de maladie qui, dans l'opinion du vulgaire, soit plus commune que *la pépie* : toutes les fois qu'un oiseau est malade, qu'il ne mange pas, fait le gros dos et reste immobile dans un coin, c'est qu'il est atteint de *la pépie*, disent les bonnes femmes; vite il faut lui faire l'opération, lui enlever *la pépie;* et le malheureux oiseau est saisi, on lui ouvre le bec de force et, avec une épingle on lui arrache le bout de la langue! S'il meurt, ce qui arrive neuf fois sur dix, c'est que l'opération a été faite trop tard!

Que de malheureux oiseaux sont ainsi victime de l'ignorance de médicastres de basse-cour ou d'antichambre.

Et cependant il y a une vraie *pépie*, résultat d'une sorte d'inflammation de la langue ou *glossite*, mais elle est extrêmement rare, et elle est caractérisée par la présence, sur l'extrémité libre de la langue, d'une pellicule sèche qui l'emboîte comme un fourreau et qui n'est autre que l'épiderme desséché et qui est en voie de se détacher. On doit aider à son élimination on achevant de le détacher avec une épingle — c'est alors la véritable opération de la pépie, mais elle doit être pratiquée sans toucher aux parties vives et sans qu'on puisse voir une goutte de sang. On oint la langue ensuite avec une parcelle de beurre salé, ou bien on la lotionne avec une solution à 5 % de chlorate de potasse dans de l'eau. Cette lotion, faite avec un pinceau ou une plume, suffit même souvent pour guérir l'oiseau de la pépie et tient lieu de l'opération.

La langue des oiseaux peut être aussi le siège de reproductions pseudo-membraneuses, connues vulgairement sous le nom de *chancres*, de *muguet jaune :* ce sont de petites plaques épaisses, arrondies, d'une couleur blanc-jaunâtre, qui se montrent particulièrement sous la langue, sur les côtés, ou à la base, en accompagnant d'autre productions de même nature qui se montrent au palais, aux commissures des lèvres ou sur les bords de la fente laryngienne. Le vulgaire prend aussi ces productions pour de la *pépie* tandis que ce sont de vraies fausses-membranes diphtéritiques.

Nous en reparlerons en traitant de la diphtérie, maladie assez importante par sa gravité et son pouvoir éminemment contagieux pour mériter un chapitre à part que nous rédigerons pour elle et pour le corryza contagieux avec lequel on la confond.

Obstruction du jabot. — Le jabot est l'une des parties du tube intestinal où l'on a le plus souvent occasion d'observer l'obstruction ou la surcharge. Cet organe est quelquefois tellement rempli, que, malgré sa force assez grande et la puissance de contraction dont sont douées ses parois, il cesse quelquefois de réagir sur les substances qui ont pénétré dans sa cavité et qui s'y sont successivement entassées, et il se produit alors une véritable *surcharge* qui peut amener, soit une simple inertie des parois, soit même une rupture, et dans quelques cas aussi une gangrène des tissus qui les composent.

Le dindon, le paon, la pintade, la perdrix, les diverses espèces de poules et de pigeons, et, nous ajouterons, les oies, les canards, offrent dans les conditions de domesticité, des exemples assez fréquents de cette distention du jabot.

M. le docteur Larcher a rapporté (1) un bel
exemple de simple inertie du jabot sur une
poule de Cochinchine âgée de deux ans : son
jabot, considérablement dilaté, renfermait 375
grammes de petit blé humide et quelques
grains de sable ; le gésier contenait de l'herbe
récemment ingérée qui avait subi un commencement de trituration et dont les débris, très
faciles à reconnaître, étant entremêlés de
quelques graviers siliceux ; aucun obstacle
matériel ne s'opposait au passage de la graine
dans l'œsophage et pourtant celle-ci était de-
meurée *complètement* dans le jabot ; il n'en
existait pas une parcelle dans le reste des
voies digestives, tandis que l'herbe ingérée
était totalement contenue dans le gésier.

Les corps filandreux sont souvent la cause de
l'obstruction du jabot et de l'inertie mortelle
qui en est la conséquence. Sur les nombreuses
autopsies d'oiseaux que nous avons faites et
qui étaient morts de cette affection, nous en
avons trouvé un grand nombre dont le jabot
contenait de véritables pelottes de foin macéré
et dont le ligneux était réduit à l'état de filasse
très tenace.

Nous avons reçu un jour, en 1865, d'un de
nos confrères de Sainte-Menehould, un déca-
litre environ d'une avoine germée dont on
avait nourri un troupeau d'oies qui toutes
étaient mortes d'indigestions. On supposait

---

(1) *Mélanges de Pathologie comparée*, Paris 1878, page
51.

que cette avoine recélait des champignons
parasites et toxiques, mais il n'y en avait
nulle trace ; seulement, les filaments de cette
avoine germée formaient un grossier chevelu
de près d'un décimètre de longueur, chevelu
très consistant et·très résistant parce qu'il
était desséché, et il avait produit chez toutes les oies en question une indigestion avec
surcharge du jabot mortelle.

Un autre de nos confrères, M. Pourquier,
de Montpellier, a envoyé à la *Société centrale
vétérinaire de Paris*, en 1875, une observation
très intéressante de surcharge du jabot chez
une poule provenant d'un propriétaire chez
lequel les poules mouraient en grand nombre
sans qu'on pût savoir a quoi attribuer cette
mortalité. Chez l'une de ces poules, que M.
Pourquier trouva couchée sans mouvement
sur le sol et qui rejetait par les narines une
matière grisâtre d'une odeur repoussante, le
jabot paraissait être fortement distendu par
des aliments ; ce fut sur elle que l'attention
se porta tout d'abord. Or, précisément, l'autopsie ne révéla l'existence de lésions appréciables en aucun point du corps que dans cet
organe, qui, ayant été incisé, laissa échapper
de son intérieur des grains d'avoines, quelques
graviers et divers débris de végétaux, le tout
formant une masse aglutinée qui répandait
une odeur infecte. Le jabot renfermait en outre des folioles végétales intactes, d'une teinte
jaunâtre, au nombre de trente-deux, accolées
les unes aux autres dans une certaine étendue

de leurs surfaces, et disposées de telle sorte
qu'elles obstruaient l'orifice de sortie du jabot
et retenaient forcément arrêtés dans sa cavité
les aliments qu'il se trouvait contenir. Or,
ces folioles ayant été lavées et examinées
avec soin, il fut facile de reconnaître qu'elles
provenaient de quelques accacias dont se
trouvait planté l'espace où les poules vivaient
en liberté. Ici, outre l'influence exercée par
leur nombre, les feuilles d'accacia avaient été
d'autant plus nuisibles que l'époque avancée
de la végétation avait donné aux folioles jau-
nies une résistance plus grande que celles
qu'elles possèdent quand elles sont vertes.

Il n'y a pas que les substances indigestes
qui soient une cause de surcharge du jabot,
les substances les plus alibiles ingérées spontanément et en trop grande quantité en sont
une cause aussi fréquente. Hensinger et Gürlt
indiquent cette cause d'une manière générale,
et Boitard fait remarquer qu'il en est surtout
ainsi, du moins chez les pigeons, lorsque ces
oiseaux, après avoir été longtemps soumis à
une abstinence forcée ont tout d'un coup de la
graine en très grande abcndance ; ils se pré-
cipitent alors sur elle avec avidité et ils en
avalent une si grande quantité que, ne pouvant plus la digérer, ils la gardent entassée
dans le jabot.

Selon Gürlt, et d'après la remarque de Ri-
chard Owen, la surcharge s'observe fréquemment sur les pigeons qu'on nourrit de pois.

Les insectes dont sont si friands les gallinacés, peuvent aussi, ingérés en trop grande quantité, amener la surcharge du jabot. On a observé ce fait dans une faisanderie du Mecklembourg et il en résultait chaque année comme une petite épizootie. Au sixième jour de leur éclosion, les jeunes oiseaux, abandonnés à la direction de la dinde qui les avait couvés, étaient envoyés au parc du château où ils trouvaient leur nourriture dans les prairies, nourriture qui consistait surtout en larves de la cicade écumeuse ; le soir, au moment où on les ramenait, on en voyait quelques-uns revenir tout affaiblis et succomber rapidement, avec le jabot dur comme de la pierre et rempli de larves écumeuses.

Le volume trop grand de graines données en pâture aux oiseaux est aussi une cause de surcharge du jabot ; nous l'avons constaté maintes fois, entre autres sur des colins nourris avec du maïs, et même sur des pigeons de petites races nourris de féverolles.

Traitement. — Lorsqu'il y a *surcharge du jabot* et inertie bien évidente de l'organe qui reste volumineux et dur d'une manière permanente, il faut d'abord essayer, pour guérir l'oiseau, de malaxer avec précaution le jabot, après avoir fait avaler un peu d'huile d'olive au malade et de ramollir ainsi la masse pour faciliter sa circulation.

Si, malgré cette manœuvre, l'état de l'oiseau reste le même et que la peau du jabot soit rouge-bleuâtre et tende même à devenir verdâtre, c'est qu'alors il y a imminence de gangrène des parois de la poche ; alors il ne faut pas hésiter, il faut inciser le jabot en long avec un instrument bien tranchant, le vider de son contenu, et recoudre la plaie avec du gros fil ciré. Cette plaie se cicatrise assez promptement, et si on a eu la précaution de nourrir l'opéré avec des aliments ramollis, pâteux et en petite quantité, il ne tarde pas à être promptement guéri.

Mais c'est surtout relativement à cette affection qu'il est nécessaire d'appliquer le proverbe : « Mieux vaut prévenir que guérir. » Nous avons assez longuement énuméré les causes qui amènent la *surcharge du jabot* pour qu'il soit facile aux éleveurs ou aux possesseurs d'oiseaux de prévenir le développement de cette affection ; que l'alimentation soit toujours choisie et appropriée au régime naturel de l'oiseau, qu'elle soit toujours en quantité modérée et régulièrement donnée, on préviendra ainsi le développement de cette affection.

Une cause de mort par surcharge du jabot que nous avons constatée très fréquemment chez les canards et surtout chez les cygnes, dans de nombreuses autopsies, c'est l'absorption d'une grande quantité de cette mousse aquatique chevelue, qu'on nomme *Chara* — nous en trouvions le jabot bourré et il était bien impossible que ce peleton vert et serré pût circuler et arriver dans l'estomac succenturier et le gésier.

C'est exclusivement à la fin de l'automne et

en hiver que nous avons constaté les accidents causés par l'absorption du *Chara* et nous nous les expliquons par un oubli momentané de distribution d'aliments par les personnes chargées d'y pourvoir. En été cet oubli a moins d'inconvénient, parceque les palmipèdes trouvent dans les pièces d'eau qui leur sont affectées, des herbes tendres, des graines aquatiques, des molusques, du frai de poisson, etc., avec lesquels ils se sustentent ; mais ces substances ont totalement disparu pendant l'hiver et les malheureux oiseaux oubliés, cherchant inutilement des matières alimentaires dans les charas, en absorbent, peut-être involontairement et ils finissent par en avoir le gabot bourré ; ce qui prouve que c'est bien la faim qui les faisait agir, c'est que le gésier était toujours complètement vide d'aliments et les intestins ne contenaient que du mucus.

D'autrefois, nous avons trouvé chez les mêmes espèces d'oiseaux de pelottes d'herbes dures du genre *Carex*, qui sont parfaitement indigestes et avec lesquelles ils avaient sans doute cherché à tromper leur faim.

Il va sans dire que ces accidents n'arrivent que dans des basses-cours où les oiseaux sont mal soignés, négligés, et obligés de chercher eux-mêmes leur nourriture, même dans les saisons où ils ne peuvent rien trouver.

Surcharge du jabot provoquée par des vers. — Tous les accidents d'indigestions par surcharge du jabot dont nous avons parlé jusqu'à présent ont été observés presque toujours chez les adultes et ont une cause purement mécanique ; un de nos distingués confrères, M. Lucet, vétérinaire à Courtenay, vient d'en découvrir une autre : c'est la présence d'un ver filiforme (le *Trichosoma contortum*) sous la muqueuse du jabot et cette présence amène l'inertie de l'organe qui ne peut plus se débarrasser des aliments qu'il contient. (L'étude de ce parasite a été fait avec le concours de M. Raillet, professeur à l'École d'Alfort).

Voici dans quelle circonstances M. Lucet a fait la découverte de cette nouvelle cause d'indigestion par surcharge du jabot.

Au mois de juin 1888, il fut consulté au sujet d'une affection des plus graves sévissant sur une bande de quarante jeunes canards de la race de Pékin, âgés d'environ deux mois, et qui présentaient les symptômes suivants : arrêt de développement pendant un certain temps, puis amaigrissement; démarche pénible, parfois même chute et mouvements comme épileptiformes, tristesse, somnolence, mais appétit conservé. Après cinq à dix jours une accumulation des aliments se faisait dans le jabot allongé des jeunes canards, qui s'obstruait et acquérait un volume considérable, puis la mort survenait un ou deux jours après.

L'incision du jabot sur un de ces jeunes cadavres le montrait bourré d'aliments, et en même temps ses parois fortement congestionnées; quatre ou cinq fois M. Lucet n'a trouvé que des gaz, comme cause de la distension du jabot. Si, après avoir incisé le jabot et l'avoir vidé de son contenu, on l'étalait, on voyait, en examinant sa muqueuse avec soin et surtout à la loupe, des lignes sinueuses blanchâtres faisant un léger relief. Au microscope on constatait que ces lignes blanches étaient des galeries contenant le ver en question, et souvent ses œufs qu'il y dépose. Dans un seul œsophage de canard, MM. Lucet et Raillet ont compté jusqu'à trente-trois de ces parasites.

Chez tous les canards morts de l'épidémie, les trichosomes ont été rencontrés et nos confrères les regardent avec raison comme la cause déterminante de l'affection ; mais où nous trouvons qu'ils vont par trop loin, c'est quand, dans l'enthousiasme de leur découverte, qui est réellement très importante, ils vont jusqu'à regarder tous les cas d'indigestion par surcharge d'aliments que l'on a observé jusqu'à présent comme dus à la même cause, ce qui les porte à déclarer « qu'à leur avis, « les procédés classiques mis en usage contre « cette indigestion et qui consistent, soit à « malaxer les matières accumulées dans la « poche œsophagienne, soit à ouvrir cette po- « che pour en extraire directement le contenu, « n'ont aucune chance de donner un résultat « satisfaisant et durable, puisqu'ils laissent « subsister l'élément étiologique essentiel, le « parasite ». Que cela soit vrai dans leur cas spécial, nous n'en doutons pas, mais nous nous inscrivons en faux contre cette assertion en ce qui regarde l'indigestion par surcharge du jabot de cause mécanique, qui existe bien, quoi qu'ils en disent, et plus fréquemment que l'autre, surtout chez les oiseaux adultes ; nous avons assez souvent pratiqué l'opération en question, et avec un plein succès, pour pouvoir affirmer qu'elle est parfaitement efficace.

Folliculite œsophagienne du pigeon. — On sait que les pigeons nourrissent leurs petits, pendant les premiers jours de leur existence, avec un liquide d'apparence laiteuse qu'ils leur dégorgent dans le bec ; ce liquide est sé-crété par des follicules glandulaires qui exis-tent dans la muqueuse de l'œsophage et qui ne sont en pleine activité que pendant la période dont nous venons de parler.

Si pendant cette période les pigeons vien-nent à perdre leurs petits pour une cause quelconque, et qu'ils ne trouvent pas à utiliser la sécrétion *laiteuse* de leurs follicules, ces or-ganes s'irritent, la muqueuse œsophagienne s'enflamme, la sécrétion devient purulente, et le jabot, ne fonctionnant plus normalement, est exposé à *se surcharger* et à devenir le siège des accidents les plus graves que nous avons passés en revue à l'article précédent.

TRAITEMENT. — Le premier moyen, qui est toujours le meilleur pour combattre la *follicu-lite œsophagienne* des pigeons dont la couvée a manqué ou qui ont perdu leurs petits, est de chercher à les remplacer en leur donnant un pigeonneau à nourrir. Mais cette substitution doit être faite avec adresse, disent Boitard et Corbié, le soir pendant leur sommeil, car s'ils s'en aperçoivent, il est possible que, loin d'en prendre soin et de l'élever ils le jettent en bas du nid après l'avoir tué à coups de bec ; cela arrive principalement lorsqu'on leur en donne deux ; on ne doit donc leur en donner qu'un, d'abord pour cette raison, puis pour ne pas mettre la paire à laquelle on le prend dans le cas d'être attaquée de la même maladie que l'on veut guérir dans les autres.

Il n'est pas toujours indispensable d'avoir à leur donner un petit né le jour même que leur incubation aurait dû finir ; il serait d'un jour ou deux plus vieux que cela n'influerait en rien sur leur manière de le recevoir.

Si l'on n'a pas de pigeonneau à leur faire adopter, il faut alors établir un véritable traitement. On enlèvera les pigeons malades, du colombier, pour les porter dans une loge ou appareilloir séparé. Là, on les condamnera à une diète absolue que l'on entretiendra tant qu'on sentira avec le doigt au bas du cou, une partie dure qui n'est autre que l'extrémité inférieure de l'œsophage enflammé. Pendant ce temps d'abstinence on ne leur donnera que de l'eau, légèrement vinaigrée.

Si la maladie a fait du progrès, elle se résoudra par des abcès qui se forment à l'entrée de la poitrine et quelquefois même sous les ailes (c'est ce que les éleveurs appellent le lait répandu) ; il suffit de les ouvrir et de les vider de la matière qu'ils contiennent et qui est ordinairement concrète comme du fromage jaunâtre. S'il y a une véritable *surcharge* du jabot consécutive à la *folliculite œsophagienne*, on agira comme nous l'avons dit en parlant de cette affection.

Indigestions stomacales. — Nous avons vu, au paragraphe *C* des préliminaires de ce travail, que les fonctions digestives, qui ont pour but l'extraction, des substances alimentaires, de principes susceptibles de remplacer les déperditions qui ont lieu continuellement dans la masse du sang et que ces fonctions s'opèrent dans l'estomac et dans l'intestin.

L'estomac, unique chez beaucoup d'oiseaux, comme les échassiers et certains palmipèdes, est double chez les granivores domestiques; il est composé d'un premier renflement allongé, l'*estomac succenturié* (fig. 14, 6), à parois épaisses, remplies de glandes chargées principalement de la sécrétion des sucs gastriques ou dissolvants des principes assimilables des aliments, et un second renflement, le *gésier* (fig. 14, 7), beaucoup plus volumineux et globuleux à parois épaisses et musculeuses, tapissé intérieurement d'une membrane muqueuse épaisse, chargé de la trituration des aliments qui, pendant cette opération, s'imprègnent en même temps des sucs gastriques sécrétés par le premier renflement stomacal. Les aliments, triturés et réduits à l'état de la pâte chimeuse, passent ensuite dans la première portion de l'intestin, ou *duodénale*

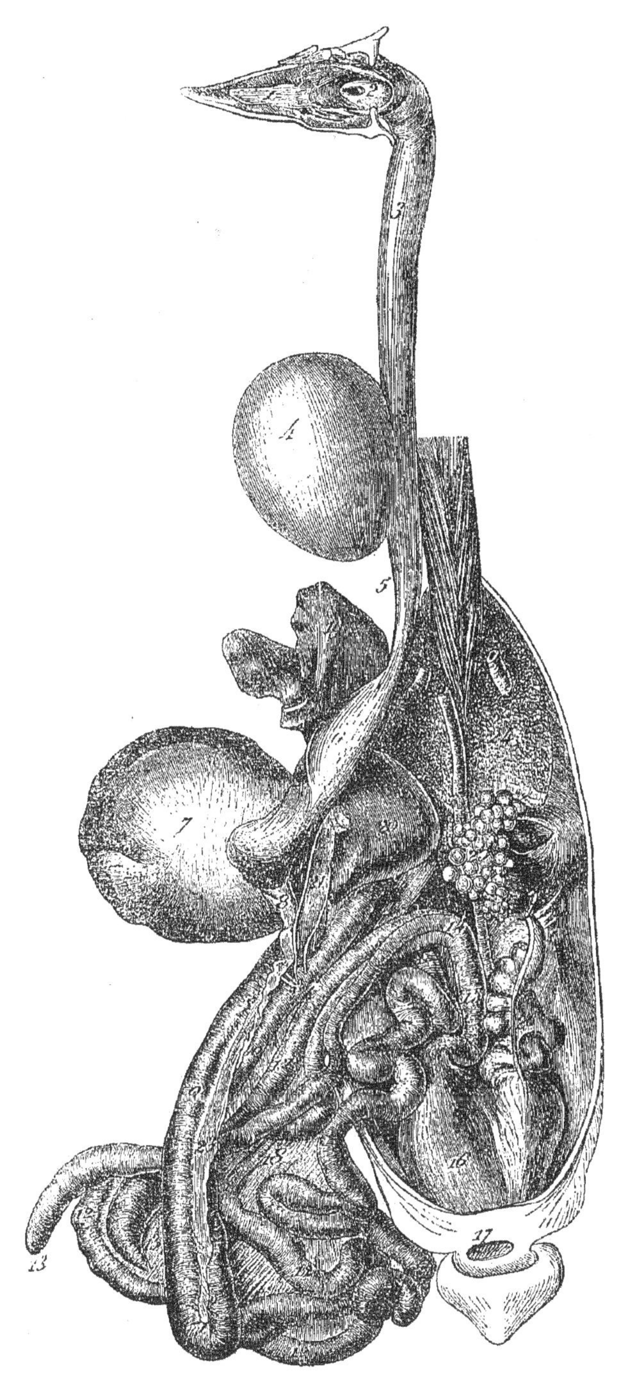

Fig. 14. — Organes digestifs de la poule.

(fig. 14, 8 et 9), reçoivent les liquides biliaires et pancréatiques qui achèvent leur digestion, et parcourent le reste de l'intestin par un voyage lent pendant lequel toutes les parties assimilables, digérées, sont absorbées et versées dans le sang. Le reste est expulsé à l'état de résidu excrémentiel.

Pour que les fonctions digestives s'opèrent régulièrement et normalement, il faut que les aliments, appropriés à la nature de l'oiseau, et en quantité pas trop considérable, soient déversés dans l'estomac par le *jabot* (fig. 14, 5) qui n'est qu'un réservoir ou dépendance de l'œsophage où ils ont subi déjà un premier degré de ramollissement par leur contact avec les boissons et avec le mucus que ce réservoir sécrète. Ces aliments, pour pouvoir être triturés dans le gésier, doivent, d'une part, n'être pas trop volumineux, d'autre part être d'une dureté, en rapport exact avec la puissance des parois du gésier ; enfin ce gésier, chez les oiseaux qui se nourrissent de graines dures et sèches, doit contenir des graviers siliceux qui sont indispensables dans ce cas et qui tiennent lieu de dents. A l'état sauvage, les oiseaux, guidés par leur instinct, remplissent facilement toutes les conditions exigées pour de bonnes digestions ; mais, à l'état domestique, les oiseaux sont souvent victimes de l'ignorance de ceux qui sont chargés de pourvoir à leurs besoins, qui leur donnent des aliments peu convenables ou même complètement impropres, et qui ne mettent pas à leur disposition les graviers siliceux qui leur sont indispensables ; de là des indigestions de plusieurs sortes, ordinairement mortelles, dont la faute doit retomber entièrement sur les détenteurs d'oiseaux ou ceux qui sont chargés de leur entretien.

Nous distinguerons donc plusieurs espèces d'indigestions chez les oiseaux :

1° Indigestion par défaut de qualité des aliments, ou par ingestion de corps étrangers ; 2° Indigestion par excès de quantité ; 3° Indigestion par défaut de gravier siliceux ; 4° Enfin indigestion par défaut de matières alimentaires d'aucune sorte, ou, maladie de la faim, beaucoup plus fréquente qu'on ne pense et qui fait beaucoup de victimes chez les éleveurs où les soins sont confiés à des mercenaires peu zélés.

1° Indigestion par défaut de qualité ou de volume convenable des aliments, ou par ingestion de corps étrangers. — Parmi les nombreuses autopsies que nous avons faites depuis quinze ans et que nous faisons encore chaque semaine, d'oiseaux envoyés par nos abonnés, nous en avons déjà rencontré un très grand nombre dont la mort avait pour cause l'impropriété de la matière alimentaire ; ainsi, trois ou quatre fois, nous avons ouvert des pigeons, oiseaux exclusivement granivores, dont les organes digestifs contenaient seulement de l'herbe : c'était en hiver ou au printemps et il est très probable que les malheureux oiseaux, obligés de chercher leur pro-

vende en dehors, en étaient réduits à se sus-
tenter avec de l'herbe.

On croit généralement aussi que les ci-
gognes, les hérons, les cygnes et même les
oies et les canards, gardés dans des parcs fermés, peuvent trouver leur subsistance pendant
toute l'année dans les pièces d'eau où ils ont
la liberté de barbotter. C'est une grave erreur
qui nous a été démontrée par bien des autopsies faites d'individus de ces diverses espèces d'oiseaux; en hiver et au printemps ils
ne trouvent que de l'herbe; les vers, les molusques d'eau, les limaces, les insectes font
défaut, et ils ont beau essayer de tromper leur
faim avec des herbes ou des mousses aquatiques, ces substances sont, pour leurs organes
digestifs, de véritables corps étrangers qui
causent des indigestions inévitablement mortelles.

Il en est de même pour les petits oiseaux
insectivores, comme les fauvettes, les rossignols, ou demi-insectivores comme les
alouettes, etc., que l'on veut essayer de nourrir
exclusivement avec des graines ou de la pâtée
végétale; il ne faut pas s'étonner de les voir
succomber à la suite de ce régime. Les éleveurs naturalistes seront étonnés que nous
signalions ces faits : c'est que nous avons fait
souvent des autopsies d'oiseaux morts dans ces
conditions, ce qui prouve qu'il y a des éleveurs
qui ont beaucoup à apprendre.

Des graines trop volumineuses pour les organes de l'oiseau agissent exactement comme

des corps étrangers et causent des indigestions mortelles. Ainsi nous avons vu des perruches omnicolores mourir d'indigestion de maïs ; des jeunes faisans tués par la même graine, etc.

2° Indigestion par surcharge. — Les graines sèches, qui conviennent à certains oiseaux, comme les gallinacés, conviennent moins à d'autres, aux palmipèdes par exemple, qui ont l'habitude de tremper dans l'eau tous leurs aliments. Nous avons vu, en effet, entre autres, un canard mandarin mourir d'une indigestion et montrer à l'autopsie, le ventricule succenturié tellement rempli de grains de blé et de sarrasin, que cet organe avait le volume d'une petite saucisse et que ses parois en étaient amincies au point de laisser voir ces graines du dehors, par transparence.

Nous avons constaté le même effet sur une quantité de perruches ondulées ; dans ce cas, c'était toujours de millet que l'estomac était gonflé, et cette graine était sèche et tassée de manière à empêcher toute fonction des organes, aussi bien du gésier que du ventricule, car tous les deux en étaient bourrés. Dans ce cas c'était une véritable indigestion avec surcharge stomacale, et ici l'accident était principalement dû à l'uniformité trop grande de l'alimentation ; si d'autres graines plus tendres, des pulpes, de la verdure avaient été mélangées au millet, l'accident qui a causé la mort de l'oiseau ne serait pas arrivé.

Un aliment aussi dur que le millet, longtemps et exclusivement donné aux petites per-

ruches, comme le maïs aux colins et les
fèverolles aux faisans, amène fréquemment
l'ulcération de l'estomac ; nous l'avons constaté
plusieurs fois, et cette ulcération est souvent
assez complète pour laisser la graine passer à
travers l'ouverture ulcérée et tomber dans la
cavité abdominale ; cet accident est, comme
on le comprend, toujours mortel. Nous en
avons enregistré plusieurs cas.

Nous avons constaté l'indigestion avec surcharge de l'estomac, non seulement sur les
perruches, mais aussi sur des faisans d'espèces
rares, des Lady Amherst et des Vénérés ;
comme les graines, dans ce cas, étaient de
bonne qualité et de volume approprié — c'était
principalement du petit blé et du petit maïs —
on avait probablement donné cette graine en
trop grande quantité, et après un jeûne trop
prolongé.

Des graines altérées, moisies, peuvent provoquer aussi des indigestions suivies de diar-
rhées, qui sont, dans ce cas, de véritables empoisonnements, car les moisissures sont des
champignons microscopiques qui ont des propriétés délétères comparables à celles des
grands champignons les plus dangereux. Nous
avons constaté des faits de ce genre surtout
sur des petits oiseaux de volières, serins, perruches ondulées, etc.

3° *Indigestion par manque de gravier siliceux.*
— Nous avons dit, dans l'article précédent,
qu'il était indispensable que tous les oiseaux granivores ingurgitassent, en même

temps que les graines qui constituent leur nourriture habituelle, des graviers siliceux qui leur sont nécessaires pour triturer leurs aliments dans le gésier. Les oiseaux omnivores sont soumis à la même obligation. Faute de cet accessoire obligé, la trituration des graines ne peut se faire, et alors elles s'accumulent dans l'estomac, ce qui donne lieu à une indigestion avec surcharge comme celles dont nous venons de parler ; ou bien les graines passent entières dans les intestins, ce qui donne lieu à des entérites ou inflammations d'intestins mortelles. Nous avons constaté ce fait sur une foule d'oiseaux, principalement sur les petits oiseaux de volière, bengalis, perruches, etc., et aussi sur de petits gallinacés comme des colins, des cailles, des poulets, des pigeons, et même sur de grands gallinacés comme des faisans vénérés et autres.

Le besoin d'introduire des graviers siliceux dans leur estomac est si grand chez certains oiseaux que, n'en ayant pas à leur disposition, ils cherchent à les remplacer par des corps pouvant en tenir lieu, souvent trop gros et pouvant amener des accidents mortels. C'est ainsi que nous avons vu périr une cigogne qui avait avalé un caillou siliceux du volume d'une petite noix et un morceau de verre de 2 à 3 centimètres carrés. Nous avons vu de même un héron tué par un caillou comme dans le cas précédent ; un faisan par cinq ou six noyaux de cerises, et un autre faisan par des clous.

Dans une *Note sur l'hypertrophie de la membrane interne du gésier observée chez deux gallinacés* (comptes-rendus de la Société de Biologis. 1850, p. 188), M. le professeur Laboulbène rapporte le cas d'une maladie due à la cause qui nous occupe; il l'avait observée sur deux gallinacés élevés dans une grande volière, qui cessèrent tout à coup de manger et qui moururent. A l'autopsie il trouva la membrane interne du gésier fortement cornée. Des parties détachées formaient un bourrelet qui obstruait l'orifice du pylore et se trouvaient engagés dans l'intestin grêle.

Ces animaux étaient abondamment pourvus de grains, mais ils ne pouvaient trouver dans leur cage des graviers ou des petites pierres. Or, comme il est certain que leur mort a été occasionnée par l'accroissement excessif de la membrane interne du gésier, dit M Laboulbène, il a pu soutenir que les cailloux introduits dans leur gésier à chaque repas, ne seraient pas destinés seulement à broyer les aliments, ils seraient encore indispensables pour maintenir la membrane interne du gésier dans de justes proportions en usant successivement cette membrane à mesure que son épithélium s'accroît.

4° *Indigestion par manque d'aliments, ou maladie de la faim.* — On pourrait croire que cette maladie est rare chez les oiseaux domestiques ou d'agrément, et que les possesseurs d'oiseaux ont tous à cœur que ces gentils esclaves ailés soient bien soignés et ne manquent de rien;

j'aime à croire que c'est par suite d'une confiance mal placée en ceux qu'on charge de soigner les oiseaux qu'il est loin d'en être toujours ainsi, car les autopsies que nous avons faites et que nous faisons encore très souvent d'oiseaux morts littéralement de faim, sont très nombreuses. Il doit arriver aussi quelquefois que, quand les oiseaux sont réunis en grand nombre dans une même volière, les plus forts et les plus gourmands empêchent les autres de manger.

C'est par la viduité complète des organes digestifs qui se complique d'une irritation particulière des intestins et de la présence exclusive d'un peu de sable dans le gésier, sans aucune autre lésion des autres organes essentiels à la vie, que l'on constate que l'oiseau est mort de faim. C'est ce que nous avons vu chez un aigle d'un Jardin des plantes d'une ville de province, chez des perruches omnicolores et autres, chez des faisans dorés et vénérés, chez un combattant, chez un cygne, chez plusieurs colins, chez des mouettes rieuses et surtout de jeunes faisandeaux.

Les oiseaux, en général, ne supportent pas la faim longtemps, surtout ceux qui ne font pas une grande provision d'aliments dans leur jabot, — provision qui, du reste, quelque grande qu'elle soit, ne sert que pour la journée. — Si on les oublie un jour ou deux, cette négligence a ordinairement pour conséquence la mort du sujet.

Il arrive aussi que, bien qu'on leur donne à

manger, si la nourriture est insuffisante, les oiseaux maigrissent, deviennent étiques et finissent par mourir de faim. Les oiseaux qui ont subi ce supplice présentent à l'autopsie les mêmes lésions que nous avons signalées plus haut, et, de plus, il y a absence complète de muscles, de chair, les oiseaux sont réduits à l'état de squelette. Nous connaissons un abonné du journal l'*Éleveur* qui nous envoie fréquemment des volailles à autopsier, qui toujours sont réduites à cet état ; il est évident qu'il y a un défaut dans la gérance de la basse-cour de notre abonné, et que ses volailles sont réduites aux seuls et maigres aliments qu'elles trouvent sur le fumier, et qu'elles n'en reçoivent pas d'autres.

Traitement. — Les indigestions des oiseaux sont si rarement accusées pendant la vie, — puisque ce n'est le plus souvent que l'autopsie qui montre qu'elles ont existé, — qu'il est presque inutile d'indiquer un traitement ; dans tous les cas il n'y a guère que les *indigestions avec surcharge* qui pourraient être traitées pendant la vie, toutes les autres étant mortelles.

L'indigestion avec surcharge de l'estomac se traite comme celle du jabot, par l'administration d'un peu d'huile d'olive.

Mais, nous le répétons, le traitement des indigestions doit être toujours préventif, et il suffit d'avoir signalé leurs causes variées pour en préserver les volatiles que l'on possède : on doit donc s'attacher à leur donner en quantité

convenable les aliments qui leur conviennent,
ceux qui sont le mieux appropriés à leur nature, et les varier le plus possible; éviter un
régime exclusivement sec, donner aussi souvent que possible des graines vertes, des
pulpes, etc., et ne pas oublier· qu'il est peu
d'oiseaux exclusivement granivores; que tous
nos gallinacés domestiques, par exemple, sont
pour une grande part insectivores, et que les
pigeons eux-mêmes aiment à mêler de la verdure aux graines dont ils se nourrissent presqu'exclusivement; enfin, il faut mettre constamment à leur disposition du gravier siliceux
en abondance.

Irritation d'intestin (vulgairement *échauffement*). — L'*irritation* d'intestin est le premier
degré d'une indisposition qui peut devenir
très grave et se manifester par la constipation
d'abord, puis par la diarrhée simple, et enfin
par une dyssenterie incoercible; c'est qu'à l'irritation a succédé une inflammation, simple
d'abord, puis violente, avec hémorrhagie, et
qui passe ensuite à l'état de chronique.

La *constipation* est le symptôme principal de
l'irritation d'intestin, c'est ce que le vulgaire
appelle *échauffement*. Un régime sec trop longtemps continué peut en être la cause, aussi,
dans ce cas, l'addition de verdure dans le
régime des oiseaux en a vite raison. Au besoin on donnera un peu de lait alcalinisé par
l'addition d'une dizaine de grammes de bicarbonate de soude par litre. On peut aussi

donner un peu de rhubarbe, quelques centigrammes. L'aloès, surtout répété souvent, est
plus nuisible qu'utile : il ramène la constipation.

La constipation est assez fréquente chez les
oiseaux de volière et elle est quelquefois très
grave, et même mortelle : nous nous souve-
nons avoir vu un *pape*, appartenant à M. Z...
de B. (Meurthe-et-Moselle) qui avait été malade
très longtemps de cette affection, fientant difficilement, criant de douleur, et dont les excréments formaient comme un cylindre durci
suspendu sous le croupion. Les purgatifs aloé-
tiques répétés n'avaient pu avoir raison du
mal et l'oiseau en était mort. A l'autopsie nous
trouvâmes une irritation chronique de l'intestin et surtout des dernières portions, et nous
ne sommes pas éloigné d'attribuer la persistance du mal à l'abus de l'aloès.

Inflammation légère d'intestin. — (*Entérite
simple, diarrhée*). — La diarrhée est beaucoup
plus fréquente que la constipation et se remarque chez une foule d'oiseaux, surtout chez les
jeunes sur lesquels elle sévit souvent sous
forme enzootique.

La diarrhée isolée ou individuelle, se remarque quelquefois chez les vieux sujets
chez lesquels elle est alors un indice de faiblesse intestinale sénile, d'usure si l'on peut
dire ; nous l'avons vue ainsi sur un perroquet
de plus de vingt ans, très maigre, buvant
une tasse de café pleine d'eau à la fois et

ayant des déjections, continuellement et absolument liquides. Nous avons vu aussi cette maladie, très tenace, chez d'autres perroquets plus jeunes, mais qu'on avait nourris trop exclusiment de fruits verts.

La diarrhée envahit quelquefois tout une volière, tout un colombier, toute une basse-cour ; dans ce cas, il y a une cause générale qu'il faut chercher dans l'alimentation, dans laquelle se sera introduit un élément indigeste comme de la mauvaise graîne, etc. L'abus de son trop mouillé distribué aux volailles, produit ordinairement ce résultat ; nous avons vu aussi la diarrhée survenir chez six beaux poulets qui s'étaient jetés avec voracité sur une potée de soupe grasse et l'avaient toute absorbée.

Un refroidissement et des temps humides persistants, favorisent souvent l'apparition d'une *diarrhée spéciale*, *bilieuse*, qui est de nature septicémique et qui affecte la généralité d'un élevage, pigeonneaux, poulets ou faisandeaux, et d'autant plus sûrement que les sujets sont plus jeunes. Cette diarrhée est caractérisée par des déjectious liquides d'un vert intense et quand on fait l'autopsie de sujets morts de cette affection, on trouve le gésier et son contenu, aussi bien que celui des intestins, colorés fortement en vert ; le foie est de couleur chocolat très foncé, et chez les gallinacés qui ont une vésicule biliaire — (on sait qu'elle n'existe pas chez les pigeons) — cette poche est distendue par une bile noire comme de l'encre un peu verdâtre. Le foie est donc aussi malade et cette maladie se manifeste par une exagération de la secrétion biliaire. (Voyez *Maladies du foie* et *Septicémie.)*

Chez les jeune sujets de moins de trois mois, il y a souvent une *diarrhée blanche, crayeuse,* due à un excès d'acide urique — (qui, chez les oiseaux est toujours solide et blanche) — ici, c'est le rein qui est malade, comme plus haut, c'était le foie, il a été impressionné par le froid humide comme les intestins.

Cette diarrhée urique est toujours, chez les jeunes sujets de quelques jours à quelques mois, accompagnée d'une complication qui aggrave singulièrement la diarrhée et la rend fréquemment mortelle si on n'y pare à temps : nous voulons parler de ce que les éleveurs appellent la *crotte :* agglutination entre elles des plumes du pourtour de l'anus par la matière de la diarrhée urique qui se dessèche et forme ainsi un bouchon empêchant complètement les fonctions de la défécation.

Aussitôt que l'on voit un faisandeau ou un poulet faire le gros dos dans un coin, il faut s'empresser de le saisir avec précaution et de lui examiner l'anus ; si on constate l'existence de la crotte, il faut l'enlever, arracher toutes les plumes du pourtour de l'anus pour empêcher que la crotte se forme de nouveau et oindre cette région avec une goutte d'huile d'olives, puis on applique le traitement général contre la diarrhée dont nous allons parler.

Pour combattre la diarrhée des oiseaux, il

faut d'abord substituer le régime sec au régime vert ou humide, et si l'humidité du sol et de l'atmosphère ont été la cause déterminante de la diarrhée, on s'ingéniera à en atténuer et même à en annihiler les effets par tous les moyens possibles, en mettant au besoin les oiseaux, surtout s'ils sont jeunes, dans un local sec à l'abri des intempéries. Enfin il ne faut jamais perdre de vue que le sol et l'air humides sont fatals particulièrement aux jeunes oiseaux.

Lorsqu'il s'agit de faisandeaux et de poulets on complète le traitement hygiénique ci-dessus en confectionnant une pâtée très nutritive de mie de pain rassi, de débris de viande (ou mieux de cœur de bœuf), d'œufs durs finement hachés, le tout bien pétri et si peu mouillé que cette pâtée, pulvérulente, n'adhère pas aux doigts. On rend cette pâtée médicamenteuse et très efficace contre la diarrhée des jeunes gallinacés en y ajoutant et en y mêlant bien exactement, une bonne prise, par demi-douzaine de faisandeaux s'ils sont très jeunes, de la poudre carminative ci-dessous :

Fenouil pulvérisé..		
Anis —	*a a*	20 grammes.
Coriandre —		
Quinquina gris	20	—
Gentiane pulvérisée	40	—
Gingembre pulvérisé. . . .	50	—
Sulfate de fer pulvérisé . .	10	—

Dans le cas de diarrhée individuelle, chez des perroquets par exemple, nous nous sommes très bien trouvé de l'usage du sirop de ratanhia (une cuillerée à café par jour) et même de grains de cachou donnés à grignotter à l'oiseau à la dose de deux ou trois par jour; on donne en même temps des dattes, des amandes, des baies de genièvre ou de thuya et des graines de pins pignons; ou, si l'oiseau refusait ces graines aromatiques, on donne du maïs cuit dans du lait, du riz crevé, etc.

Enfin, comme boisson, de l'eau de riz, ou des eaux fortement ferrugineuses comme l'eau d'Orezza, surtout si la diarrhée est passée à l'état chronique

Dyssenterie. — Les perroquets et les perruches sont particulièrement sujets à la *dyssenterie* et cela se comprend : en effet leur tempérament sanguin prédispose ces oiseaux à toutes les affections congestives et, au lieu d'avoir une entérite avec diarrhée comme les autres oiseaux, l'inflammation d'intestin sera le plus souvent compliquée d'hémorrhagie intestinale, c'est-à-dire que ce sera un véritable dyssenterie.

Le plus souvent cette maladie est très rapide et ce n'est qu'à l'autopsie qu'on voit les intestins fortement colorés, engoués de sang et contenant un liquide brun dans lequel on reconnaît une forte proportion de sang en nature; c'est en quelque sorte une véritable apoplexie intestinale, de véritables *tranchées rouges*, comparables à celles dont sont souvent atteints les chevaux.

La dyssenterie peut cependant être constatée pendant la vie et, dans ce cas, être susceptible d'être traitée et guérie. Outre le rejet de déjections sanguinolentes, qui se montrent ainsi surtout le matin, l'oiseau est triste, ne parle pas (quand il est doué de cette faculté), il a les plumes hérissées (ce qu'on appelle faire le *gros dos* ou *la boule*), a les pattes froides, et tremble. Le rejet des déjections sanguinolentes est souvent douloureux, l'oiseau bat de la queue et pousse quelquefois de véritables soupirs.

Cette affection peut passer à l'état chronique et durer plusieurs mois; elle fait alors dépérir l'oiseau qui finit par mourir d'étisie.

Nous avons obtenu la guérison d'un cas remarquable de cette affection chez un perroquet gris, au moyen de l'eau de riz donnée en boisson, de lavements du même liquide additionnés de deux ou trois gouttes de laudanum et donnés au moyen d'un *compte-goutte*. Le sirop de ratanhia nous a rendu de grands services aussi dans des cas semblables : nous le donnions par petites becquées au moyen d'un cure-oreille ou d'une petite spatule. Des bains de pieds chauds, qui réussissent si bien dans la congestion cérébrale des perroquets, sont aussi indiqués dans les cas de dyssenterie, d'autant plus que cette maladie s'accompagne ordinairement, comme nous l'avons dit, du refroidissement des extrémités.

Outre les sujets assez nombreux du groupe des Psittacidés sur lesquels nous avons constaté l'existence de la dyssenterie, soit à la suite d'autopsie, soit par les renseignements transmis par nos abonnés de l'*Éleveur*, on nous a aussi signalé cette affection sur un magnifique coq, en nous apprenant qu'en même temps il se piquait fréquemment l'anus avec son bec, ce qui indiquait que le rectum était en même temps le siège de douleurs prurigineuses intenses. Les lavements laudanisés et le riz cuit pour nourriture, suffirent à le guérir.

Nous verrons plus loin que la présence de certains vers peut provoquer, chez certains oiseaux, l'apparition d'une variété de dyssenterie.

Obstruction intestinale. — Nous avons dit, dans un article précédent, que les graines, le gravier et le sable peuvent passer entiers dans l'intestin quand il existe une atonie du gésier; elles s'accumulent même quelquefois en telle quantité dans la première portion de l'intestin que cet organe acquiert le volume et la forme d'une petite saucisse ; c'est ce que nous avons vu une fois chez un faisan vénéré d'un de nos abonnés. Sur un autre sujet, ce sont les cœcums que nous avons vus bondés de matières alimentaires desséchées, mêlées de sable, et alors causer, par leur volume, une gêne des fonctions digestives qui avait entraîné la mort. Enfin, nous avons vu sur une volaille, et cela tout récemment, une dilatation de la portion rectale de l'intestin, produite par une accumulation de fiente desséchée qui avait acquis le volume d'un œuf. Tous ces accidents sont forcément mortels et on ne les reconnaît généralement qu'à l'autopsie.

Les vers intestinaux des genres *Ascaris* et *Heterakis* peuvent causer des obstructions lorsqu'ils sont nombreux et accumulés dans une même portion de l'intestin qui acquiert alors un volume énorme. Ce n'est non plus qu'à l'autopsie que l'on reconnaît cette cause de mort. D'autres vers, plus petits, peuvent pulluler aussi dans les intestins des volailles et déterminer alors le développement d'entérites qui peuvent aussi être mortelles.

C'est l'autopsie aussi qui fait reconnaître la présence des vers sur un sujet isolé et cette constatation est une indication précieuse, relativement à l'état de santé des autres volailles du même parquet ou de la même basse-cour, car toutes sont ordinairement contaminées par les mêmes parasites et on peut alors instituer un traitement général. Nous allons donner quelques renseignements sur les vers intestinaux des oiseaux.

Maladies vermineuses intestinales des oiseaux. — Les oiseaux sont exposés aux atteintes d'un grand nombre de vers, ainsi chez les Gallinacés seulement les naturalistes en ont compté plus de trente espèces dont les principales sont :

Le Trichosoma (*Trichosoma longicole* Rud.).

L'Ascaride des poules (*Ascaris inflexa* Rud.).

Hétérakis des gallinacés (*Hetearkis vesicula-ris* Creplin).

Distome des poulets (*Distoma lineare* Rud.).

Ténia. des faisans *(Tœnia infundibuliformis* Gœze).

Ténia des poulets *(Tœnia exilis* Duj).

Ténia proglottinien *(Tœnia proglottina* Davaine)*, etc., etc.

Les autres espèces d'oiseaux domestiques en ont presque autant ; ceux de volière en ont beaucoup moins.

Dans ces quelques espèces il n'y en a guère que cinq ou six au plus qui intéressent les éleveurs, ce sont : les Ascarides, l'Hétérakis, le Ténia infundibuliforme et quelques autres dont nous parlerons plus loin.

Les Ascarides, surtout dans les saisons humides, font mourir un grand nombre de poulets et de jeunes pigeons, — on les rencontre plus rarement chez les faisans;— c'est pourquoi il est nécessaire de les bien connaître.

L'Ascaride infléchi (fig. 15) est un ver rond, tortu, jamais droit, d'une couleur blanc jaunâtre, ayant l'apparence et le diamètre d'un bout de vermicelle de quelques centimètres de long pointu aux deux extrémités ; sa tête, vue à la loupe, est constituée par trois valves semi-globuleuses entre lesquelles se trouve la bouche. Le *mâle* est un peu plus petit et un peu plus court que la femelle ; il mesure de trois à quatre centimètres de long sur un diamètre d'un millimètre et porte à l'extrémité postérieure deux ailes membraneuses soutenues par des tubercules entre lesquelles se trouvent l'anus et deux spicules égaux, et en avant une large ventouse. La *femelle* est longue de sept à neuf centimètres sur près de deux millimètres de diamètre ; l'anus est à un millimètre et demi de l'extrémité qui est pointue, et la vulve un peu en avant du milieu du corps. Elle pond une grande quantité d'œufs microscopiques qui ont un demi-dixième de millimètre de longueur.

Nous avons observé souvent la maladie que cause ce ver sur des poules de diverses races : des Brahma, des poulets espagnols et de Padoue, des coquarts de faisans et de poules, sur des faisandeaux, etc. Les symp-

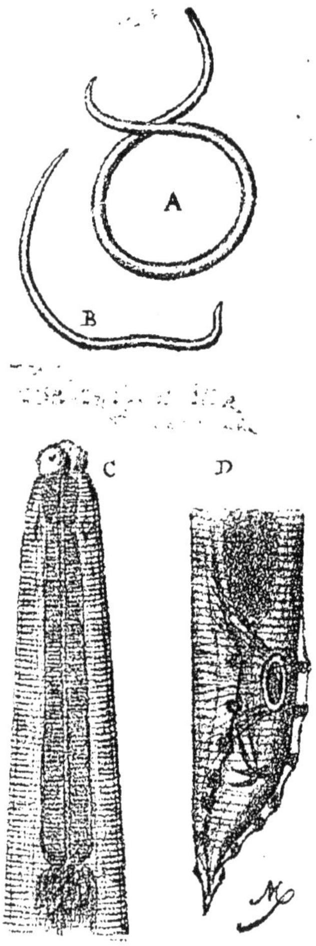

Fig. 15. — Ascaride de la Poule (*Ascaris inflexa*).

A femelle, B mâle, C bouche, D extrémité postérieure du mâle.

tômes que présentent les oiseaux tourmentés
par ce ver sont intéressants à noter : d'abord,
ils mangent peu et sont plus maigres que
ceux qui se portent bien ; lorsqu'on les appelle, ils viennent avec les autres, mais souvent ils s'arrêtent tout à coup, paraissent
s'endormir debout, ferment les yeux, laissent
tomber leur tête vers la terre, puis la secouent et la relèvent brusquement comme
s'ils se réveillaient en sursaut et recommencent
le même manège jusqu'à ce qu'on vienne les
déranger ou qu'on les appelle de nouveau.
Ordinairement ils ont de la diarrhée.

La mort est la conséquence ordinaire de cette
affection vermineuse et c'est assez souvent
l'autopsie seule qui en fait reconnaître l'existence.

Les oiseaux meurent, soit de l'entérite que
la présence des vers détermine et dont on retrouve toutes les lésions à l'autopsie, soit d'une
véritable obstruction de l'intestin par les vers
eux-mêmes : il nous est arrivé, en faisant
des autopsies d'oiseaux tués de cette manière, de trouver l'intestin transformé en une
véritable saucisse et bourré d'une centaine de
ces vers.

Lorsqu'on a constaté qu'un oiseau est mort
de l'affection vermineuse en question, dans
une basse-cour ou dans un parquet où il était
en compagnie d'autres oiseaux de la même
espèce ou du même groupe zoologique, on
peut être sûr qu'il y en a d'autres qui sont
atteints de la même maladie, car elle est émi-

nemment contagieuse ; les déjections de l'oiseau qui a des vers renferment en quantité des œufs de ces vers ; les graines, ou les grains de sable, salis par ces déjections et ingurgités par d'autres Gallinacés, les infectent sûrement et ils ne tardent pas à présenter les mêmes symptômes que le premier ; voilà pourquoi il faut s'empresser, lorsque l'on a constaté un cas de maladie vermineuse, de donner des anthelmintiques à tous les sujets qui ont cohabité avec le premier.

Le meilleur anthelmintique à donner dans ce cas est du *semen-contra* en grains que l'on mêle aux graines habituelles qui entrent dans l'alimentation des volailles. Le *semen-contra* en grains est volontiers absorbé par les Gallinacés, surtout par ceux qui sont déjà tourmentés par les vers et qui recherchent instinctivement les substances vermicides ; c'est ainsi qu'ils picorent volontiers aussi les feuilles d'absinthe et de tanaisie qu'on peut leur donner en guise de verdure. Si, par impossible, les oiseaux refusaient ces substances, on pourrait alors mouiller légèrement leurs graines habituelles et les rouler dans de la poudre de semen-contra, ou encore mêler de cette poudre, à la dose de quatre à cinq grammes par dix oiseaux, à une pâtée confectionnée avec des restes de pain, des pommes de terre cuites écrasées, de la farine et des restes de viande hâchés très menus.

Les maladies vermineuses envahissent surtout les sujets faibles et débilités ; le meilleur traitement préservatif consistera donc à nourrir substantiellement les volailles, surtout les jeunes.

Le *petit ver rond des jeunes faisans*, qui a été nommé par les entomologistes : *Heterakis vesicularis*, ressemble à une petite épingle sans tête, effilée des deux bouts et ayant à peine un centimètre de long (fig. 16, A). Le *mâle* (B) est un peu plus court et plus mince que la femelle (C); il ne mesure que 6 millimètres de longueur; on le reconnaît, au microscope, à la présence des deux spicules inégaux qu'il présente en arrière ainsi qu'à celle d'une forte vésicule entourée d'un anneau qui se voit près des spicules. Deux plis festonnés et opposés entourent l'anus et remontent de chaque côté du corps jusque vers l'extrêmité antérieure. La queue est courte mais très pointue.

La *femelle* mesure dix millimètres de long ; son extrémité postérieure se termine par une queue plus longue que celle du mâle et très effilée. La vulve est un peu en arrière du milieu du corps ; un utérus à deux cornes y aboutit et contient, chez les femelles adultes, des œufs disposés sur une seule ligne de forme ovoïde et qui mesurent $0^{mm},08$; ces œufs, après la ponte, éclosent dans les intestins cœcums du jeune oiseau et une abondante population de ces vers, évaluée à plusieurs milliers, ne tarde pas à remplir ces organes, au point que nous les avons rencontrés quelquefois littéralement bondés de ces helminthes.

La perversion que ces parasites apportent

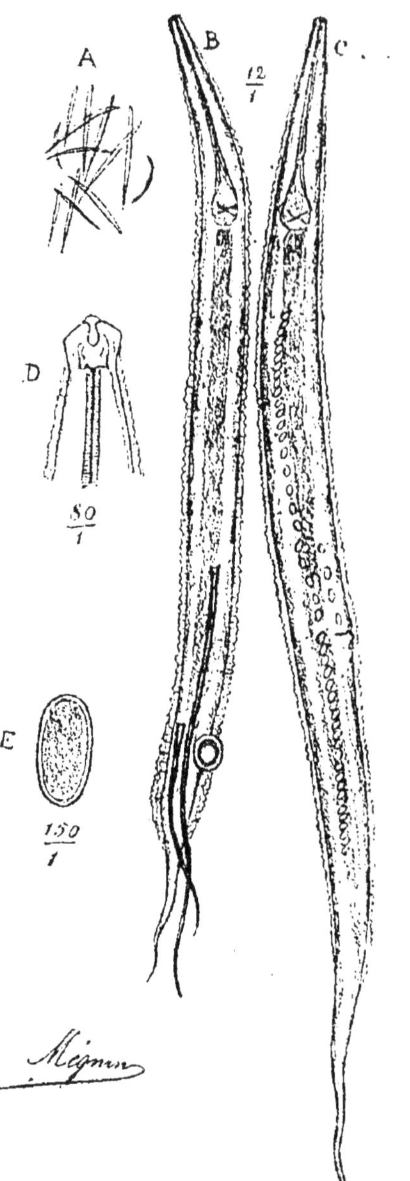

FIG. 16. — Hétérakis des Gallinacés
(*Heterakis vesicularis*).

A groupe de vers grandeur naturelle, *B* le
mâle grossi. *C* la femelle grossie, *D* bouche, *E* œuf grossi à 150 diamètres.

aux fonctions de la digestion a pour conséquence plus ou moins rapprochée l'épuisement
et la mort du sujet.

C'est surtout chez de jeunes faisans d'espèces rares, dorés, vénérés, lady Amherst, etc.,
que nous avons constaté les conséquences fatales de l'invasion de l'helminthe en question ;
nous l'avons moins souvent rencontré chez
les faisans des bois ; il en est sans doute pré-
servé par sa vie à demi-sauvage. Les symptômes que nous avons constatés sont les suivants : les sujets atteints ont peu d'appétit,
sont plus maigres et plus petits que les autres ; quand on les appelle ils répondent, s'ap-
prochent, puis tout à coup s'arrêtent et paraissent s'endormir, ferment les yeux, baissent la
tête, puis se secouent et se réveillent brusquement comme en sursaut, et cela plusieurs
fois de suite. Quelquefois ils ont de véritables
accès épileptiques. Ils ont une diarrhée continuelle et quelquefois dyssentérique, c'est-à-
dire sanguinolente, qui ne tarde pas à les faire
périr.

L'examen microscopique des produits de la
diarrhée, montre à profusion des œufs de l'*Heterakis vesicularis*; c'est le moyen le plus certain d'établir le diagnostic.

On débarrasse un jeune faisan de ses vers
en mêlant à ses graines ordinaires du *semen
contra* en grains, en ajoutant de l'ail haché
menu à sa pâtée, ou encore en saupoudrant
cette même pâtée de 15 centigrammes de calomel pour trois ou quatre têtes de faisandeaux.

Les graines et les substances vermifuges sont instinctivement recherchées par les oiseaux qui ont des vers, il est utile d'en mettre fréquemment à leur portée, surtout pendant leur jeunesse; ils recherchent même les feuilles d'absinthe et de tanaisie et s'en repaissent aussi volontiers que de salade.

On rencontre.assez souvent chez les jeunes gallinacés un petit ténia qui a été nommé par les naturalistes :

Tœnia infundibuliformis (Gœze). C'est un petit ver plat et étroit, long de 2 à 8 centimètres, et mesurant en arrière, dans sa plus grande largeur, 2 millimètres; il est très atténué, filiforme en avant où se trouve la tête, et est divisé par des sillons transversaux en une foule de petits anneaux, très serrés et étroits antérieurement, devenant plus larges jusqu'à être carrés postérieurement (fig. 17, A B) et susceptibles de se détacher sous forme de petits corps lenticulaires, qu'on appelle *cucurbitains*, à angles arrondis ou presque ronds, mesurant deux millimètres de diamètre. La tête (fig. 17, C) est hémisphérique et a son sommet creusé en entonnoir, ce qui lui a valu son nom; les bords de l'entonnoir sont garnis de deux rangs de très petits crochets dont le nombre total est de deux cent huit (Dujardin); sur les faces latérales de la tête se trouvent quatre petites ventouses rondes. Les cucurbitains de l'extrémité postérieure du corps et surtout ceux qui se sont détachés, sont remplis d'œufs; chez ceux qui sont moins avancés on distingue les organes sexuels qui sont irrégulièrement alternes (fig. 17, B). Les œufs sont agglutinés par quinzaine ou vingtaine dans une masse gélatineuse (fig. 17, D); eux-mêmes sont très

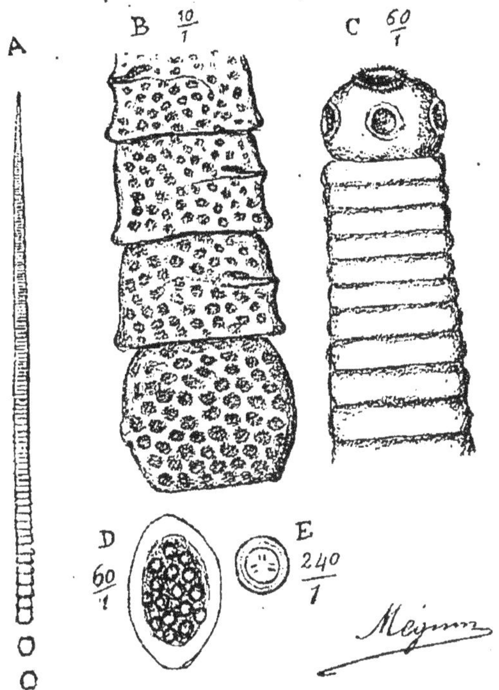

FIG. 17. — Tœnia infundibuliformis.

A, le ténia entier et de grandeur naturelle; B, quatre anneaux de l'extrémité postérieure grossis 10 fois en diamètre; C, la tête grossie 60 fois en diamètre; D, un groupe d'œufs réunis par une masse gélatineuse grossis 60 fois en diamètre; E, un œuf grossi 240 fois en diamètre.

petits, sphériques et ne mesurent pas plus de 25 millièmes de millimètre de diamètre (fig. 17, E).

Nous avons fréquemment trouvé ce ténia, ordinairement au nombre de plusieurs individus, chez de jeunes faisans morts étouffés par le *ver rouge*; nous l'avons aussi trouvé chez des sujets morts d'épuisements et certainement du fait de ce parasite. Il y a par conséquent urgence à les en débarrasser quand on s'aperçoit qu'ils en sont atteints, et urgence surtout de les en préserver.

Il est difficile de reconnaître quand les jeunes oiseaux sont atteints du ténia : les digestions sont forcément perverties et il existe de la diarrhée, ils ont quelquefois des accès épileptiformes, mais on n'est sûr que ce malaise est la conséquence de la présence des ténias que quand on constate dans les déjections diarrhéiques la présence des petits corps lenticulaires blancs que l'on a nommés *cucurbitains;* l'examen microscopique de ces corps lenticulaires, qui les montre chargés d'œufs, confirme le diagnostic. Un de nos abonnés a constaté certains symptômes qui peuvent aider aussi à mettre sur la voie de l'existence de cette affection : la démarche des oiseaux, nous écrit-il, est gênée, ils se dandinent comme des oies « de manière à faire croire qu'ils ont un bâton entre les jambes »; mais, nous le répétons, l'existence du ténia n'est bien certaine que quand on a constaté la présence des cucurbitains.

On débarrasse les jeunes volailles du ténia en leur ingurgittant de petits grains d'aloés du volume de la moitié d'un grain de blé et en introduisant dans leur pâtée un mélange de poudre de gingembre et de poudre d'écorce

de grenadier à la dose d'une toute petite prise
par tête.

Les embryons de ténia sont tués par l'acide
salicylique comme les embryons du ver rouge
et des autres helminthes, aussi il faudra sali-
cyler l'eau des boissons, dans le cas de *ténia*
comme dans le cas de ver rouge, pour en préserver les autres faisandeaux ; il faudra surtout exiger une extrême propreté des parquets
et ne pas oublier que les germes de ces vers se
trouvent dans les crottes ; celles-ci devront
donc être recueillies avec soin, très fréquemment, et enfouies profondément.

Entérite vermineuse des pigeons. — Le pigeon est un de nos oiseaux domestiques les
plus sujets aux maladies intestinales vermineuses ; ainsi, en moins de deux ans nous
avons eu l'occasion de faire une douzaine
d'autopsie de ces oiseaux tués par les vers, et
encore, lorsqu'on nous envoyait un cadavre
de pigeon pour connaître les causes de la
mort, il était rare que l'oiseau fût mort isolé-
ment, c'était un spécimen sur cinq ou six,
morts coup sur coup sans avoir présenté
auparavant de symptômes de maladie. En
novembre de l'année dernière, un de nos
abonnés nous écrivait : « J'ai fait remettre
« aujourd'hui au chemin de fer, à votre
« adresse, un pigeon-paon, en vous priant de
« vouloir bien faire faire l'autopsie. Je pos-
« sédais neuf individus semblables à celui-ci
« très bien portants. Hier au soir encore au-
« cun d'entre eux ne présentait le moindre

« signe de maladie; or, ce matin, quand la
« femme qui les soigne est allée leur distri-
« buer leur repas, elle a trouvé sur le carreau
« trois de ces pauvres bêtes mortes et une qua-
« trième qui ne valait guère mieux. Leur plu-
« mage souillé et en désordre indiquait qu'elles
« s'étaient débattues longtemps avant de suc-
« comber.....» Voici le résultat de l'autopsie
de ce pigeon : Plus de deux cents vers (*Ascaris
maculosa*) bondaient l'intestin au point de lui
faire acquérir un volume cinq fois plus grand
que le volume normal; en un mot il avait
l'apparence d'une véritable petite saucisse à
boyau de mouton, comme en vendent les
charcutiers; l'intestin était rouge et enflammé
et la circulation des aliments totalement em-
pêchée. Le gésier et le jabot étaient complètement vides et un ascaride, qui avait perforé
l'intestin, avait pénétré dans la poche aérienne
postérieure et déterminé la formation d'une
fausse membrane inflammatoire, épaisse d'un
à deux millimètres, de consistance élastique,
de couleur jaune soufre tout à fait analogue
à une membrane dyphtéritique.

Les symtômes présentés avant la mort
étaient évidemment des attaques épileptiformes, comme tous les oiseaux qui ont des
vers en présentent; l'oiseau perd connaissance
et se débat plus ou moins longtemps.

Dans d'autres circonstances, les oiseaux sont
malades plus longtemps, deux ou trois jours,
pendant lesquels ils ne mangent pas et font
le gros dos. On nous en a signalé qui ont été

malades dix jours avant de succomber. Mais
le plus souvent on ne s'aperçoit pas de la maladie, et le matin on trouve l'oiseau mort
sans que rien ait fait présager cet évène-
ment.

L'entérite vermineuse des pigeons est contagieuse, voilà pourquoi la maladie atteint
ordinairement plusieurs sujets. C'est par les
aliments, par des grains qui ont été en contact avec les excréments d'un oiseau affecté
de vers, — lesquels excréments sont remplis
d'œufs d'ascarides — que la maladie se transmet aux oiseaux qui ingurgitent ces grains
ainsi salis.

La connaissance de ce fait indique quelles
sont les meilleures mesures prophlylactiques
à prendre pour préserver les pigeons de l'entérite vermineuse : c'est de faire observer la
plus grande propreté dans la tenue des colombiers, de faire, autant que possible, en sorte
que les pigeons ne prennent pas la nourriture
par terre, et enfin d'empêcher qu'ils ne puissent salir leur eau de boisson qui sera renou-
velée très fréquemment.

Quant au traitement, il faut mélanger à
leurs graines ordinaires du semen-contra en
grains, des somités d'armoise ou d'absinthe, qu'ils prennent assez volontiers, ou bien
poudrer légèrement leurs graines, rendues
humides par l'aspersion d'un peu d'eau, avec
de la poudre de calomel, à la dose de 2 à 5
centigrammes pour un couple de pigeon.

Il sera prudent de tenir les pigeons malades

isolés des pigeons sains, surtout pendant le
traitement, de nettoyer leurs cases plusieurs
fois par jour pendant le même temps, car les
vers expulsés pourraient laisser des œufs
qui transmettraient ou entretiendraient la maladie.

Entérite vermineuse des Canards. — Les
canards sont moins sujets aux maladies vermineuses de l'intestin que les gallinacés et
les pigeons ; néanmoins ils sont quelquefois
tués par deux espèces de vers, un ascaride spécial et un autre petit ver qu'on a nommé l'*Histrichis* du canard.

L'ascaride des canards diffère de celui des
pigeons surtout par la petitesse du mâle qui
n'a guère qu'un centimètre de long et un demi
millimètre de large, avec une queue sans aile
et sans tubercules et dont les spicules sont en-
fermées dans une gaîne à deux pièces.

La femelle ressemble en apparence à celle
de l'ascaride du pigeon.

L'entérite causée par la présence de ce parasite à les mêmes caractères que l'entérite
causée par l'ascaride des gallinacés ou celui
des pigeons ; il peut avoir les mêmes conséquences. Quant à son traitement il est aussi le
même.

L'*Histrichis* des canards est un ver très
petit, épineux, que l'on trouve enroulé, comme
les spiroptères dans les follicules muqueux de
l'estomac succenturier du canard.

Quand ils sont nombreux, l'organe devient
squirrheux, ne fonctionne plus, c'est-à-dire ne

sécrète plus les sucs nécessaires à la digestion; de là des surcharges du gésier dans lequel les graines et autres aliments s'entassent tout secs; ou bien une anémie qui amène insensiblement la mort de l'oiseau.

Ce n'est qu'a l'autopsie qu'on reconnaît la cause de cette maladie, on doit soupçonner tous les commenceaux de ce canard, c'est-à-dire tous ceux qui ont cohabité avec lui, d'être atteint du même mal. On en prévient les conséquences en soumettant tous les canards suspects à un traitement anti-vermineux, qui consistera en l'addition de semen-contra en grains, ou de feuilles d'absinthe et de tanaisie hachées menu, aux aliments ordinaires qui doivent être très substantiels, car les maladies vermineuses accompagnent toujours un certain état d'anémie qu'il faut combattre en même temps.

Entérite vermineuse des Psittacidés. — Nous avons constaté à différentes reprises sur des perroquets et perruches une entérite vermineuse causée par *l'ascaride tronqué* de Zéder, une fois sur un *Ara,* une autre fois sur des *Perruches omnicolores* et plusieurs fois sur des *Perruches ondulées;* cependant cette maladie est rare, mais quand elle existe elle n'en est pas moins aussi grave dans ses conséquences que les précédentes.

Chez ces oiseaux, qui sont si sujets aux congestions cérébrales, aux apoplexies, les ascarides doivent, à peu près à coup sûr, déterminer le développement de ces accidents et entraîner une mort rapide, sans préludes appréciables ; aussi le résultat des autopsies doit-il être d'engager à instituer un traitement préventif à l'égard des sujets qui ont cohabité avec celui qui a été victimes des ascarides. Ce traitement préventif est le même que celui que nous indiquons plus haut.

Maladies du foie. — Les organes glandulaires annexés au tube digestif sont les glandes salivaires, le foie et le panchréas ; jusqu'à présent le foie seul, chez les oiseaux, nous a présenté des affections assez graves et assez distinctes pour pouvoir être signalées.

Le foie est un des organes les plus importants chez les oiseaux — comme chez tous les animaux, du reste, — et ce qui le prouve c'est son grand volume, et la gravité toujours très grande des maladies qui l'affectent. Cet organe, étant très vasculaire, est sujet aux congestions et à l'exagération de fonction de la sécrétion biliaire ; il est aussi sujet à la dégénérescence graisseuse, à l'empâtement graisseux et à l'atrophie ; enfin il peut être envahi par des parasites microbiens.

Congestion du foie. — La congestion du foie est fréquente chez les oiseaux gras, très bien portants, ou pléthoriques ; elle est caractérisée par un volume énorme du foie que l'on ne constate guère qu'à l'autopsie — et par la grande friabilité de cet organe qui se réduit en bouillie noire au moindre attouchement. Cette grande friabilité est souvent cause d'une véritable rupture ou déchirure spontanée de l'organe, déchirure qui se produit pendant la vie, et qui donne lieu à une hémorrhagie abondante, et par suite à une mort en quelque sorte foudroyante de l'oiseau.

Cette affection n'est guère appréciable pendant la vie. Tout ce que l'on peut faire pour l'éviter, c'est de faire en sorte que les volatiles ne contractent pas cet état pléthorique, cet embonpoint exagéré, qui les prédispose, non seulement à la congestion du foie, mais à toutes les autres affections congestives, du cerveau, des poumons, etc., aussi graves que celle dont nous nous entretenons.

Réplétion biliaire. — Une congestion modérée et persistante du foie, soit par suite de l'état pléthorique de l'oiseau, soit par toute autre cause, une certaine alimentation longtemps prolongée, comme celle qui serait à base exclusive de féculents, ou de graines renfermant beaucoup de corps gras, comme le maïs, entraîne une exagération des fonctions du foie qui se caractérise par la présence d'une grande quantité de bile dans la vésicule ou dans les canaux biliaires (chez les oiseaux qui, comme les pigeons, n'ont pas de *poche à fiel)*; cette quantité de bile est tellement abondante qu'elle teint par imbibition tous les organes environnants à une grande distance. Elle est quelquefois concrète et dure comme un morceau de savon noir.

Cette bile, ne pouvant s'écouler suffisamment dans les intestins, distend la vésicule et est résorbée, infecte le sang dans lequel elle est déversée, et donne lieu à une véritable jaunisse, à un empoisonnement biliaire rapidement mortel, ou bien, si elle est concrète, solidifiée, elle arrête les fonctions du foie et le résultat est le même.

Comme la maladie précédente, ce n'est guère qu'à l'autopsie qu'on reconnaît la nature de la maladie qui a causé la mort de l'oiseau ; cependant chez les oiseaux à crète et à caroncules ou qui ont le pourtour des yeux ou les joues dénudés, la teinte ictérique se montre, ou tout au moins la crète, les barbillons ou les caroncules (chez le coq, la poule, la dinde, etc.) ont une couleur acajou qui doit frapper l'observateur attentif.

Lorsqu'on a reconnu ce symptôme, ou lorsqu'une autopsie a appelé l'éveil sur la maladie de foie qui aurait fait une victime et qui en menacerait d'autres, il faut immédiatement purger les volailles malades ou susceptibles de le devenir, avec un grain d'aloès (5 centigr.). Il faudra aussi immédiatement changer l'alimentation, et la varier surtout.

Il est un aliment que nous croyons très susceptible d'amener le développement des maladies du foie et surtout de la congestion chronique, si l'on peut dire, et la réplétion biliaire : c'est l'alimentation avec le marc de raisin dont les poules sont très friandes et qui, sorti du pressoir, est jeté au fumier. Nous avons fait l'autopsie de poulets fléchois et houdans, morts de réplétion biliaire et dans l'intestin desquels

nous avons reconnu l'aliment en question qui
avait donné à toutes les matières alimentaires
une couleur lie de vin caractéristique et une
odeur alcoolique et acétique manifeste. Du
reste ce n'est pas seulement la simple congestion du foie que les résidus vineux ou
alcooliques sont susceptibles de produire,
mais une maladie beaucoup plus grave que
nous allons étudier dans le paragraphe suivant.

Dégénérescence graisseuse du foie. — A l'autopsie d'oiseaux morts, nous avons souvent
trouvé un foie rapetissé, durci et marbré de
taches grises et jaunes gomme-gutte, et qui
constituait la seule lésion appréciable, du reste
suffisante pour amener la mort. L'examen
microscopique de ce foie, débité par tranches
très minces, nous montrait le tissu propre du
foie en grande partie remplacé par des globules graisseux jaunes.

Nous avons constaté cette lésion sur un
grand nombre de poulets d'engrais nourris de
féculents ou de marc de raisin, mais aussi et
très fréquemment sur des oiseaux de volière
exotiques, bengalis, paroares, etc., et aussi
sur des serins hollandais. C'est même, avec la
congestion cérébrale ou l'apoplexie, la maladie
qui fait le plus de victimes chez les petits
oiseaux de volière ; nous pensons que la trop
grande uniformité de la nourriture dont le
millet fait la base doit être une des principales causes du développement de cette affection. L'acclimatation, dans beaucoup de cas,

doit être aussi pour beaucoup dans ce développement.

Comme cette affection ne se reconnaît généralement qu'après la mort, on doit s'attacher à en préserver les survivants, en stimulant les fonctions digestives, et par suite, celles du foie, par une nourriture très variée, par de légers purgatifs comme un peu de poudre d'aloès ou de rhubarbe, dans laquelle on roulerait légèrement des graines qu'affectionne l'oiseau et rendues un peu humides. On peut aussi ajouter quelques grains de sulfate de soude dans l'eau de boisson et surtout du bicarbonate de soude.

Foie gras. — Il ne faut pas confondre le foie gras que l'on arrive à développer chez les oies et les canards, par certains procédés et une certaine alimentation, avec la dégénérescence graisseuse dont nous venons de parler : celle-ci est une véritable maladie, tandis que le foie gras n'en est pas une, comme on le croit généralement ; ici la graisse est simplement interposée entre les éléments microscopiques constitutifs du foie et connus anatomiquement sous le nom d'*acini* ; rien n'est détruit, il n'y a qu'un élément ajouté et un élément très fin et succulent, une graisse d'une finesse particulière, comme tous les amateurs de pâtés de Strasbourg ou de Toulouse peuvent en témoigner.

Il y a des affections où le foie est profondément altéré et dont nous n'avons pas parlé parce que ces états du foie sont liés à des affections générales que nous traiterons chacune en particulier, comme la tuberculose et le typhus. Dans la tuberculose, le foie est farci de petites productions blanc-jaunâtres, plus ou moins dures qui sont comme enchâtonnés dans son tissu, et qui ont la forme et les dimensions de grains de millet, de grains de chènevis, ou de pois; d'autrefois le foie est farci comme de grains de sable, ce qui le rend dur, friable, et très sujet à des déchirures qui s'accompagnent alors d'hémorrhagies mortelles.

Le foie peut être aussi le siège de blessures ou de compressions mortelles, en raison de ses dimensions et de sa position, remplissant comme il le fait toute la moitié inférieure du corps. En effet, une main brutale en comprimant le corps d'un oiseau tenu à pleine main, peut amener la mort instantanément ou provoquer des lésions du foie qui seront suivies d'une terminaison fatale dans un temps plus ou moins éloigné.

CHAPITRE II

Maladies de l'appareil respiratoire.

Rappelons, *grosso-modo*, que l'appareil respiratoire des oiseaux se compose de deux organes principaux (les poumons) masses spongieuses collées en haut de la cage thoracique, incrustés en quelque sorte dans les côtes et non pas libres et flottants dans cette cavité comme ceux des mammifères. L'air arrive dans les poumons par la trachée, le larynx, l'arrière-bouche, les cavités nasales et les narines, mais il ne s'y arrête pas comme chez les vertébrés supérieurs, il les traverse et se répand dans des cavités, ou sacs, interposées entre les viscères et jusque dans les cavités des premiers os en contact avec le tronc (les os creux des oiseaux ne contiennent pas de moelle).

Par suite de cette disposition particulière, l'appareil respiratoire des oiseaux se rapproche beaucoup plus de celui des reptiles que de celui des mammifères ; aussi les maladies de ces organes revêtent, à cause de cela, un caractère tout particulier, en raison de la grande étendue qu'ont ces accessoires de l'appareil respiratoire connus sous les noms de *réservoirs*, *bourses*, ou *sacs aériens*, qui participent toujours plus ou moins des affections des poumons, et réciproquement.

Nous allons étudier les maladies de l'appareil respiratoire des oiseaux, en les divisant en quatre groupes, suivant la nature de leurs causes. Nous rangerons dans le premier groupe, les maladies causées par l'introduction de corps étrangers ; dans le second celles causées par des parasites vermineux ; dans le troisième celles causées par des parasites microbiens ; enfin dans le quatrième les maladies inflammatoires *à frigore*, ou rhumatismales.

§ I. — MALADIES CAUSÉES PAR DES CORPS ÉTRANGERS.

Déchirure du larynx. — Cette lésion doit se présenter assez souvent chez les volailles que l'on gave avec les doigts ou un appareil que l'on enfonce dans le gosier ; un opérateur maladroit ou brutal, en appuyant le doigt sur le larynx et en poussant de force, provoque la déchirure des attaches de l'organe qui descend alors au milieu du cou. La mort est à peu près immédiate par asphyxie.

Les auteurs de ce méfait se gardent en général de s'en vanter ; on le reconnaît lorsqu'en palpant le cou de l'oiseau mort, on sent, au milieu de sa longueur, la présence d'une tumeur, dont on apprécie immédiatement la nature en incisant la peau, car on reconnaît que la tumeur que l'on met à nu n'est autre chose que le larynx. C'est ce qui nous est arrivé avec un beau coq de combat que nous avait envoyé un de nos abonnés M. A. L..., du T..., pour rechercher les causes de sa mort.

Il est bon de connaître la possibilité de cet accident afin que les personnes chargées de *gaver* les volailles, prennent les précautions nécessaires pour l'éviter.

Suffocation par des matières alimentaires dans la trachée. — Lorsque l'on gave des volailles au moyen de la gaveuse mécanique qui nécessite l'emploi de matières alimentaires très diluées, si on n'arrête pas immédiatement le cours de ces matières au degré voulu, l'excédant pénétrera dans la trachée et étouffera l'oiseau. Un employé mal intentionné, ou maladroit, peut ainsi causer de grands dommages, comparables à une véritable épidémie.

Le même accident peut arriver sans l'emploi d'un procédé mécanique, quelconque de *gavage :* c'est lorsqu'une alimentation féculante a été absorbée par l'oiseau et que cette matière, délayée par la boisson dans le jabot, vient à fermenter et à produire des gaz qui la refoulent jusque dans le pharynx ou arrière-bouche; elle peut alors tomber dans le larynx et la trachée et étouffer l'oiseau. Nous avons constaté le fait chez une perruche ondulée, dans le jabot de laquelle nous avons trouvé une matière farineuse, lactescente, aigre, gazeuse, qui se trouvait aussi en assez grande quantité, dans le pharynx et la trachée et jusque dans les bronches.

Le Ver rouge (*Syngamus trachéalis*). — Depuis une vingtaine d'années il règne chez nous, dans les parquets d'élevage de faisans et de perdrix, une maladie meurtrière qui fait périr ces gallinacés quelquefois par centaines et qui, depuis quelque temps, a gagné les basses-cours plus ou moins voisines des parquets en question.

C'est encore un cadeau que l'Amérique nous a fait, car cette maladie est connue de l'autre côté de l'Atlantique depuis le commencement du siècle. De là elle aurait passé en Angleterre, d'où elle paraît bien nous être venue avec des faisans de repeuplement. Nous avons été le premier à la décrire en France en 1875.

Cette maladie, que nos voisins d'Outre-Manche appellent *gape* (mot anglais qui signifie *bâillement*) à cause du principal symptôme que présente les malades, est causée par un parasite, un petit *ver rouge*, qui se développe en plus ou moins grand nombre dans la trachée des oiseaux et les étouffe. Ce sont particulièrement les jeunes sujets de six semaines à trois mois qui sont atteints bien que les adultes ne soient pas épargnés, mais si ceux-ci résistent plus facilement au mal, c'est simplement parce que leur trachée est plus spacieuse et qu'il faut plus de vers pour les étouffer que pour un jeune oiseau.

Lorsqu'un faisandeau, un perdreau ou un poulet, est atteint de la maladie de *ver rouge*, il conserve sa vivacité et son appétit ; mais, de temps en temps, on le voit ouvrir le bec comme s'il baillait et être affecté d'une petite toux avortée comme s'il cherchait à se débarrasser d'un objet qui gêne sa respiration, puis il meurt brusquement sans avoir fait la boule, sans avoir présenté cet air maladif qui caractérise les affections imflammatoires aigues ou chroniques des grands appareils organiques de la circulation, de la digestion, de la respiration. Il est mort asphyxié.

Quand on ouvre un faisandeau qui vient de mourir du ver rouge, on trouve tous les organes internes du tronc parfaitement sains à l'exception des poumons qui sont un peu congestionnés et tachés de noir, comme dans la mort par asphyxie. Mais, si on fend la peau du cou, de manière à mettre à nu la trachée, la transparence de ce tube, chez les oiseaux, permet de voir dans le milieu de sa longueur ou vers l'entrée de la poitrine des corps allongés rouge-noirâtres en plus ou moins grand nombre qui l'obstruant (fig. 18, A). Si on fend la trachée à l'aide de ciseaux très fin et qu'on l'étale sur une planchette de liège au moyen de courtes épingles, on voit que les corps rouge-noirâtres qui l'obstruent sont des petits vers de même couleur qui semblent avoir deux têtes et deux bouches au moyen desquels ils sont fixés à la muqueuse de la trachée comme des sangsues. — En trem-

pant dans l'eau, la planchette sur laquelle on
a étalé la trachée du faisan, on se rend très
bien compte de la manière dont ces parasites

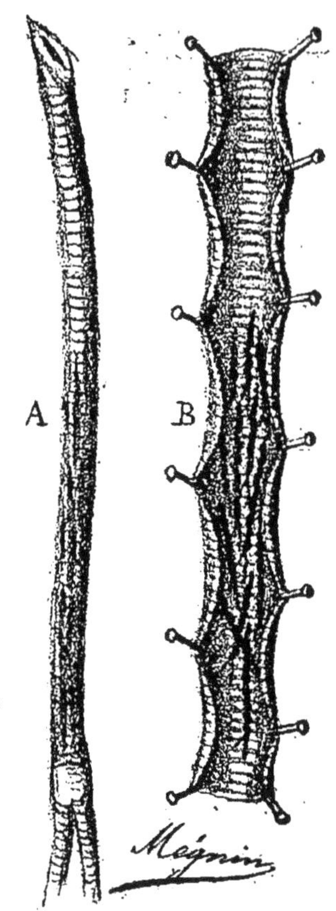

Fig. 18.

sont fixés (fig. 18, B).
— Le plus souvent
ils ont l'extrémité
libre dirigée vers
le larynx, par
suite de l'action
expulsive des ac-
cès de toux.

Le ver-rouge se
développe en ab-
sorbant du sang
qu'il suce à la ma-
nière des sangsues
et il finit par ac-
quérir un volume
tel que, quand il y
en a plusieurs à
un même endroit
de la trachée, ils
finissent par inter-
cepter complète-
ment le passage
de l'air et l'oiseau
meurt étouffé. On
comprend qu'il
faille moins de *vers rouges* pour tuer un jeune
faisandeau qui a une petite trachée que pour
tuer un faisan adulte dont la trachée à un
diamètre double ; ainsi, deux ou trois vers
rouges suffisent pour tuer un faisandeau d'un

mois à six semaines, tandis qu'il en faut vingt-cinq à trente pour tuer un faisan adulte.

Cette règle souffre cependant des exceptions : ainsi, il y a quelque temps, nous avons fait l'autopsie d'une faisanne envoyée par le garde-chef de M. S... qui avait été tuée par un seul couple de *Syngammes,* parce que la piqûre qu'ils avaient produite avait amené le développement d'un énorme abcès gros comme un pois qui avait obstrué la trachée.

Le *ver rouge* est quelquefois nommé aussi par les faisandiers, *ver fourchu,* parce qu'il semble être un ver unique se terminant par deux branches. (Voyez la figure 19 ci-contre où il est grossi six fois). Mais, en réalité, il y a deux vers, un mâle et une femelle, unis d'une manière tellement intime qu'il faudrait les déchirer pour les séparer, et ils sont destinés à mourir dans cette situation. C'est pourquoi les naturalistes ont nommé ce singulier ver, *Syngamme,* mot composé de deux mots grecs Sun et Gamos, dont l'assemblage signifie *mariés ensemble.*

Le corps principal (A A) est celui de la femelle, qui a le cou gros et court et le plus gros suçoir ; la branche grêle (B) terminée par un petit suçoir représente le mâle. Voici la description zoologique de ces deux vers unis d'une manière si intime et que nous représentons dans la figure ci-contre où il est grossi huit fois en longueur.

Corps cylindrique devenant avec l'âge, chez

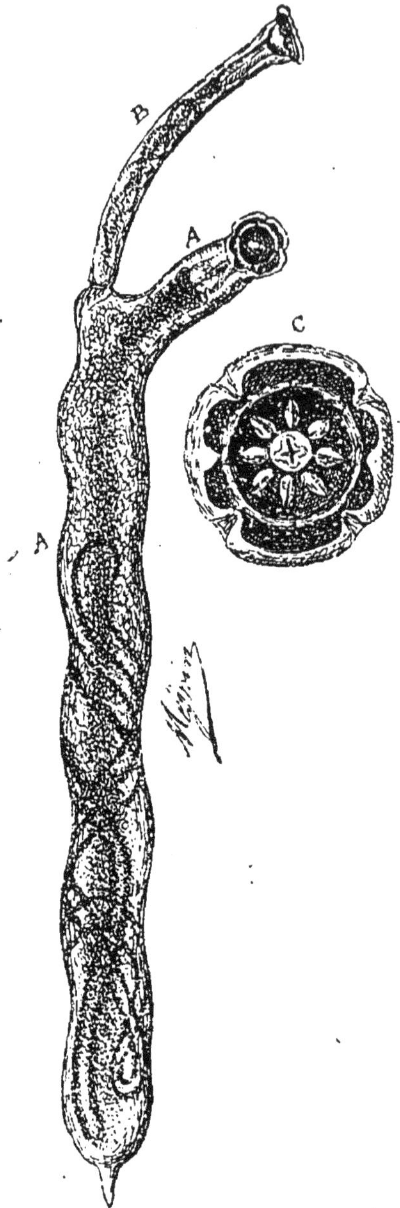

Fig. 19.

la femelle seulement, plus ou moins sinueux ou toruleux, coloré en rouge foncé par la matière colorante du sang absorbé.

Mâle (B) long de 2^{mm} sur 0^{mm},20 de large au début de l'accouplement, arrivant à 6^{mm} de long sur 0^{mm},50 à l'état de complet développement et toujours cylindrique. Tête ou suçoir un peu plus large que le diamètre du corps. Extrémité postérieure légèrement en massue terminée par une bourse membraneuse en cloche soutenue par douze rayons simples, et soudée au pourtour de la vulve de la femelle.

Femelle (A A) longue de 5^{mm} sur 0^{mm},35 au début de l'accouplement, atteignant 22^{mm} de long sur 1^{mm},10 de large au milieu du corps à la fin de l'ovulation; le corps est cylindrique d'abord et à tégument finement strié en travers; il devient ensuite tout à fait lisse et plus ou moins sinueux ou noueux quand il est rempli d'œufs; les stries ne persistent que dans la région du cou. La tête ou suçoir est large de 1^{mm} dépassant légèrement en diamètre celui du cou à son insertion. La vulve est saillante à la base du cou qui est long de 1^{mm},50 à 3^{mm}. Les œufs qui sont contenus dans les cornes utérines de la femelle sont ovales longs de 0^{mm},085 à 0^{mm},090 et larges de 0^{mm},050, à pôles fermés chacun par un clapet ou calotte hémisphérique qui se détache lors de l'éclosion.

Les embryons se développent souvent dans le corps même de la femelle d'où ils ne sortent que par la mort et la décompositon du corps de cette dernière.

Nous ne voulons pas faire ici l'anatomie de ce ver comme nous l'avons faite très complète dans un mémoire couronné en Angleterre, mais nous voulons cependant dire quelques mots de la bouche ou suçoir qui est l'organe le plus important.

Cette bouche (fig. 19, C) est en forme de cloche festonnée sur ses bords et doublée intérieurement d'une capsule dure, coriace au fond de laquelle se trouvent six ou sept lancettes de même matière et une ouverture centrale par laquelle cette bouche communique avec l'œsophage. Lorsque le ver a appliqué sa bouche sur la muqueuse de la trachée et qu'il aspire en faisant le vide comme avec une ventouse, cette muqueuse vient remplir le fond de la capsule et se déchirer sur les lancettes, le sang est alors aspiré et vient remplir les organes digestifs du parasite. La femelle en absorbe beaucoup plus que le mâle parce que cette nourriture lui est nécessaire pour la formation et le développement des milliers d'œufs qu'elle a dans le corps et dont chacun donnera éclosion à un embryon destiné à devenir lui-même un *Syngamus* adulte.

Pour comprendre comment se fait la propagation de la maladie du *ver rouge* parmi les faisandeaux, il est nécessaire de savoir comment ce ver se développe et où il passe sa vie embryonnaire.

Les œufs de Syngames complètement développés ont $0^{mm},09$ dans leur plus grand diamètre et $0^{mm},05$ dans leur plus petit. A chacun de leur pôle on remarque un épaississement hémisphérique (voyez la fig. 20 ci-contre) qui est un véritable couvercle se détachant entièrement lors de la sortie de l'embryon, ce qui fait que l'œuf vide est réellement tronqué à ses deux extrémités.

Dans les cornes utérines les œufs subissent une segmentation complète : leur vitellus se

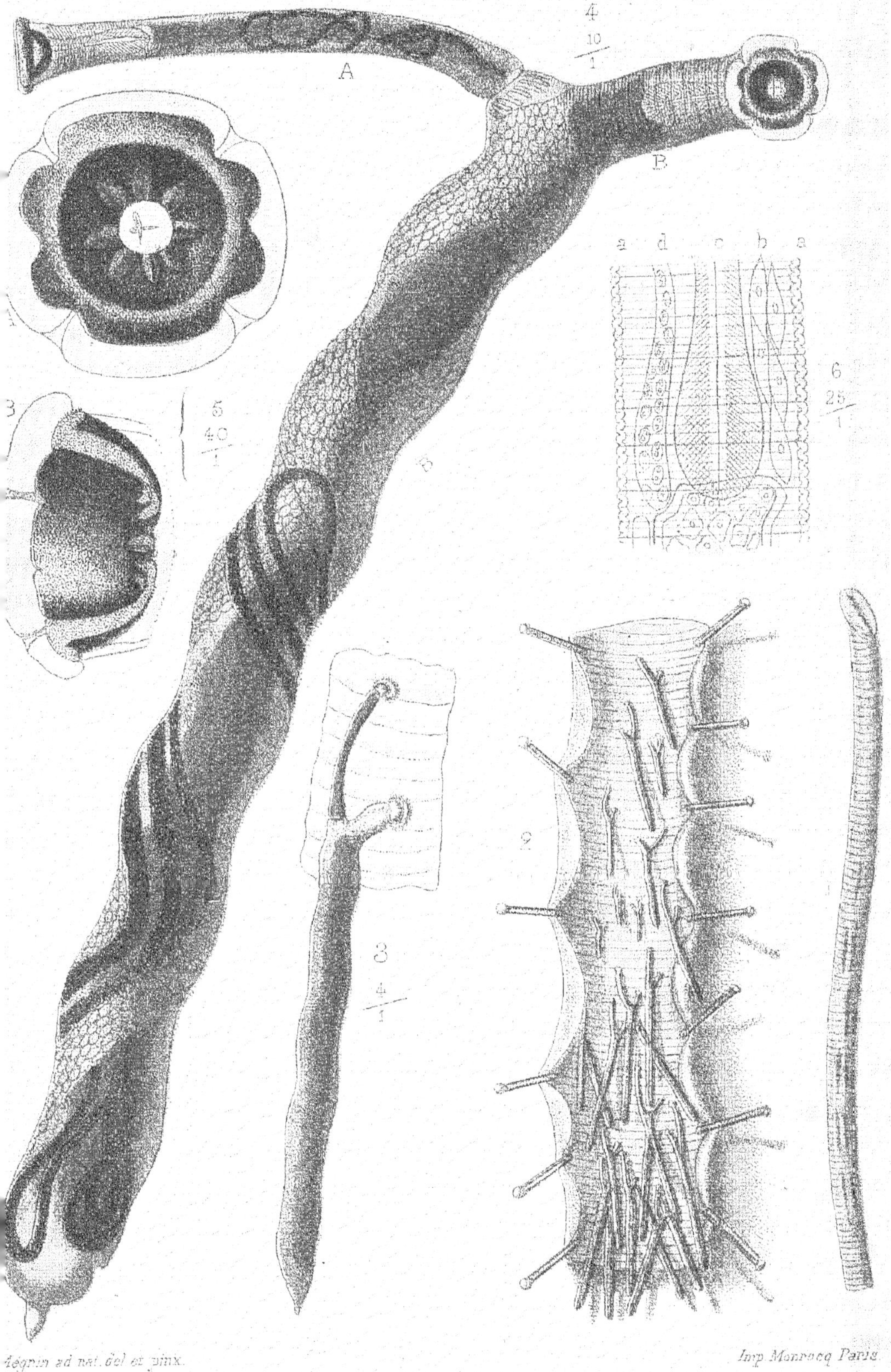

A

4
10
1

B

a   d   c   b   a

5
40
1

6
25
1

3

8
4
1

9

partage en 2, 4, 8, 16 petites sphères et prend l'aspect muriforme (E) l'embryon se développe ensuite dans les parties latérales de l'œuf sous forme d'une double éclaircie (D) et on finit par voir cet embryon entièrement formé, enroulé en cercle, ou en 8 de chiffre (F).

C'est dans les plus grosses et par suite les plus vieilles femelles qu'on peut suivre toutes les phases de développement de l'embryon dans l'œuf ; mais cet embryon n'éclot jamais dans l'utérus de la mère comme on le voit chez certains vers, comme les filaires.

Lorsque la femelle est bien bourrée d'œufs prêts à éclore, elle n'est plus qu'une masse

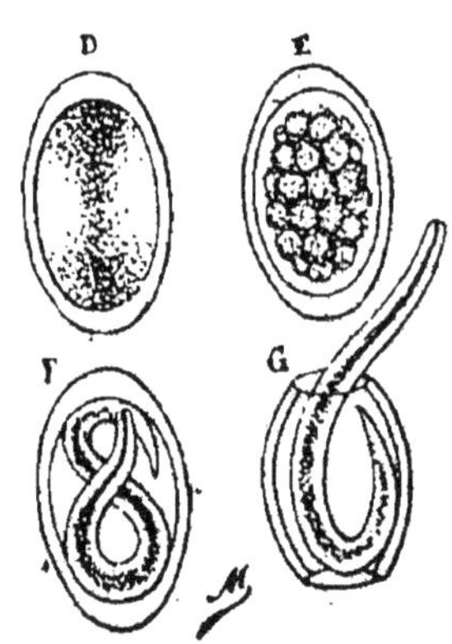

Fig. 20. — Œufs de Syngame.

inerte, un véritable sac à œufs en contenant plusieurs milliers qu'elle ne peut pondre, puisque son orifice génital est fermé par la bourse du mâle intimement soudée à ses lèvres. C'est par la mort de la femelle du ver rouge et la destruction de ses téguments que les œufs qu'elle contient sont mis en liberté. Lorsqu'elle est morte, sa ventouse buccale n'ayant plus d'action sur la muqueuse de la trachée du faisan, à laquelle elle adhérait, s'en détache, et le ver, sous forme de corps inerte, est expulsé au dehors dans un accès de toux. Sur le sol, surtout dans l'eau, le corps du ver se détruit rapidement et les œufs sont mis en liberté.

Dans ces œufs on voit très facilement, au microscope, l'embryon se mouvoir, les couvercles des extrémités finissent par se détacher et l'embryon sort de l'œuf toujours la tête la première comme nous la représentons dans la fig. 20, G.

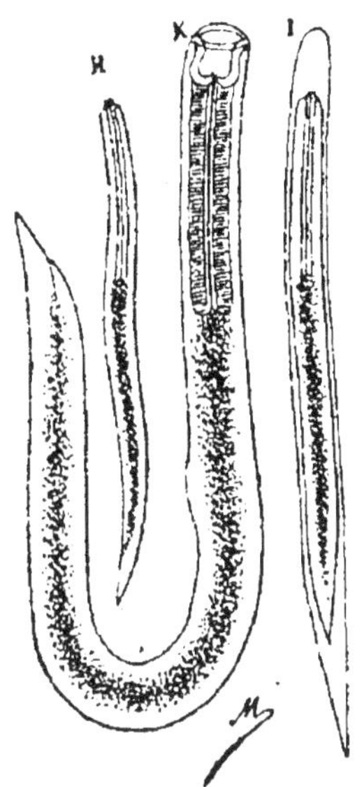

Fig. 21. — Embryons de Syngames.

L'embryon sorti de l'œuf ressemble exactement à une petite anguillule non sexuée (fig. 18, H); il a $0^{mm},28$ de long, sur $0^{mm},013$ de diamètre au milieu du corps; l'extrémité antérieure est obtuse et on y distingue une bouche ponctiforme s'ouvrant au centre d'une papille et se continuant par un œsophage qui occupe le tiers antérieur du corps, pour se continuer par un intestin qui vient se terminer à un anus situé près de la queue.

Les embryons, comme nous le disons plus haut, n'éclosent jamais dans le corps de la femelle, mais cet acte, pour s'accomplir, a besoin d'un milieu humide, sans cela le contenu de l'œuf meurt et se dessèche. Dans l'humidité au contraire, les œufs conservent leur vitalité pendant de longs mois, si la température reste basse, et ils y éclosent dès que cette température atteint 15 à 18 degrés.

Dans l'eau, l'embryon vit aussi très longtemps ; nous en avons conservé dans ces conditions parfaitement vivants pendant plus d'une année ; il y subit même une mue, comme nous l'avons constaté et comme nous le représentons en I, fig. 21.

Pour que l'embryon arrive à l'état adulte, il faut qu'il rentre dans un organisme d'oiseau : ingéré avec de l'eau, il pénètre dans les organes digestifs de cet oiseau, puis il sort de l'intestin et arrive, par reptation à travers les sacs aériens où il est tombé après avoir traversé les tuniques intestinales, dans les bronches où il fait une première station et subit une deuxième métamorphose que nous avons représentée en K, fig. 21, et où les sexes commencent à se distinguer. Dés bronches il gagne la trachée où il s'accouple et se fixe.

Il est d'abord très petit et ne mesure que 4 ou 5 millimètres de longueur (la femelle n'est alors guère plus grande que le mâle) ; puis, petit à petit, par suite de l'absorption du sang qu'il suce à la façon des sangsues, plus lentement mais constamment, il s'agrandit et finit par acquérir une taille de 22 millimètres chez la femelle, le mâle ayant presque gardé sa taille primitive et n'ayant guère grandi que de moitié. C'est ainsi qu'on trouve ce parasite dans la trachée des oiseaux qu'il a étouffés en

obstruant ce canal, et il y a gagné, par le sang
absorbé, une couleur rouge très foncée, d'où
lui vient son nom vulgaire.

C'est principalement par les eaux de boisson que les faisandeaux ou les faisans adultes
s'infectent, et voici comment : lorsqu'un faisandeau malade vient pour boire, il est généralement pris d'un accès de toux et expectore
souvent des vers chargés d'œufs, dans l'eau.
Là les embryons se développent rapidement,
et si d'autres faisandeaux viennent boire, ils
absorbent forcément soit de ces embryons, soit
des œufs, et ne tardent pas à devenir malades
à leur tour.

Il y a un autre mode d'infection qui a été
observé par M. le comte de J..., dans ses pro-
près parquets à Gournay (Eure), et qu'il nous a
raconté lui-même : Les jeunes faisans atteints
de la maladie expulsent souvent, dans les
accès de toux, des Syngames replets et chargés
d'œufs ; les autres volatiles qui se trouvent
près du malade courent sur le ver expulsé et
projeté sur le sol, le prenant sans doute pour
un petit ver de terre dont il a l'apparence,
et l'avalent avec avidité ; on est alors certain de
voir, une quinzaine de jours après, les faisans
en question, présenter les premiers symptômes
de la maladie, c'est-à-dire la petite toux avortée et sifflante et les bâillements caractéristiques qui ont valu son nom anglais à cette
maladie.

Si le ver expulsé n'est pas ramassé par les
voisins du malade, il reste à terre, se décom-

pose, et les œufs, mis en liberté, restent mêlés à la terre qui en est alors infectée. Certains terrains d'élevage renferment ainsi dans leur sein des germes nombreux de la maladie de la *gape* que les jeunes faisans contractent alors [simplement en recherchant des graviers.

TRAITEMENT. — Les désastres causés dans les parcs d'élevage de faisans et dans les basses-cours, par le parasite dont nous venons de parler, sont tels, que l'on a cherché depuis longtemps, en Angleterre et en Amérique, les moyens propres à arrêter la propagation de ce terrible ver.

Un remède vulgaire en Angleterre, pour combattre la *gape*, consiste à délayer les graines dont on nourrit les oiseaux malades, avec de l'urine. Montagu, qui le mit en usage, sans croire à son efficacité, fut très surpris des succès qu'il obtint par ce moyen. Il est probable que les émanations ammoniacales qui se dégagent de l'urine sont toxiques jusqu'à un certain point pour le ver rouge ou ses germes.

Wiesenthal raconte qu'en Amérique on introduit dans la trachée des oiseaux malades une plume ébarbée jusque près de la pointe et qu'on l'y retourne pour détacher les vers. Nous révoquons fortement en doute l'efficacité de cette pratique, d'abord, parce que nous savons par expérience que les vers sont trop fortement attachés pour que le frottement des barbes d'une plume puisse les détacher; ensuite que, arriverait-on à les détacher, ils tomberaient au fond de la trachée et n'étoufferaient que mieux l'oiseau ; enfin, que le diamètre de la trachée d'un faisandeau, qui est à peine celui d'un tuyau de plume de corbeau, ne permettrait jamais l'introduction d'une plume suffisamment résistante pour produire l'effet cherché.

Cobbold, dans son livre « *Les Parasites* », page 445, croit pourtant à la bonté de ce moyen, et il ajoute qu'on le rend plus efficace en imprégnant la plume d'une substance médicamenteuse vermicide ; M. Bartlett, qui emploie du sel dans ce but, ou une infusion faible de tabac, l'a informé que l'essence de térébenthine employée ainsi, lui a donné d'excellents résultats. Cobbold ajoute avec raison que si on ne met beaucoup de soins dans l'emploi de ces moyens, les oiseaux pourraient être beaucoup incommodés.

Ces moyens, à la fois mécaniques et médicamenteux, ont été préconisés à diverses époques et variés de diverses façons : un de nos correspondants nous a dit avoir guéri des faisandeaux du *ver rouge* en extrayant ces parasites avec une baguette et en leur versant dans le bec quelques gouttes de liqueur de Fowler. Un autre extrayait les parasites avec un fil de cuivre dont l'extrémité était recourbée et trempée dans de l'huile d'*hypericum*. Qu'ils aient réussi à enlever ainsi des vers à l'entrée du larynx, c'est possible, mais au fond de la trachée où ils se trouvent ordinairement, nous

le nions formellement, car c'est matérielle-
ment impossible : on arrachera la trachée, ou
on étouffera tous les faisandeaux sur lesquels
on tentera cette opération.

Ce qui peut avoir donné lieu à des apparences de succès par ces divers moyens, c'est
sans doute ce fait, à savoir, que les faisandeaux un peu âgés et surtout les faisans
adultes, guérissent assez souvent spontanément de *la gape* : c'est quand ils ne logent
dans leur trachée qu'un petit nombre de parasites, lesquels, alors, suivent toutes leurs
phases de développement jusqu'à la mort sans
tuer leur hôte; la suffocation, seul mode de
terminaison fatale de la *gape*, n'étant amenée
que par un certain nombre de parasites nécessaires pour obstruer à peu près complètement la trachée. Il y a guérison *quoique* on
ait employé certain mode de traitement, mais
non *parce que...*

Nous avons cependant réussi avec une pince
anatomique, à mors très longs, très déliés,
presque filiformes et dentés à l'extrémité, à
extraire des syngames du fond de la trachée
d'oiseaux morts de la *gape*, et nous ne doutons
pas qu'on ait le même succès sur des vivants.

Un des moyens les plus rationnels de traiter
la *gape* a été indiqué par Montagu, qui ne s'en
tenait pas au remède vulgaire que nous avons
indiqué plus haut, mais qui a obtenu de grands
succès par les moyens suivants : émigration
des lieux infectés; substitution complète d'aliments nouveaux aux aliments anciens, et,

dans les aliments nouveaux figuraient surtout le chènevis et l'herbe des champs ; enfin, comme boisson, au lieu d'eau ordinaire *une infusion de rue et d'ail.*

L'efficacité de *l'ail* nous a été démontrée *de visu :* nous avons vu, il y a dix à douze ans, la faisanderie de la forêt de Fontainebleau être ravagée par la *gape* et cette maladie être arrêtée progressivement en mélangeant à la pâtée de jaunes d'œufs cuits durs, de cœur de bœuf bouilli et pilé, de pain rassis, d'ortie ou de salade hachée, de *l'ail* aussi pilé, dans la proportion d'une gousse par demi-douzaine de faisandeaux ; — ceux-ci aimaient beaucoup ce mélange. — On apportait aussi un soin extrême à la propreté des vases à boire dont on renouvelait le contenu d'eau très propre, deux fois par jour. Ce traitement a réussi de la même manière dans plusieurs parquets des châteaux voisins de Fontainebleau, et un grand nombre de correspondants à qui nous l'avions indiqué, n'ont eu qu'à s'en louer. Nous avons appris que les faisandeaux refusent quelquefois l'ail, et un de nos correspondants nous disait qu'il arrivait à le leur faire prendre en confectionnant une véritable salade à l'ail, parce que le hasard lui avait montré ses élèves, qui avaient refusé une pâtée à l'ail, se jeter avec voracité sur une salade ainsi confectionnée, qui se trouvait à leur portée, mais non à leur adresse.

Nous nous expliquons parfaitement l'efficacité de l'ail, qui renferme une essence vermifuge en même temps que volatile ; il faut, pour arriver à la trachée où sont logés les syngames, un agent qui soit doué des deux qualités que possède l'ail à un très haut degré : être vermifuge et volatil et être éliminé par les voies respiratoires.

Outre l'ail, nous avons expérimenté une autre substance qui, comme lui, a l'avantage d'être vermifuge et très odorante, et de plus stupéfiante comme l'éther, ce qui augmente ses qualités parasiticides ; nous voulons parler de l'*assa fœtida*, que nous avons employé en poudre avec partie égale de gingembre et de gentiane jaune pulvérisée, et mêlée à la pâtée des faisans dans la proportion d'un demi-gramme du mélange par tête et par jour. Comme complément *indispensable* du traitement nous avons mêlé à un litre d'eau de boisson :

```
Salycilate de soude . . . . .  . 1 gr. 50
Eau distillée . . . . . . . . .   150 grammes.
```

pour une douzaine de faisans. Ce sel, dont nous avons reconnu la puissance toxique parfaite à l'égard des embryons de syngames, avait pour but exclusif de tuer ceux qui pouvaient se trouver dans l'eau de boisson des faisandeaux. Cette partie du traitement est par excellence prophylactique et arrête la propagation de l'épidémie.

Par ces différents moyens employés dans les parquets de M. de R., à Rambouillet, parquets qui étaient ravagés par la *gape* d'une manière si désastreuse qu'on comptait jusqu'à deux cents victimes par jour, nous sommes arrivé à faire disparaître radicalement l'épidémie et cela en très peu de temps. Depuis, nous avons obtenu les mêmes succès dans divers élevages par les mêmes moyens.

Un autre moyen excellent aussi ce sont les fumigations d'acide sulfureux. Pour les pratiquer, on enferme tous les faisandeaux malades dans une pièce dans laquelle on fait brûler du soufre; ils y contractent des toux violentes, expectorent des vers, mais on a soin de les surveiller et de les sortir de la pièce lorsqu'il y a imminence de suffocation. On peut répéter les fumigations jusqu'à guérison.

Il faut avoir soin aussi de changer fréquemment de place les parquets d'élevage, de fuir les endroits infectés, et d'y répandre en masse du sel marin dénaturé.

Les Monostomes. — Il existe, chez les oiseaux, une particularité anatomique assez curieuse, c'est que l'œil, beaucoup plus petit que la cavité orbitaire qui est immense, est entouré d'un vide ou sinus, que Nitsch avait nommé *cella infra ocularis* et qui paraît correspondre au sinus maxillaire, ou à l'autre d'Hygmorre chez les mammifères. Cette cavité est très vaste chez certains oiseaux, et notamment chez les palmipèdes ; elle est située entre l'œil, le front et le bord latéral de la mandibule supérieure ; elle communique avec les fosses nasales et se trouve limitée à l'extérieur par des parties molles seulement. Tous les naturalistes qui se sont occupés d'helminthes connaissent ce détail anatomique, parce que la cavité infra-oculaire recèle souvent, surtout chez les palmipèdes, une grande quantité de parasites qui, de là, se répandent dans le pharynx, le larynx, la trachée et même la cavité thoracique et l'œsophage.

Le parasite le plus ordinaire du *sinus infra oculaire* des oiseaux d'eau est un ver plat et court, le *Monostoma mutabile* de Zeder, connu depuis longtemps. Siebold, qui l'a bien étudié et qui le premier a découvert son gîte spécial, l'a rencontré chez presque toutes les jeunes

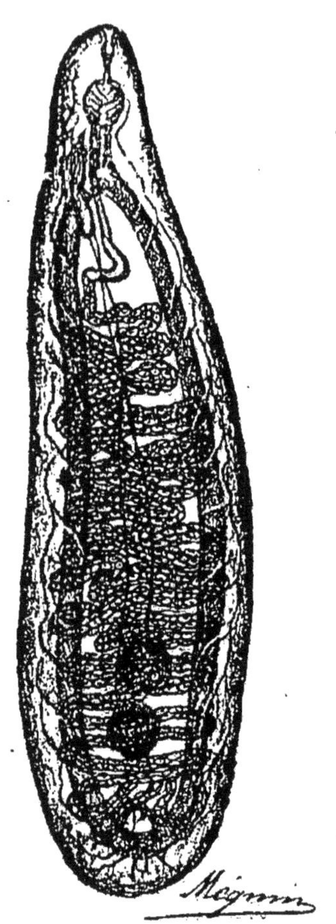

Fig. 22.

Monostoma mutabile, grossi dix fois en diamètre.

oies des environs de Kœnigsberg qu'il a examinées, et, chez quelques sujets, il en a rencontré jusqu'à douze dans une seule cavité.

On l'a trouvé aussi chez le canard domestique et chez différentes autres espèces du genre Anas, chez des Harles, chez des Foulques, chez des Poules et des Râles d'eau, etc.

L'étude du monostome changeant a été reprise par Van Beneden père, et nous en présentons la figure (fig. 22) d'après ce dernier auteur.

Quand les naturalistes parlent des vers, ils signalent rarement les effets dangereux qu'ils produisent. Quelques-uns même, comme Moquin-Tandon, nient qu'il soit dans leur rôle d'en produire et qu'en tuant leur hôte ils vont contre les lois de la nature !

Pourtant nous en avons étudié un, très voisin du monostome changeant, qui a bel et bien tué l'oie qui le nourrissait. Cette oie, nommée Oie Cabouc, est un palmipède exotique de très petite taille, originaire de l'Inde et de l'Afrique orientale, et que beaucoup d'amateurs s'occupent aujourd'hui d'acclimater en France ; le naturaliste Gray l'a nommée, en latin, *Sarcidiornis melanota*. Son nom générique lui vient d'une caroncule que cet oiseau porte sur la mandibule supérieure du bec, et son nom spécifique, de son manteau noir.

Un de nos correspondants avait reçu de Madagascar un couple de ces oies naines ; l'une mourut, et, à l'autopsie, il trouva la partie supérieure de la trachée obstruée par un groupe de huit de ces parasites, qui, à l'état frais, étaient de couleur rouge ou rosée, et il nous les envoya pour les étudier.

A première vue, nous crûmes avoir affaire au monostome changeant, que nous savions très commun chez les oiseaux aquatiques, mais, après l'avoir étudié et comparé avec les figures que Van Beneden a données du *monostoma mutabile* qui sont certainement très exactes, nous avons reconnu qu'il s'agissait d'une espèce différente et même nouvelle que nous proposons de nommer *Monostoma sarcidiornicola* (fig. 23).

Les principales différences que ce parasite présente avec le précédent sont les suivantes :

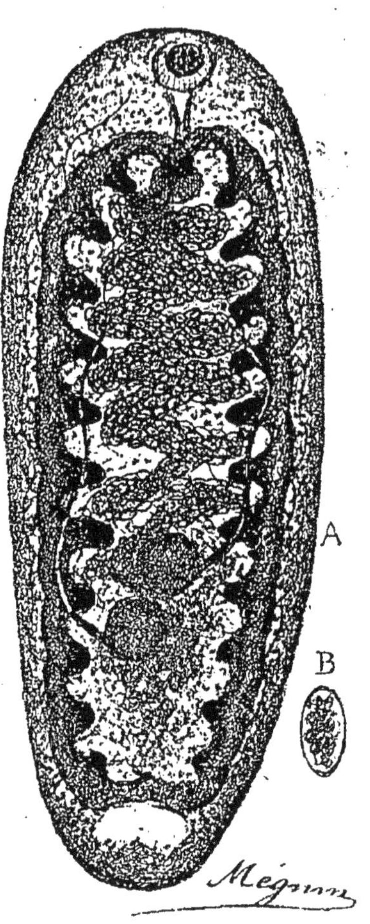

Fig. 23.

Monostoma sarcidiornicola, gross dix fois en diamètre.

Ils sont à peu près de même taille (5 à 6 millimètres), mais le **Monostome** changeant est étroit en avant et élargi en arrière, tandis que celui de l'Oie Cabouc présente la disposition inverse; de plus, au lieu d'avoir la bouche très petite, marginale, comme le premier, le second l'a au milieu d'une véritable ventouse circulaire entourée d'un cercle charnu et située tout à fait à la face inférieure du corps. L'intestin est aussi composé de deux branches cylindriques qui longent les bords du corps et qui vont se terminer en s'abouchant l'une dans l'autre vers le bord postérieur; mais une disposition toute particulière, qui ne se voit pas chez le monostome changeant, se constate chez le monostone de l'oie Cabouc et constitue une nouvelle différence fondamentale : c'est que chaque branche de l'intestin présente à son bord interne une série de cœcums gros et courts, d'autant plus apparents qu'ils sont toujours remplis d'une matière qui semble être un résidu de digestion, d'une couleur brune, visible à l'extérieur, et ils forment par leur ensemble un dessin caractéristique. Les organes génitaux ont la même disposition dans les deux espèces, et les œufs, quand ils sont à leur complet développement, ont aussi les mêmes dimensions.

On peut constater, sur les figures que nous en donnons, les analogies et les différences que présentent les deux monostomes en question, le *Monostoma mutabile* et le *Monostoma sarcidiornicola*.

Comme je l'ai dit, le dernier de ces monostomes a tué l'oie sur laquelle il a été recueilli.

On n'a jamais signalé d'accident provoqué par le premier, et pourtant nous ne serions pas étonné qu'il en produisit. On a signalé des accès de suffocation chez des oies, surtout les oies exotiques, accidents qui cessaient instantanément à la suite d'une crise; nous serions tenté de croire qu'ils étaient causés par des monostomes engagés dans le larynx. Nous avons eu en communication d'une lettre où l'on relatait un fait de ce genre présenté par une oie Céréops que possédait un amateur hollandais, et on supposait que l'accès de suffocation avait été causé par la présence de vers rouges (*Syngamus trachealis*), qui se seraient détachés spontanément pendant la crise, ce qui aurait fait disparaître les accidents. Mais nous suspectons beaucoup plus les monostomes que les syngames : ceux-ci sont extrêmement rares chez les palmipèdes, on n'en connaît qu'une seule observation chez un canard, et puis, quand ils sont assez nombreux pour provoquer des accès de suffocation, ils sont trop bien fixés par les bouches du mâle et de la femelle conjugués, pour pouvoir être tous détachés à la fois dans un accès de toux. La fixité des monostomes, qui n'ont chacun qu'une bouche, bien moins puissante que celle des syngames, est beaucoup plus faible et un accès de toux peut facilement les détacher, surtout étant toujours beaucoup moins nombreux que les syngames.

Les traitements divers que nous avons indiqués pour le *ver rouge* sont parfaitement applicables aux *monostomes* des Palmipèdes et autres oiseaux aquatiques.

L'Acariase des sacs aériens. — On rencontre très souvent, dans les sacs aériens des gallinacés, un acarien assez grand, puisqu'il est visible à l'œil nu et qu'il court sur les membranes diaphanes qui séparent ces sacs, de manière à ressembler à des grains de semoule très fine, se mouvant sur une baudruche. Cet acarien, qu'un auteur allemand, Gerlach, avait déjà vu, et qu'il avait pris pour un sarcopte, n'en est pourtant pas un, bien qu'il en ait toute l'apparence (1); en effet, il diffère des sarcopte, en ce qu'il n'a pas les organes du bec, disposés comme chez ces derniers pour déchirer, pour creuser; toutes les pièces de son roste sont, au contraire, soudées intimement entre elles de manière à former un tube avec lequel il ne peut que humer l'humidité qui existe toujours dans les sacs aériens et dans les bronches, sans pouvoir faire d'autres dégâts. A part cela, il ressemble tout à fait, par la forme et le nombre des pattes, aux autres acariens de la gale de l'homme et des animaux appartenant au genre Sarcopte, comme on peut le voir par la figure que nous en donnons ci-contre et qui le représente grossi quarante fois en diamètre.

---

(1) Nous l'avons nommé *Cytoleichus sarcoptoïdes* dans une étude anatomique et biologique que nous lui avons consacrée dans le journal de M. Ch. Robin, en 1878.

Il a le corps rond, sans soies ni épines, présentant seulement quelques petits poils extrêmement fins et courts ; son corps est supporté

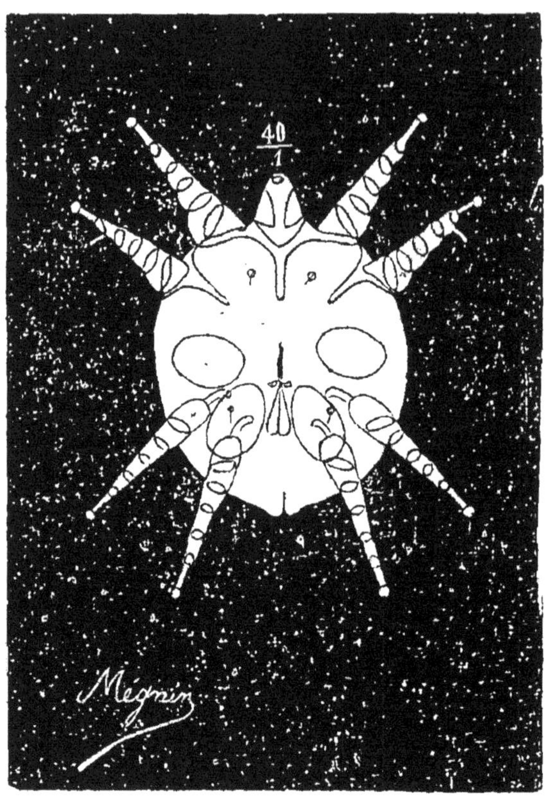

Fig. 24. — L'Acarus des sacs aériens des Gallinacés.

par huit pattes à cinq articles, assez longues, terminées par des ventouses. La femelle, qui a près d'un millimètre de long, ne pond pas d'œufs, mais fait des petits tout vivants qui n'ont d'abord que six pattes, mais qui ne tardent pas à en avoir huit. Les mâles sont un peu plus petits que les femelles. Ces acariens prennent une couleur jaunâtre quand la sérosité dont ils vivent est elle-même colorée en jaune et abondante.

Nous avons souvent trouvé ce parasite chez des poules et des faisans qui étaient morts des maladies les plus variées, et il est rare qu'on n'en trouve pas quelques-uns dans n'importe quel oiseau de la famille des Gallinacés sans qu'il en paraisse incommodé. En petit nombre, ce parasite est donc parfaitement inoffensif, mais il n'en est pas de même quand il pullule et qu'il se multiplie extraordinairement : dans ce cas il cherche à sortir de sa prison, s'introduit dans les bronches en grand nombre et finit par les obstruer et par faire mourir l'oiseau de suffocation.

Nous avons été témoin de ce fait tout récemment : Une épidémie ayant éclaté dans la faisanderie du comte de J..., à N. en B., et ayant fait périr un grand nombre des volatiles qu'elle comprenait, surtout des jeunes, quelques cadavres nous ayant été soumis, nous reconnûmes la présence du *ver rouge*. Mais il mourait aussi des adultes (que le ver rouge tue moins souvent) ; effectivement, sur une faisane morte, nous ne trouvâmes pas de ver rouge, mais elle avait les sacs aériens comme poudrés de petits points jaunes qui avaient frappé le propriétaire, lequel avait commencé lui-même à faire l'autopsie. Or, chacun de ces points jaunes était un acarus de l'espèce qui nous occupe et, en poursuivant la dissection de l'oiseau mort, nous en avons trouvé les bronches bourrées et les poumons fortement congestionnés par leur fait. L'oiseau était mort littéralement étouffé par des légions de ce parasite.

On voit donc que, s'il ne peut causer de *gale* interne, comme les sarcoptes le font à la peau et comme Gerlach le croyait, il n'en est pas moins quelquefois dangereux, et il y a indication à en débarrasser les oiseaux chez lesquels il pullule.

La fleur de soufre étant le meilleur agent pour tuer les acares quels qu'ils soient, il suffit d'en ajouter un peu, à la dose d'une petite prise par oiseau, dans la pâtée qu'on leur destine. Ils absorberont ainsi le soufre sans s'en douter et sans faire de façon puisqu'il n'a pas de goût; la petite portion qui se volatilisera et qui sera éliminée par les poumons suffira pour tuer les acares des sacs aériens. C'est le traitement que nous avons conseillé à M. le comte de J..., et nous avons tout lieu de croire que ce traitement a réussi, puisque, de longtemps après, nous n'avons pas reçu de nouveaux cadavres.

Cette observation prouve que l'*acarus des sacs aériens* et le *ver rouge* peuvent très bien vivre ensemble, que l'un n'exclut pas l'autre, et qu'au contraire leur union double les dégâts, l'acarus tuant ce que le ver rouge épargne.

Autre conclusion à tirer, c'est que les an-

nées humides favorisent extraordinairement la
multiplication des parasites de toutes sortes.

CORYZA ET DIPHTÉRIE

On doit distinguer chez les volailles un *coryza simple*, un *coryza contagieux* et la véritable *diphtérie;* ces trois maladies, très différentes au point de vue de la gravité, débutent ordinairement par des symptômes communs, voilà pourquoi elles sont faciles à confondre, mais au début seulement, car dans la période d'état elles sont parfaitement distinctes.

Le Coryza simple est caractérisé par un écoulement humide et quelquefois mousseux par les narines; puis cet écoulement ne tarde pas à s'accompagner d'une sécrétion chassieuse dont les yeux deviennent le siège. Quelquefois aussi mais plus rarement il y a de la toux.

Le nez s'obstruant, la respiration se fait par le bec, et c'est souvent ce dernier signe qui frappe et appelle l'attention.

Le coryza simple se passe souvent spontanément en deux ou trois jours, surtout si on a eu la précaution de soustraire l'oiseau aux causes qui avaient provoqué son développement, c'est-à-dire, si on l'a tenu au sec, si on a eu soin de garnir les faces et le toit du poulailler, de paillassons qui ont pour effet de maintenir dans son intérieur une température constante et plus élevée que celle qui existait auparavant.

Le coryza simple, accompagné ou non de toux, peut passer à l'état chronique, c'est-à-dire persister plusieurs semaines et même des mois sans s'aggraver, mais cela est très rare.

Le **Coryza contagieux** (*morve*, *roupie*) débute toujours comme le *coryza simple*, et il est probable, on peut même dire certain, que le coryza simple est le prélude obligé, le terrain sur lequel vient se greffer un élément contagieux, un germe morbigène, qui fait prendre à l'affection un nouveau caractère.

Pour bien comprendre la forme que revêt le coryza contagieux chez les volailles, il est nécessaire d'entrer dans quelques détails anatomiques la région qui en est le siège.

L'œil, chez les oiseaux, est immobile et enchatonné dans une cavité orbitaire beaucoup plus grande que le volume de l'œil, ce qui fait qu'autour il y a un vide qu'on appelle le *sinus orbitaire*. Ce sinus est en communication avec les cavités nasales et envoie un prolongement du côté du bec, un véritable diverticulum comparable au sinus maxillaire des mammifères ; seulement sa paroi externe est membraneuse et non osseuse.

Le siège des coryzas simple ou contagieux, chez les oiseaux, est la muqueuse qui tapisse les cavités nasales, les sinus orbitaires et leur diverticulum maxillaire. La secrétion de cette muqueuse reste fluide dans le coryza simple,

mais si les germes morbigènes du coryza contagieux viennent s'implanter dans cette mu-

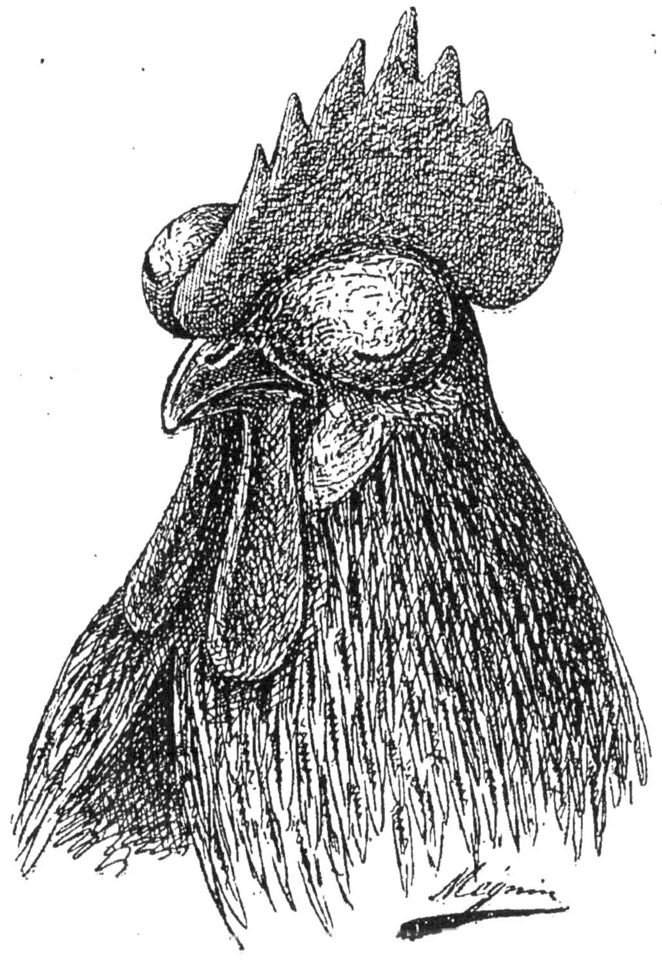

FIG. 25. — Tête de coq atteint de coryza-ophtalmique
contagieux.

queuse, elle s'ulcère et la secrétion change :
elle devient épaisse, de consistance caséeuse
et jaunâtre, analogue, en un mot, à du pus

concret ou à des fausses membranes diphtéritiques, et elle remplit peu à peu toutes les
cavités que nous venons de décrire et surtout
les sinus orbitaires et leur diverticulum
maxillaire. Aussi l'œil est-il projeté en dehors,
devient saillant, se couvre lui-même d'une
sécrétion pseudo-membraneuse et l'oiseau devient aveugle, en même temps que le palais
s'affaisse, poussé par la matière pathologique
qui remplit les cavités nasales et surtout leur
fond. De là une respiration très gênée, stridu-
leuse, et l'impossibilité pour l'oiseau de dé-
glutir des aliments, et il meurt autant de faim
qu'étouffé.

Le coryza contagieux se propage avec une
grande rapidité dans les troupeaux de volailles
et y fait en peu de jours de nombreuses victimes.

La **Diphtérie** est caractérisée par la production de fausses membranes, sous forme de
plaques épaisses blanc-jaunâtre qui se développent sur les côtés de la langue ou à sa face
inférieure, sur les parois de la bouche, au
palais ou aux commissures des lèvres. Les
éleveurs appellent la diphtérie : *chancre*, ou *muguet jaune*. Elle est causée par un microbe
bacillaire bien déterminé à la suite de l'étude
que nous en avons faite avec M. le professeur
Cornil en 1884. Les coupes minces des tissus
et des fausses membranes qui les recouvrent,
convenablement colorées et examinées à un
fort grossissement, montrent des bacilles très

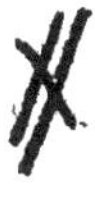

nombreux vers la surface de la fausse membrane et dans la couche superficielle du tissu malade. Ils sont à peu de chose près semblables à ceux de la diphtérie humaine et sont souvent accompagnés de microcoques isolés

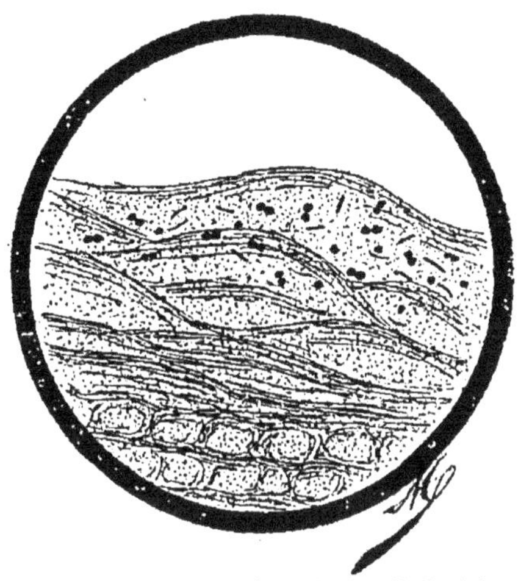

Fig. 26. — Microbes de la diphtérie.

ou géminés, faciles à reconnaître à leur forme ronde.

L'analogie qu'il y a entre la matière qui remplit les sinus orbitaires dans le coryza contagieux et celle des fausses membranes diphtéritiques, nous a fait regarder longtemps ces diverses lésions comme appartenant à la même affection, et c'est l'opinion que nous exprimons dans la première édition de notre *Traité des maladies des oiseaux*. Mais de nombreuses observations nous ont appris que si le *coryza contagieux* et la *diphtérie* sont souvent concommittents, d'autre part nous les avons vus souvent distincts et, dans ce cas, le *coryza contagieux* reste toujours localisé dans les cavités nasales et les sinus qui en dépendent, de même que la diphtérie reste ordinairement localisée dans la bouche mais peut s'étendre dans l'œsophage, le jabot et les intestins, ou bien au larynx, à la trachée, aux bronches et aux sacs aériens, mais remonte rarement dans les cavités nasales.

Et puis les résultats du traitement indiquent aussi une différence caractéristique dans la nature de ces deux affections. En effet, le coryza contagieux cède facilement aux lavages des cavités nasales et des yeux avec une solution à **5** p. 100 de sulfate de cuivre, ou à l'opération qui consiste à inciser la tumeur orbitaire en avant des yeux et à déterger exactement sa cavité, ce qui en facilite le lavage avec le sulfate de cuivre dissous, soit au moyen d'un pinceau ou d'une plume, soit au moyen d'une petite seringue. Par ces simples moyens, nous avons arrêté radicalement des épidémies de *coryza contagieux* (sans complications diphtéritiques) qui ravageaient certaines basses-cours, tandis que la diphtérie demande une médication plus énergique. M. le docteur Briant, aviculteur éclairé, a guéri plusieurs belles volailles diphtéritiques par la cautérisation à l'aide de la teinture d'iode, des ulcères résultant de l'extirpation des fausses membranes de l'intérieur du bec, extirpation faite à l'aide d'une petite pince, ou d'un tuyau de plume taillé en curette, ce qui

constitue un excellent instrument pour pratiquer cette opération. La diphtérie peut se
développer sur des muqueuses parfaitement
saines, mais elle se développe aussi admira-
blement sur une muqueuse irritée et même
sur les blessures cutanées. C'est ce que M. le
docteur Briant a aussi constaté : un de ses
coqs atteint de diphtérie était impitoyablement
battu par un autre coq combattant, et sa crête
était lacérée de coups de bec ; il a vu ces blessures se couvrir de plaques diphtéritiques ;
l'extirpation et les cautérisations à la teinture
d'iode ont parfaitement guéri ces lésions.

La teinture d'iode est donc un précieux
agent pour le traitement de la diphtérie des
volailles et son effet est certain ; on complète
ce traitement par des gargarismes de miel
rosat saupoudré de fleur de soufre et pratiqués
au moyen d'un pinceau chargé de ces substances et dont on barbouille l'intérieur du bec.
Mais il est évident que, quand la diphtérie a
gagné les bronches, les sacs aériens, ou les
intestins, ce traitement, non plus qu'aucun
autre, n'est efficace et les volailles sont fatale-
ment vouées à la mort. Il faut donc s'empresser
de l'employer lorsque la maladie est encore
localisée dans les premières voies, alors il est
encore temps de le faire avec succès.

La *diphtérie* présente quelques différences
suivant l'espèce d'oiseau atteint.

Chez tous elle débute par des plaques rouges de la muqueuse buccale, bientôt recouvertes d'une fausse membrane qui devient

épaisse et de couleur jaune clair; si les oiseaux ont la bouche ouverte la fausse membrane se dessèche et devient croûteuse.

Chez le poulet et les autres gallinacés la
fausse membrane repose directement sur le
tissu conjonctif parce que la muqueuse a été
détruite, de telle sorte que cette fausse membrane est difficile à détacher et que cette
opération met à découvert des érosions saignantes. De la bouche, elle s'étend dans les
organes respiratoires, et quelquefois la trachée, les bronches, les sacs aériens sont tapissés de fausses membranes plus ou moins
épaisses.

Chez le pigeonneau c'est surtout la base de
la langue, les angles de la bouche, le pharynx
et l'œsophage qui sont atteints, et la fausse
membrane se détache assez facilement sans
qu'il y ait ni érosion ni ulcération; la muqueuse est en même temps le siège de secré-
tions abondantes consistant en mucosités vis-
queuses. Souvent, et c'est la règle chez le tout
jeune pigeonneau qui est encore gavé par ses
parents, la diphtérie débute par un point quelconque de l'œsophage qui devient alors le siège
de fausses membranes jaunâtres, épaisses,
finissant par obstruer ce conduit et par arrêter
les graines alimentaires, qui s'accumulent et
produisent un gonflement d'apparence goi-
treuse. Souvent aussi chez le pigeonneau c'est
le jabot qui se tapisse de fausses membranes
obstruant l'entrée de la poitrine et provoquant
une surcharge de ce sac avec décomposition

putride de son contenu. Enfin la diphtérie, chez le jeune pigeon, poursuivant sa marche d'avant en arrière gagne les intestins et surtout le foie, qui devient le siège d'une fausse tuberculose dont les lésions contiennent les petits bacilles lisses, à extrémités arrondies caractéristiques de la diphtérie, très distincts des bacilles grenus de la tuberculose qui sont de véritables streptocoques.

La diphtérie des jeunes pigeons, si elle affecte plus souvent les organes digestifs, n'en est pas moins assez commune aussi dans les bronches et les sacs aériens.

Un savant allemand, Lœfler, qui a particulièrement étudié la diphtérie des volailles, a constaté que si l'on inocule des cultures de bacilles pris sur le pigeon, à d'autres pigeons, on leur communique tout naturellement la même maladie, mais que si on inocule les mêmes cultures au poulet, il se forme de petites ulcérations lenticulaires au point inoculé, et il ne survient pas un empoisonnement général ; ce qui a porté l'expérimentateur allemand à penser que la maladie diphtéritique du poulet n'est pas identique à celle du pigeon.

Ce qui viendrait à l'appui de cette manière de voir c'est une particularité très curieuse que présente la diphtérie du pigeon et que ne présente pas celle des gallinacés : dans la dipthérie du pigeon, plus le terrain est jeune et plus cette maladie est grave et à marche rapide ; réciproquement plus le terrain est âgé

et plus la marche de la diphtérie est lente, à ce
point que, chez les pigeons adultes, elle reste
comme stationnaire, ou latente, et elle est alors
compatible avec la santé en apparence la plus
florissante. Dans ce cas on ne voit rien en ex-
plorant le bec ou la gorge, car c'est particuliè-
remen dans les follicules de l'œsophage et du
jabot que la diphtérie se cantonne, et, dans ce
cas, la petite fausse-membrane se moule dans
la cavité folliculaire qu'elle remplit en prenant
la forme d'un tubercule. Ces pseudo-tuber-
cules, dans lesquels on retrouve comme dans
ceux du foie le bacille caractéristique de la
diphtérie, grossissent parfois de manière à
apparaître sur les côtés du cou, sous forme de
tumeurs atteignant le volume d'une noisette
et même d'une petite noix qu'il est facile d'ex-
tirper : il suffit d'inciser la peau et le globe
diphtéritique sort de sa poche comme une
amande de sa coquille. Nous avons même vu
cette avulsion se faire spontanément par les
seuls efforts de la nature aidés de frottements
amenant une usure de la peau qui se ruptu-
rait et se cicatrisait ensuite après la sortie du
tubercule durci qui avait fait office de corps
étranger.

La diphtérie des pigeons adultes, bien que latente, n'en conserve pas moins toutes ses propriétés contagieuses, et c'est ce qui explique
les mortalités interminables de pigeonneaux
dans certains colombiers, où l'on voit des
couples de pigeons en apparence très bien
portants, ne pas pouvoir amener à bien un seul

de leurs petits : ceux-ci meurent invariablement diphtéritiques soit quarante-huit heures après leur naissance, soit quelques jours plus tard.

On sait que les pigeons élèvent leurs petits en leur dégorgeant d'abord une matière lactescente qui est secretée par les follicules œso-phagiens, puis en les gavant avec des graines qui ont macéré quelque temps dans leur propre jabot. Eh, bien! c'est en gavant leurs petits que les pigeons atteints de diphtérie latente, malgré leur apparence de bonne santé, leur communiquent la maladie, et le réactif pigeonneau est tellement sensible que l'on peut dire à coup sûr que, quand ces jeunes oiseaux meurent de diphtérie, c'est que leurs parents sont malades, et ils doivent être sacrifiés impitoyablement, car ils sont des foyers conservateurs et disséminateurs de cette terrible maladie. C'est le seul moyen d'arrêter la mortalité dans les élevages.

Le sulfate de cuivre étant un excellent parasiticide pour le bacille de la diphtérie, on aura soin, avant de renouveler la population des pigeonniers dont les habitants ont été sacrifiés, de les désinfecter, ainsi que tous les ustensiles qui les garnissaient, par des lavages avec une solution de sulfate de cuivre au centième. Les promenoirs et les locaux dans lesquels ouvrent les boîtes et qui ont été contaminés par les déjections, seront désinfectés de la même manière.

La tuberculose ou phthisie. — Les oiseaux sont susceptibles d'être atteints d'une *phthisie tuberculeuse* qu'on observe surtout chez les Gallinacés de basse-cour, de parquet, de volière, ou de chasse; nous l'avons aussi constatée chez d'autres oiseaux de volière : passereaux, perroquets, échassiers, ou palmipèdes. Elle a été pendant plusieurs années confondue avec la diphtérie, comme nous l'avons dit précédemment, et on regardait, — et nous le premier — comme des lésions toujours diphtériques, les îlots caséeux blanc-jaunâtres, superficiels ou profonds, qu'on trouvait chez les faisans et chez les poules, dans le foie, la rate, le péritoine ou les poumons. Arloing et Tripier, Larcher, et nous-même, avions vu, il est vrai, des lésions ressemblant à des tubercules, mais c'est Koch, il y a une dizaine d'années, qui en a déterminé la nature en découvrant dans les tubercules du foie de la poule le bacille qui porte son nom.

Dans une étude faite en 1884 avec M. le professeur Cornil (1), nous avons confirmé la découverte de Koch en étudiant la tuberculose sur un grand nombre de faisans et de poules.

La tuberculose des Gallinacés est caractérisée par granulations jaunâtres, opaques, souvent de consistance calcaire, qui siègent dans le

---

(1) Cornil et Mégnin : *Société de Biologie* (octobre 1884), *Journal de Robin* (1885).

foie, la rate, la surface des intestins, les ganglions mésentériques, et plus rarement dans les poumons. Ces granulations sont du volume d'un grain de millet, d'un grain de chènevis, d'un pois ou même plus; elles sont souvent bosselées et sur leur surface de section, qui est sèche, on voit quelquefois des grains ou des stries tout à fait calcaires.

Lorsqu'ils sont récents, ces tubercules sont petits, demi-transparents, souvent opaques à leur centre. Le foie en est ordinairement criblé ainsi que la rate.

Sur une coupe très mince faite à travers un tubercule et étalée sur une lame de verre porte objet, ou sur un très petit fragment de tubercule écrasé et étalé sur une lamelle en une couche très mince et qu'on laisse dessécher, en les colorant pendant dix minutes avec le violet B et en décolorant ensuite par le sublimé, l'alcool et l'essence de girofle, ou en colorant par le violet d'Erlich et en décolorant par l'acide azotique au tiers, on voit, au microscope, et à un fort grossissement, une grande grande quantité de bacilles, comme le montre la figure ci-dessus (fig 27).

Ces bacilles sont libres ou siègent dans de grosses cellules qui mesurent de 10 à 100 millièmes de millimètres, ne possédant généralement qu'un noyau, ce qui les distingue des cellules géantes de la tuberculose humaine qui en ont plusieurs. Elles se distinguent aussi par le nombre incroyable de bacilles qu'elles renferment parfois, en forme de touffes, ou de véritables fagots ; celles-ci ont souvent une disposition rayonnée du centre à la surface de la cellule. Les bacilles sont droits ou infléchis, contournés et souvent formés de petits grains réunis en chapelets au nombre de six ou huit.

Dans nos expériences avec M. le professeur Cornil, nous avons reproduit très facilement

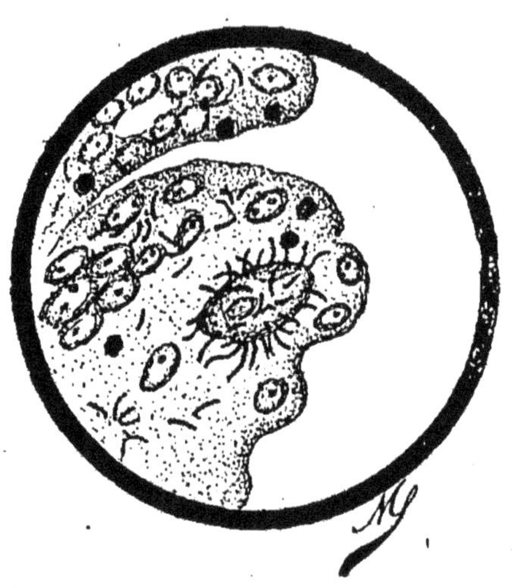

Fig. 27. — Bacilles de la Tuberculose.

la tuberculose des gallinacés en l'inoculant à des faisans, à des poules, et ces derniers y succombaient en quelques semaines. Nous l'avons aussi inoculée à des cobayes qui n'en étaient pas morts deux mois après l'inoculation, mais, sacrifiés à ce moment, ils ont montré, à l'autopsie, de gros abcès caséeux à la paroi abdominale et au grand épiploon. Dans ces abcès, qui avaient le volume d'une cerise et étaient remplis de pus caséeux, nous avons trouvé une grande quantité de bacilles de Koch.

Le bacille de la tuberculose des gallinacés étant en tout semblable au bacille de la tuberculose humaine, on a regardé jusqu'à ces derniers temps ces deux affections comme étant identiques et susceptibles de se transmettre de l'homme aux oiseaux et réciproquement. On a même rapporté des exemples paraissant concluants à l'appui de cette opinion : Ainsi, on a raconté qu'un vieux domestique phthisique, ne pouvant plus faire de service actif et relégué à celui de la basse-cour, avait rendu tuberculeuses toutes les poules confiées à ses soins, par l'empressement qu'elles mettaient à picorer les nombreux crachats qu'il expectorait. Plusieurs histoires semblables ont été publiées par M. Nocard, professeur à Alfort (*Bulletin de la Société centrale vétérinaire*, janvier 1885; *Comptes-rendus de la Société de Biologie*, 17 août 1885).

Dans le but de vérifier expérimentalement ces assertions, MM. Straus et Wurtz, à l'hôpital Saint-Antoine, soumirent huit poules à l'ingestion, quotidiennement répétée, de pain imbibé de crachats tuberculeux; cette ingestion dura de six mois à un an et plusieurs de ces poules ingérèrent ainsi près de 15 kilogrammes de crachats de phthisiques; à l'autopsie, aucune ne présenta de lésions tuberculeuses.

Cette expérience, et d'autres analogues, exécutées par des savants italiens, Rivolta et

Maffuci, qui eurent les mêmes résultats, ébran-
lèrent l'idée de l'identité des deux tuberculoses
humaine et aviaire; Koch lui-même fut convaincu de leur dissemblance.

Tout récemment, MM. les professeurs Straus
et Gamaleïa ont repris l'étude comparative
des deux tuberculoses, celle des mammifères (1) et celle des oiseaux, et leurs nombreuses expériences démontrent qu'elles présentent des différences caractéristiques dans
la culture de leurs bacilles respectifs; de plus,
le chien ne prend pas la tuberculose aviaire et
prend facilement la tuberculose humaine, et
les lapins et les cobayes prennent la tuberculose humaine avec toutes ses lésions, tandis
qu'ils ne présentent jamais celle de la tuberculose aviaire, tout en étant tués par la culture
de son bacille.

La conclusion qui se dégage de ces expériences, c'est que la tuberculose des oiseaux
n'est pas la même que celle de l'homme, et
M. Vignal est venu encore l'appuyer par une
expérience qui prouve que le faisan auquel on
inocule des quantités de bacilles de Koch ne
contracte néanmoins nullement la tuberculose.

Malgré ces preuves démontrant jusqu'à
l'évidence la différence fondamentale qu'il y
a entre la tuberculose des oiseaux et celle des

---

(1) Il a été bien démontré au dernier *Congrès de la
tuberculose* (1891), que celle de l'homme, du bœuf, du
porc, du cheval et du chien, sont identiques.

mammifères, quelques expérimentateurs ont plaidé néanmoins ce que l'on pourrait appeler les circonstances atténuantes ; ainsi MM. Courmont et Dor d'une part, et MM. Cadiot, Gilbert et Roger, d'autre part, sont venus apporter, au *Congrès de la Tuberculose*, des expériences de demi-contagion, si l'on peut dire, où ils ont réussi, avec des cultures de bacilles de tuberculose humaine, à donner à des oiseaux, par injection intra-veineuse, une tuberculose ébauchée, impuissante à tuer une poule ; ce qui les porte à admettre néanmoins que les deux bacilles, tout en étant de races différentes, sont de la même espèce !

Quoi qu'il en soit, toutes ces expériences démontrent que, dans les conditions ordinaires, par contact ou par ingestion alimentaire, la tuberculose des oiseaux n'est pas transmissible aux mammifères et réciproquement.

C'est là tout ce qui intéresse les éleveurs et les amateurs d'animaux, et même les hygiénistes.

Traitement. — Le traitement de la phthisie, chez les oiseaux, doit être surtout préventif, car il n'y a pas encore de traitement curatif bien certain, pas plus contre la phthisie tuberculeuse aviaire que contre la tuberculose humaine.

Un parquet de faisans, une basse-cour de volailles, une volière d'oiseaux rares, ne sont jamais envahis par la tuberculose que lorsqu'on y introduit un oiseau étranger qui en est affecté. C'est un axiome qu'il ne faut jamais perdre de vue. Aussi est-il de bonne précaution, lorsqu'on fait l'acquisition de nouvelles volailles, de nouveaux faisans, surtout s'ils sont maigres, de ne pas les introduire immédiatement au milieu d'oiseaux bien portants ; il faut les tenir isolés dans un parquet ou une volière à part, qui deviennent ainsi un véritable lazaret, pendant quelques semaines, une quinzaine de jours au moins, et ce n'est que quand on sera bien sûr de leur état de santé, qu'on sera autorisé à les joindre aux autres.

La maigreur est en effet le seul signe extérieur que présente un oiseau phthisique, maigreur qui s'accompagne d'une certaine respiration accélérée, car il ne tousse pas comme l'homme, les poumons étant rarement le siège de là tuberculose.

Si, malgré une alimentation abondante et bien nutritive, l'oiseau n'acquérait pas d'embonpoint, il vaudrait mieux alors le sacrifier, que d'exposer les autres volatiles à contracter la terrible tuberculose, maladie la plus grave de la gent ailée, tant à cause de son caractère incurable que de ses propriétés contagieuses.

Si un oiseau tuberculeux vient à être sacrifié, il faudra bien se garder de jeter ses entrailles et ses viscères sur le fumier ou tout autre endroit fréquenté par d'autres oiseaux, des gallinacés surtout qui, toujours friands de matière animale, ne manqueraient pas de picorer ces débris et de s'infecter. On a vu ainsi trop souvent des basses-cours complètement décimées parce que des ménagères ou des cuisinières auraient commis cette imprudence. Il faut enterrer profondément avec de la chaux ou mieux brûler les viscères provenant d'oiseaux tuberculeux.

La tuberculose se communique, entre oiseaux vivants, par les aliments ou les boissons tachés par les déjections des oiseaux malades ; les déjections entraînent avec les excrétions biliaires des myriades de bacilles ou de spores qui sont les agents de la transmission de la maladie. De là l'indication d'isoler immédiatement les malades ou les suspects et de disposer les aliments et les boissons dans des vases où ils ne puissent être salis. Le sol des parquets et des poulaillers, aussi bien que les parois, les perchoirs, et tous les ustensiles qui peuvent être en contact avec les oiseaux, doivent être tenus avec la plus extrême propreté et fréquemment désinfectés avec une solution de Crésil-Jeyes à 2 pour 100 d'eau.

Si l'on voulait essayer de traiter des oiseaux soupçonnés d'être atteints de la tuberculose, le dernier *Congrès* a montré que, si l'on n'est pas encore en possession d'un traitement certain de cette terrible affection. Cependant quelques substances ont été reconnues jouir d'une certaine efficacité, telles sont les inhalations créosotées, les injections sous-cutanées d'huile créosotées. On pourra les essayer chez des volailles de prix parfaitement isolées. Ainsi, au moyen d'un appareil à pulvérisation, on ira faire chaque jour un nuage d'eau créosotée autour du volatile malade, ou bien on lui fera ingérer une ou deux gouttes par jour d'huile créosotée. Mais en définitive, lorsque l'on possède une basse-cour, des parquets, ou des volières bien peuplées, on aura toujours avantage à sacrifier les malades, ou même les suspects, et à désinfecter ensuite à fond comme nous l'avons indiqué.

Congestion pulmonaire. — La congestion pulmonaire n'est autre qu'une réplétion de tout le système vasculaire si abondant dans les poumons, réplétion qui a pour conséquence l'écrasement des bronches et de leur division, et la mort par asphyxie.

Cette maladie peut être causée par un refroidissement de la surface du corps, refroidissement qui chasse le sang des parties périphériques et l'amène en excès dans les organes internes; c'est ce qu'on appelle une répercussion.

La congestion pulmonaire par refroidissement s'observe sur les oiseaux qui sont en mue et chez lesquels la peau en travail est d'autant plus sensible au froid. Elle s'observe aussi chez les jeunes oiseaux de quelques jours, privés des soins d'une mère sous les ailes de laquelle ils pourraient se réchauffer, ou faisant partie d'une trop grande couvée, ce qui produit la même conséquence. Les jeunes faisans, surtout ceux qui appartiennent à des espèces exotiques, y sont très sujets sous nos climats, particulièrement lorsque les temps humides et froids se prolongent pendant tout le printemps et même tout l'été, comme cela a été le cas cette année (1891) ; aussi le nombre des morts par congestion pulmonaire a-t-il été très considérable dans ces derniers temps et nous avons eu à constater cette affection, non-seulement sur les faisandeaux d'espèces rares ou indigènes, mais aussi sur des poulets, des paonneaux, des oisons, des colineaux, etc.

Les adultes n'ont pas été épargnés, surtout les adultes d'espèces exotiques, car nous avons constaté la mort par congestion pulmonaire sur des tragopans, des faisans vénérés et dorés, des perdrix, des colins ; plus rarement sur nos gallinacés indigènes.

En indiquer les causes, c'est en indiquer les moyens préventifs, car un oiseau malade de congestion pulmonaire est un oiseau mort, et on ne reconnaît guère la nature de la maladie qu'à l'autopsie ; l'oiseau est le plus souvent trop peu de temps malade pour qu'on s'en aperçoive. Donc, un ou deux sujets d'un élevage succombant à la congestion pulmonaire, on s'attachera à préserver les autres de la même maladie en les tenant au chaud, à l'abri des intempéries et en évitant de les exposer au froid lorsqu'ils sont en mue.

Congestion pulmonaire apoplectique. — Il est une congestion pulmonaire très fréquente sur les petits oiseaux de volière — surtout sur les perruches —, qui n'est qu'une variété de

l'apoplexie qui les frappe si souvent : le
coup de sang, au lieu de se porter sur le cerveau, se porte sur les poumons, voilà toute
la différence, et ici, il y a aussi un véritable
épanchement de sang, soit dans les mailles
du tissu pulmonaire, soit même en dehors
de ces organes, car nous avons constaté souvent, en faisant des autopsies de ces volatiles, une véritable hémorrhagie dans les sacs
aériens, provenant d'une déchirure des poumons.

Cette congestion pulmonaire apoplectique a
pour cause l'état pléthorique, une trop grande
richesse de sang, qui est épais et circule difficilement dans les vaisseaux. Cet état du sang
est lui-même dû à l'usage trop longtemps prolongé d'une même espèce de graine très nourrissante, à l'absence de variété dans l'alimentation, de verdure et de graines vertes ou de
fruits pulpeux, avec lesquels les oiseaux
aiment à varier leur régime granivore ; enfin
au manque d'exercice et d'espace nécessaire
pour pouvoir se livrer à une gymnastique indispensable à la santé.

On préviendra la congestion pulmonaire
apoplectique par l'application de toutes les
mesures hygiéniques qui s'opposent à l'état
pléthorique, mesures qui consistent à donner
le plus d'espace possible afin que les oiseaux
puissent prendre de l'exercice, et à varier l'alimentation en introduisant la verdure, les
graines vertes et les fruits pulpeux dans le
régime ; on y ajoutera des boissons alcalines

au moyen de quelques grains de bicarbonate de soude dans l'eau de boisson.

Nous ne parlons pas d'un traitement curatif pour cette affection, car la maladie a une marche beaucoup trop rapide pour qu'on puisse en appliquer un. Du reste il serait le même que celui que nous indiquerons en traitant de la congestion cérébrale au chapitre des maladies des appareils nerveux et sanguin.

Pneumonie séreuse ou **Pleurésie hydropique**. — La pneumonie est plus rare chez les oiseaux que la congestion, bien qu'elle ne soit qu'un degré plus avancé de cette dernière maladie; c'est que la mort permet rarement à la congestion pulmonaire de se transformer en pneumonie.

La pneumonie, chez les oiseaux, est rarement sous forme d'hépatisation, comme chez les mammifères. Nous dirons même que nous n'avons jamais rien vu qui lui ressemblât. Lorsque l'oiseau a résisté à la congestion ou que celle-ci n'a pas été assez violente pour l'emporter rapidement, il se fait par les bronches une abondante sécrétion liquide qui, d'une part, est rejetée par les narines sous forme d'un écoulement sanieux, d'autre part va remplir les sacs aériens, qui, comme on sait, sont largement en communication avec les bronches.

Ce liquide, qui remplit les sacs aériens, est ordinairement albumineux, et, quand on fait l'autopsie d'oiseaux qui ont succombé à cette

affection, on trouve ces sacs remplis d'un
liquide gélatiniforme, d'autres fois séro-san-
guinolent parce qu'il y a du sang des poumons
mêlé à ce liquide; dans ce dernier cas, celui
qui s'échappe par les narines et qu'on trouve
dans la trachée après la mort, est rougeâtre et
mousseux.

La pneumonie séreuse est aussi sûrement
mortelle que la simple congestion par suite de
l'obstacle qu'elle oppose au fonctionnement
des poumons.

Elle s'accuse pendant la vie par l'écoulement
caractéristique des narines et par la grande
difficulté de la respiration; mais ces symptômes sont rarement perceptibles à cause de la
rapidité avec laquelle la mort arrive. C'est
pourquoi on ne confondra pas cette maladie
avec le catarrhe nasal analogue au premier,
mais plus infect, qui n'est pas si rapidement
mortel, et est même souvent guérissable,
comme nous l'avons déjà dit.

Les causes de la pneumonie séreuse, qui est
tout à fait l'analogue de la pleurésie de
l'homme et des grands animaux, sont les
mêmes, c'est-à-dire qu'elle est toujours due à
un refroidissement, comme la congestion. Pour
prévenir son développement il faudra prendre
exactement les mêmes précautions que nous
avons déjà indiquées, pour prévenir la congestion pulmonaire simple.

CHAPITRE III

L'appareil circulatoire se compose, comme
nous savons, du cœur, véritable pompe aspirante et foulante chargée de pousser le sang
dans toutes les parties du corps par le moyen
des vaisseaux artériels, et de le ramener de
partout quand il a servi à la nutrition par le
moyen des vaisseaux veineux ; enfin, de ren-
voyer ce sang impur par les artères pulmonaires, dans les poumons, où il se revivifie
au contact de l'air, et de le ramener des poumons dans sa principale cavité par les veines
pulmonaires ; c'est ce sang revivifié qui est
envoyé dans tous les points du corps par les
artères.

Nous avons vu aussi que le cœur est composé de deux ventricules et de deux oreillettes
où plutôt de deux cœurs adossés l'un à l'autre :
le cœur droit chargé de la petite circulation
ou circulation pulmonaire, et le cœur gauche
chargé de la grande circulation ; aussi ce dernier a-t-il ses cavités beaucoup plus épaisses
et beaucoup plus résistantes en raison de la
somme de travail plus grande qu'il est chargé
d'exécuter. Les deux cavités du cœur droit

sont au contraire très faibles, et beaucoup plus faibles chez les oiseaux que chez les quadrupèdes ; aussi nous verrons que les déchirures des parois de ces cavités sont fréquentes chez les oiseaux. Il en est de même des veines : elles se rupturent assez fréquemment dans l'intérieur du corps et causent alors des hémorrhagies mortelles.

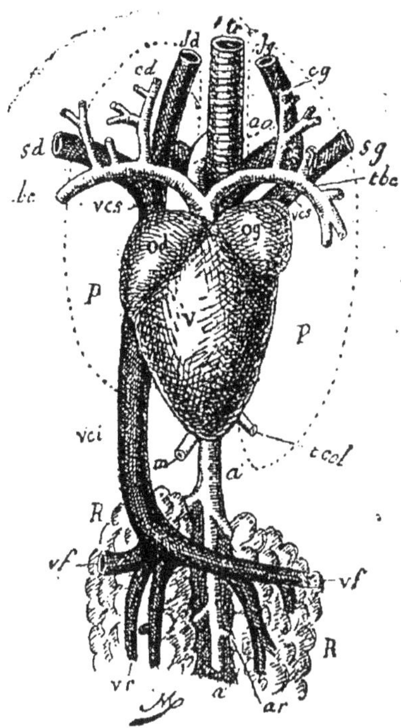

Fig. 28. — Cœur et troncs artériels et veineux du Cygne.

C, ventricules ; *Od*, oreillette droite ; *Og*, oreillette gauche ; *a*, crosse aortique ; *t b c*, tronc brachio-céphalique ; *cd*, carotide droite ; *cg*, carotide gauche ; *a*, aorte abdominale ; *t c o l*, tronc cœliaque ; *r*, artères rénales ; *R*, reins ; *P*, poumons ; *tr*, trachée ; *jd*, jugulaire droite ; *jg*, jugulaire gauche ; *sd* et *sg*, veines sous-clavières droite et gauche ; *v c s*, veines caves supérieures ; *v c i*, veine cave inférieure ; *vf*, veine fémorale ; *vr*, veines rénales.

Le cœur est contenu dans un sac spécial qu'on appelle le *péricarde*, tapissé par une membrane séreuse, très fine et très sensible, et dans lequel sac il bat.

Enfin l'appareil circulatoire charrie le *sang*

liqueur de couleur rouge, constituée microscopiquement par des globules plats, ovales, à.noyau, qui nagent dans un serum, ou liquide albumineux, incolore (voyez la fig. 29 ci-après). La quantité de sang est relativement peu considérable chez les oiseaux, aussi les hémorrhagies et les blessures sanglantes sont-elles rapidement mortelles.

Péricardite. — Nous avons constaté assez fréquemment l'inflammation du péricarde dans nos autopsies d'oiseaux. Cette inflammation se caractérise par la présence d'une grande quantité de liquide gélatineux dans le sac péricardiaque ou par la présence d'un liquide plus clair, peu abondant, mais accompagné de fausses membranes tapissant la surface du cœur et quelquefois accolant la paroi du péricarde au cœur lui-même. La conséquence de cette maladie, surtout quand elle revêt la seconde forme, c'est la mort par arrêt des fonctions du cœur.

La cause déterminante de la *péricardite* est, d'habitude, un refroidissement, comme pour la pneunomie et l'hydropisie gélatiniforme des sacs aériens, avec lesquels le péricarde a une grande analogie. Mais il y a une cause prédisposante qui est la même que chez l'homme et le cheval, chez lesquels on constate assez fréquemment la péricardite, c'est la diathèse rhumatismale ou goutteuse, qui est évidente chez certains oiseaux, comme les pigeons, les colombes, les perroquets et perruches, chez lesquels nous avons constaté particulièrement l'hydropisie gélatiniforme du péricarde ; nous l'avons aussi constatée quel-. quefois chez des faisans d'espèces rares, les Vénérés, les Swinohë, et chez les volailles ordinaires, souvent après boiteries pendant la vie.

La péricardite, avec fausses membranes, ressemblant à un enduit plâtreux étendu à la surface du cœur, nous a été présentée par des canards, des poules, un paon et un perroquet.

Ce n'est guère qu'à l'autopsie que l'on constate la péricardite, et, si le renseignement que l'on acquiert ainsi est trop tardif pour l'oiseau même qui le fournit, il donne une précieuse indication pour les autres, que l'on préservera de la même affection en combattant les causes déterminantes et prédisposantes, les premières en disposant la volière de manière à éviter les brusques changements de température et l'humidité, les secondes, en alcalinisant l'eau de boisson par quelques grains de bicarbonate de soude.

Endocardite. — La face interne du cœur et des oreillettes est tapissée par une membrane séreuse très fine que l'on appelle *endocarde*. Cette membrane est susceptible d'inflammation comme le péricarde, mais, à ce qu'il paraît, bien moins fréquemment, car, dans les nombreuses autopsies d'oiseaux que nous avons pratiquées depuis vingt ans, nous n'avons encore constaté l'endocardite que deux fois : une fois chez une perruche ondulée et une fois chez un poulet ; chaque fois c'était l'intérieur de l'oreillette droite qui était affecté et qui était le siège d'un dépôt gélatiniforme en voie d'organisation.

L'endocardite a aussi pour conséquence une mort rapide, par suite de la perturbation que l'affection apporte aux fonctions si importante du cœur.

Les causes sont les mêmes que celles de la péricardite, aussi bien que les enseignements à tirer d'une autopsie dans laquelle on la constate, car ce n'est qu'ainsi qu'on a connaissance de cette affection.

Rupture du cœur et des vaisseaux. — Les hémorrhagies mortelles par suite de rupture du cœur et des vaisseaux sont fréquentes chez les oiseaux. Nous avons dit que les parois du cœur droit, c'est-à-dire du ventricule et de l'oreillette, sont très minces, surtout celles de l'oreillette, aussi ce sont principalement ces organes qui se déchirent et qui donnent lieu à l'hémorrhagie en question.

Nous avons constaté l'hémorrhagie interne par suite d'une rupture de l'oreillette droite chez un pigeon paon, chez un pigeon Nicobar, chez un jeune lophophore, chez deux serins hollandais, chez un perroquet gris, chez une poule du Houdan ; par rupture du cœur droit, chez une poule Java noir, chez un coq Brahma et chez deux perruches ondulées ; par rupture des vaisseaux pulmonaires, chez un dindon sauvage, une femelle de colin, une perruche ondulée, une perruche du Sénégal et une perruche Edwards.

Les causes de ces hémorrhagies par rupture cardiaque ou vasculaire sont prédisposantes et déterminantes. Les causes prédisposantes sont toujours l'état pléthorique de l'oiseau, c'est-à-dire une trop grande abondance de sang qui est en même temps trop plastique, ce qui rend difficile sa circulation. Nous n'avons jamais remarqué chez les oiseaux la cause prédisposante si fréquente chez l'homme en pareilles circonstances, c'est-à-dire des tumeurs anévrismales ou de véritables anévrismes du cœur : l'examen des parois du cœur ou des vaisseaux après leur rupture ne nous a jamais montré de différence avec les organes correspondants d'un oiseau parfaitement sain.

Les causes déterminantes de ces ruptures sont souvent, nous en sommes convaincu, une brutalité, une compression par des mains qui ne savent pas manier les oiseaux; souvent aussi, une véritable attaque d'apoplexie.

Les hémorrhagies internes sont, on le comprend, rapidement mortelles; en effet, les oiseaux tombent comme frappés d'un coup de foudre et ne se débattent pas longtemps. Il n'y a donc rien à faire à l'oiseau frappé, mais sa mort doit servir d'enseignement pour préserver ceux qui sont sous le coup d'une semblable affection. Il faudra donc s'attacher à combattre les causes prédisposantes et à éviter les causes déterminantes.

Les perroquets, les perruches et les oiseaux rares étant plus prédisposés à cet accident que les autres, on devrait leur donner constamment de l'eau alcalinisée au bicarbonate de soude pour boisson, varier le plus possible la nourriture qui devra se composer en grande partie de fruits et de graines vertes; enfin, éviter par tous les moyens la pléthore et tout ce qui prédispose à l'apoplexie.

Apoplexie. — L'apoplexie est une maladie extrêmement fréquente, surtout sur les petits oiseaux de volière et sur les Psittacidés; ce n'est autre chose qu'une congestion cérébrale avec hémorrhagie à la surface du cerveau ou dans les interstices des lobes. On comprend que cette affection, dont la conséquence est la gêne et même l'arrêt complet des fonctions cérébrales, soit extrêmement grave; en effet, la mort en est la conséquence ordinaire, et même la mort foudroyante.

Les oiseaux que nous avons reconnus être le plus sujets à l'apoplexie sont, en première ligne, ceux qui appartiennent à la famille des Perroquets ou Psittacidés et, parmi ceux-ci, les perruches et surtout les perruches ondulées; puis viennent les perruches Edwards, les inséparables, les omnicolores, les perruches de Pennant, de Burcke, les bonnets-bleus, le loris royal, les callopsites, les amazones et les perroquets gris ; les grands perroquets y paraissent moins sujets. Les petits oiseaux de volière, surtout les exotiques, tels que cous-coupés, veuves, papes, diamants, calfats, cape de more, moineaux mandarins, travailleurs, meurent ordinairement d'apoplexie ; les indigènes en sont atteints moins fréquemment, à l'exception, toutefois, des serins hollandais qui, sous ce rapport, sont aussi délicats que les bengalis. Enfin, nous n'avons constaté cette affection que très rarement sur les oiseaux de parquets ou de basse-cour ; les seuls oiseaux de ce genre sur lesquels nous ayons constaté l'apoplexie, sont quelques poules grasses à l'excès, un faisan doré, une jeune pintade en mue et une cane mandarine.

Il est rare que l'on puisse reconnaître l'existence de l'apoplexie chez un oiseau pendant la vie ; le plus souvent, il tombe comme foudroyé, et on le trouve mort sans l'avoir vu malade. Il suffit, pour reconnaître la cause de la mort sur le cadavre, d'arracher les plumes du crâne et de soulever la peau de la même région ; on voit alors des taches rouges noirâtres que la transparence des os du crâne permet de constater à la surface du cerveau ; ces taches sont, soit à la base, soit en avant près du bec, soit sur les côtés près des orbites, soit au milieu, très larges et uniques ou nombreuses et petites.

Si le hasard fait qu'on soit présent à une attaque d'apoplexie chez un oiseau de volière, une perruche ondulée par exemple, voici ce qu'on constate : L'oiseau s'élance brusquement d'un perchoir à l'autre, donne tête baissée contre le grillage, puis tombe sur le sol et y reste sans mouvement. Si on le prend, il ne se défend pas, ouvre le bec, respire avec difficulté et en haletant, l'œil se voile, la tête s'incline et l'oiseau meurt. D'autres fois, la scène est différente : on voit l'oiseau sur un perchoir inférieur, comme endormi, si on cherche à le réveiller, il tourne sur son perchoir en fermant les yeux, tombe à la renverse, s'agite follement en tous sens, et se précipite sur les parois de la cage en aveugle ou comme un fou.

Quatre-vingt-dix-neuf fois sur cent, l'apoplexie est mortelle chez les oiseaux ; nous indiquons plus loin un moyen de guérison qui a assez bien réussi a un de nos abonnés.

Causes. — Les causes prédisposantes de l'apoplexie sont l'état pléthorique, dû lui-même à une hygiène mal appropriée à la nature de l'oiseau. Plus la nourriture et les soins que nous donnons à nos oiseaux de volières s'écartent de ce qu'ils reçoivent quand ils sont en liberté et dans leurs pays d'origine, plus ils sont sujets à l'apoplexie. Ainsi les perruches aussi bien que les autres petits oiseaux que nous avons signalés comme décimés, en captivité, par l'apoplexie, ne sont pas essentiellement granivores mais bien réellement omnivores ; ils mangent des baies et des graines fraiches de toutes sortes de graminées, de l'herbe, et même, les perruches, de l'écorce de bois tendre. Comment est remplacée, en captivité, cette alimentation variée et succulente? Ecoutons ce que nous disait un de nos correspondants, M. R. de B... en 1879 :

« Pour soutenir les perruches pendant la longue traversée d'Australie en Europe, les commissionnaires chargés de ce transport leur jettent en abondance les graines provenant de certaines plantes indigènes, puis il y mêlent l'alpiste, le millet, l'avoine, etc., pour qu'elles s'habituent peu à peu à la nourriture à laquelle elles seront bientôt réduites. Mais cette alimentation est sèche et beaucoup trop nourrissante. A Londres, chez les naturalistes qui les reçoivent en immense quantité pour les répandre ensuite dans toute l'Europe, les perruches australiennes sont nourries à l'alpiste, au millet, puis, et c'est un tort, au maïs et au chènevis. Le maïs à la propriété d'engraisser outre mesure, le chènevis échauffe ; comme il y a loin de cette nourriture restreinte à l'alimentation variée du pays natal! Ajoutez à cela que l'oiseau enfermé dans des cages étroites n'a plus d'autre distraction que de manger. Toute la journée il mange et, comme les graines alibiles lui sont servies à profusion, sous prétexte qu'un régime fortifiant est indispensable après un long et pénible voyage, il en résulte que la perruche est devenue au bout de quelques semaines tellement épaisse, tellement gonflée de graisse que l'apoplexie la frappe inévitablement.

« Une autre cause d'apoplexie est la privation d'accouplement. La perruche, comme tous les autres petits oiseaux, est d'un tempérament sanguin et d'une constitution robuste ; l'attachement tout particulier que le mâle témoigne à la femelle prouve qu'il est doué des facultés sexuelles les plus développées. Dans les contrées qu'elles habitent à l'état libre, les perruches font quatre ou cinq nichées consécutives, se donnant à peine le temps de voir sortir leurs petits du nid avant de recommencer une nouvelle ponte ; le mâle surtout fait preuve d'une force particulière, fécondant sa femelle, la nourrissant au nid, puis les petits, et recommençant cet exercice très fatigant jusqu'à la fin de la saison des amours ; on peut en tirer cette conclusion avec certitude, c'est que cet oiseau est, par ses facultés supérieures, à l'abri de l'épuisement.

« La perruche captive se reproduit aisément, mais dans des conditions moins normales. Si l'on se procure une paire de perruches d'importation, il faudra attendre une saison entière pour qu'elles se fassent à la volière ; avant qu'elles songent même à s'accoupler, elles devront subir une mue complète, modifier leur genre de vie, assouplir leur caractère, s'accoutumer à l'aspect du grillage qui les emprisonne, et se contenter de l'espace plus ou moins étroit dans lequel elles auront à établir leur ménage. Bref, on ne doit espérer de reproduction que d'un oiseau complètement fait. La perruche importée, si elle présente quelques difficultés à s'acclimater, est, sous le rapport de la production, préférable à l'indigène, car, devenue oiseau de volière, elle produira parfaitement et plus abondamment : mais que se passera-t-il chez la perruche pendant cette durée d'épreuves ? Le sang s'épaissira, la graisse gonflera la peau, la pléthore gagnera le sujet et, si l'on n'a soin, par l'alimentation, de combattre ces dispositions dangereuses, l'apoplexie surviendra et emportera l'oiseau.

« La disposition à l'apoplexie ayant pour cause la privation à l'accouplement est un phénomène physiologique tellement certain chez les Psittacidés, que, d'après nos remarques les plus suivies, ce sont presque uniquement les mâles qui en sont atteints ; les mâles perruches qui n'ont pas été accouplés tombent fréquemment de ce mal ; ceux qui ont été pères de plusieurs nichées n'en sont que très rarement frappés ; les femelles ne sont presque jamais atteintes d'apoplexie, mais elles ont contre elles la ponte qui les fait périr quelquefois. »

Tout ce que nous venons de dire sur les causes de l'apoplexie chez les perruches, s'applique aux petits oiseaux, et ce sont à peu près les seules ; chez les gallinacés et les pigeons, il y en a d'autres, outre la cause prédisposante générale que nous avons déjà signalée, la pléthore ou excès d'embonpoint : Chez un coq Yokohama, nous avons constaté l'apoplexie comme conséquence d'une frayeur : il avait été poursuivi pendant un moment et pris dans un filet avec d'autres poules de sa race. Un faisandeau qui, avec plusieurs autres, vivait renfermé, mis tout à coup au grand soleil, a été frappé d'une congestion cérébrale apoplectique par suite d'une véritable insolation.

Enfin, un pigeon pris dans les barreaux d'une volière, où il s'était débattu pendant quelque temps et d'où il s'était spontanément dégagé, a été trouvé le lendemain mort d'une congestion cérébrale.

Traitement. — Le traitement de la congestion cérébrale apoplectique doit être surtout préventif, car il est rare que l'on puisse instituer un traitement actif et efficace chez un oiseau qui vient d'être frappé d'apoplexie ; cependant chez les poules à crêtes et même chez les perruches, on a pu en sauver qui venaient d'être frappées. Chez une poule, chez laquelle la crête très gonflée dépassait la pointe du bec et dont la couleur rouge foncé indiquait clairement une congestion cérébrale imminente accusée aussi par une démarche titubante et l'inappétence, une ponction donnant écoulement à une certaine quantité de sang noir sauva l'oiseau radicalement. Une perruche ondulée, frappée d'apoplexie, fut sauvée par son propriétaire, notre correspondant, M. de B..., de la manière suivante : il lui arracha d'abord deux ou trois grandes plumes de l'aile et lui fit avaler quelques gouttes d'huile de ricin ; l'oiseau se trouva mieux, mais les attaques recommencèrent dans la journée : nouvelle dose d'huile de ricin et nouvelle extirpation de plumes qui, cette fois, n'eurent aucun effet. Le mal de l'oiseau empirant, M. de B... eut l'idée de lui faire prendre un bain de pied aussi chaud que ses doigts purent le supporter, et, malgré les défenses de l'oiseau, il recommença trois ou quatre fois; les pattes devinrent rouges, et la perruche remise en cage parut très soulagée. Le traitement fut continué pendant deux jours, et l'amélioration fut très marquée le troisième jour, bien que les yeux parussent toujours pris. Enfin, le quatrième jour l'oiseau était guéri mais impotent, ne pouvant étendre les doigts et comme paralysé des pattes; mais cet effet des bains disparut au bout de quelques jours, aidé en cela par des frictions d'huile de laurier.

Nous pensons que l'huile de ricin et surtout les bains de pied chauds, constituent les parties essentielles du traitement; l'arrachage des plumes est inutile, puisqu'il n'est pas suivi d'émission du sang; il serait remplacé avec avantage par une petite saignée au pli de l'aile, que l'on pratique en piquant avec une lancette la veine qui est très visible et saillante en ce point qui est dénudé.

On peut donc, dans certaines circonstances, soigner avec succès un oiseau frappé d'apoplexie, mais le traitement préventif est encore celui auquel on doit le plus s'attacher.

Un des meilleurs préservatifs de l'apoplexie est l'exercice, mais on la prévient aussi très bien par le régime. Si les oiseaux sont dans une grande volière, il ne seront que mieux préservés du mal en question. C'est par le genre de boisson et par le choix des graines que l'on arrive à diminuer l'embonpoint et, par suite la prédisposition ; quelques prises de bicarbonate de soude jetées chaque jour dans l'abreuvoir constituent un excellent moyen. Quant aux graines, s'il s'agit de perruches et de petits passereaux exotiques, on s'en tiendra à l'alpiste et au millet, en donnant un peu d'avoine (aux perruches) et un peu de tournesol à l'époque de l'accouplement ; à ces graines sèches, il faudra toujours joindre du millet en grappes qui est vert pendant l'été, puis beaucoup de verdure, tel que seneçon, mouron, laitue ; de l'herbe en touffes et des fruits si les oiseaux veulent y goûter. Nous recommandons aussi les baies et la pulpe de pruneaux, en ayant soin d'augmenter le vert et la pulpe et de diminuer les graines si on voit les oiseaux s'engraisser et dormir trop souvent.

Enfin, un excellent moyen, qui nous a été indiqué par un de nos amis ayant continuellement des petits oiseaux en cage et dont il se trouvait fort bien, consiste à ne pas distribuer de graines un jour par semaine et à ne pas nettoyer la cage ce jour-là. L'exercice auquel se livrent les oiseaux pour chercher les graines égarées et cette sorte de demi-diète, constituent un excellent préservatif de l'apoplexie ; il a fait ses preuves sous nos yeux.

Choléra des Gallinacés. — Le choléra des volailles n'est certainement pas une maladie nouvelle, car, à différentes époques, les Annales et publications agricoles ont parlé de maladies épidémiques sévissant sur les volailles et dans quelques-unes desquelles il est facile de reconnaître celle qui nous occupe. C'est le cas de la maladie qui ravagea la Lombardie en 1789, et dont Chabert donne la relation de ses *Instructions vétérinaires*. C'est le cas aussi de celle qu'on observa en 1830 aux environs de Paris et dont Huzard a donné la description dans les *Annales de l'Agriculture française* en 1832.

En 1849, elle reparut dans le département de la Seine et les département voisins. Elle s'y remontra en 1851 et fut étudiée à cette époque par Renault, alors directeur de l'École d'Alfort et par Delafond, professeur à la même École, et nos deux éminents maîtres, dont nous étions alors l'élève et le dessinateur à tous les deux, après avoir fait les mêmes autopsies, exécuté les mêmes expériences de transmission, conclurent, le premier, que la maladie en question était une espèce de choléra qu'il nomme *choléra des poules*, et le second, que c'était une *affection charbonneuse*; c'est le premier nom qui a prévalu, bien que le nom de *typhus*, donné précédemment par les auteurs italiens, et plus tard, en 1864, par le Dr Lemaistre qui l'étudia encore dans la Haute-Vienne, eût été peut-être plus convenable; c'est sous ce nom, qu'en 1877, nous avons nous-mêmes publié une étude complète de cette affection dans l'*Acclimatation*.

En 1877, M. Perroncito, en étudiant cette maladie, découvrit dans le sang le ferment qui la cause et constatait que c'est un *micrococcus*. Peu après, M. Toussaint, professeur à l'Ecole vétérinaire de Toulouse, confirmait cette découverte et démontrait par des expériences positives, que cet infiniment petit, que ce *microbe*, qu'on ne voit qu'au microscope et à un grossissement de cinq à six cents fois en diamètre, est bien la seule cause du choléra des volailles et l'agent de la contagion et de sa propagation. Nous en donnons la figure plus loin.

Enfin, M. Pasteur, en 1880, reprit cette question ; il isola, par des cultures pures dans le bouillon de poule, le micro-organisme dont il s'agit, pratiqua des inoculations dans le tissu cellulaire des poules au niveau du muscle pectoral et produisit des tumeurs de ce muscle dont il décrivit l'anatomie pathologique, et, par le procédé d'atténuation dont il est l'inventeur, il réussit à obtenir un vaccin, un virus atténué, avec lequel les volailles peuvent être préservées.

Définition et symptômes de la maladie. — Le choléra des poules est donc une affection parasitaire, causée par un microbe spécial et caractérisée surtout par des symptômes généraux et assez souvent par une diarrhée profuse.

Les symptômes se déroulent parfois avec une grande rapidité et passent presque inaperçus ; on trouve souvent l'oiseau mort sans l'avoir vu malade.

Si la maladie marche plus lentement, on voit l'oiseau triste, les ailes tombantes, le plumage hérissé, la démarche traînante, la tête basse et rengorgée ; il ne gratte plus le sol, recherche le soleil pour se réchauffer et ne mange plus ; sa crête est violacée puis noire ; enfin, il s'éteint sans faire de mouvements ou après avoir présenté quelques secousses convulsives.

D'autres fois les poules atteintes tombent dans un coma profond et meurent au bout de quelques heures, toujours en présentant une crête violette.

Le plus souvent, la marche de la maladie est très rapide et, en quelques minutes, les volailles succombent ; quelques-unes sont saisies pendant qu'elles courent, frappées d'un coup de sang d'une manière foudroyante ; d'autres, un instant après avoir mangé, pondu ou chanté. Un de nos correspondants, éminent journaliste qui habite la banlieue de Paris et qui a la passion des volailles, ayant eu, en 1877, une basse-cour ravagée par le choléra des poules et ayant assisté à l'attaque par la maladie d'un très beau coq Crèvecœur, nous a dépeint la scène de la manière suivante :

« Il m'a été enlevé en quelques heures et
« j'ai assisté aux débuts de la crise qui a été
« assez curieuse à observer. Le coq était sur
« une pelouse et je l'observais précisément,
« lorsque je le vois tout à coup s'élever en

« ligne perpendiculaire comme le fait un
« faisan. Le saut a été au moins d'un mètre
« et demi ; les ailes battaient l'une après
« l'autre comme celles d'un moulin à vent ;
« on eût dit que mon coq venait de recevoir un
« coup sur la tête. Je compris qu'il venait
« d'être atteint du mal ; je le recommandai aux
« soins de mon jardinier et je partis pour Pa-
« ris ; à mon retour, il était mort »

Autopsie. — Lorsqu'on ouvre un gallinacé
mort du choléra on trouve les muscles (la chair)
à l'état normal, mais tous les vaisseaux gorgés
d'un sang noir. Le foie est ordinairement
volumineux, de couleur rouge brun, ou marbré
de jaune avec les bords de couleur noir d'encre, et très friable, s'érasant, se déchirant avec
une grande facilité ; il peut avoir aussi la consistance et la couleur normale, c'est quand la
mort est arrivée brusquement. Dans ce dernier
cas, les intestins ne présentent pas non plus
d'altérations, mais si la maladie a duré vingt-
quatre ou quarante-huit heures, ce qui est la
limite extrême, la partie de l'intestin grêle la
plus rapprochée du gésier présente, sur une
longueur de 15 ou 20 centimètres, une muqueuse rougeâtre par places ou tachée de
plaques plus foncées d'une couleur rouge brun,
véritables pétéchies en pointillé, et même sur
ces taches on voit des ulcérations bien évi-
dentes. Le contenu de l'intestin est jaune-
muqueux et très souvent maculé de sang.

Le cœur présente le long du sillon coronaire
qui marque la limite entre les oreillettes et les

ventricules, un fin piqueté de petites pétéchies noires. Il en existe autant à l'intérieur. Le sang qui y est contenu se présente à l'état caillebotté ou sous forme d'un caillot noir très friable qui gonfle les oreillettes et souvent accompagné d'un caillot blanc (c'est dans le cas où la mort a été rapide); ou sous forme liquide, de couleur jus de mûre et tachant fortement

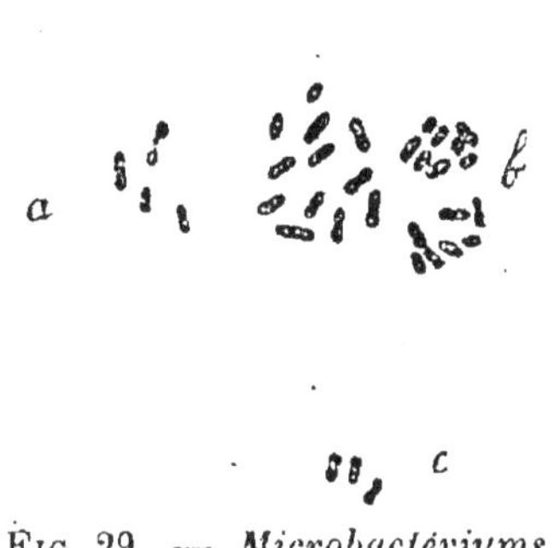

Fig. 29. — *Microbactériums* du choléra des volailles vus à un grossissement de 800 diamètres.

les doigts (quand la mort n'a pas été brusque).

Les poumons et le cerveau sont souvent le siège de suffusions sanguines passives qui n'occupent que des points limités et qui sont de véritables pétéchies.

Cause. — Lorsqu'on examine une goutte de sang étalée en couche très mince sur une lamelle de verre, on voit, en l'examinant au microscope à un grossissement de 5 à 600 diamètres, qu'il existe dans le sérum du sang, entre les globules, une foule de petits corps paraissant ronds, le plus souvent accolés deux à deux et animés d'un mouvement assez rapide. Ces corpuscules, examinés à un plus fort grossissement, à 800 diamètres par exemple, se montrent alors pour la plupart avec une forme un peu allongée et présentant en leur milieu une ligne claire qui simule un étranglement, ou même un véritable étranglement, car c'est par scission qu'ils se multiplient (fig. 29).

Ces corpuscules, dont la longueur est de 2 à 3 millièmes de millimètre, sont les *microbactériums du choléra des poules* et la preuve qu'ils sont bien la cause de cette maladie, c'est que, cultivés sur du bouillon de poule ou sur de la gélatine, ils se multiplient en colonies nombreuses ; et si on en inocule une parcelle à des poules saines elle leur transmet la maladie avec tous ses caractères.

Cette inoculation peut se faire en déposant quelques gouttes d'une culture sur des fragments de pain ou de viande qu'on donne aux volailles ; il s'en suit une diarrhée séro-muqueuse très abondante, suivie de phénomènes généraux de la maladie et de la mort.

Ce liquide diarrhéique, qui va sur le sol du poulailler, dans le fumier, dans toute la basse-cour, qui salit les graines qui y sont répandues et qu'absorbent ensuite les autres volailles, est rempli de microbes du choléra et devient une cause d'infection pour toutes les volailles qui y cohabitent.

Tous les oiseaux qui s'y trouvent, pigeons, faisans, dindons, pintades et canards qui absorberont des graines contaminées, où de l'eau salie par les déjections, contractent la maladie et en meurent. Les lapins consommant les mêmes graines ou inoculées à la lancette avec une goutte de sang, périssent également.

Ce qui prouve bien que la petite bactérie,

'le microbe en question, est la cause unique du choléra des gallinacés.

Traitement. — Le traitement des volailles malades n'est guère praticable en raison de la rapidité de la marche de l'affection. Ce à quoi on doit s'attacher, c'est à préserver celles qui restent et à éteindre le foyer de la contagion.

Il faudra immédiatement isoler tous les oiseaux sains qu'on s'empressera d'éloigner de la basse-cour infectée en les parquant autant que possible dans une prairie, après leur avoir, au préalable, lavé avec soin le bec et les pattes avec de l'eau aiguisée d'acide sulfurique dans la proportion de 2 grammes d'acide pour un litre d'eau et passé sur les plumes une éponge imbibée de la même solution — M. Pasteur a démontré que l'acide sulfurique étendu est le meilleur agent destructeur du microbe, du choléra des volailles.

Après l'évacuation de la basse-cour infectée, il faudra procéder à sa désinfection. Pour cela, après avoir enlevé toutes les ordures, gratté le sol de la basse-cour, les parois, perchoirs et ustensiles du poulailler, on les lavera avec soin avec une solution d'acide sulfurique étendu d'eau dans la proportion de 10 grammes d'acide pour un litre d'eau. On ferait même mieux de tout brûler et de reconstituer entièrement la basse-cour.

On attendra ensuite quelques semaines pour réoccuper les locaux désinfectés.

Comme préservatif pour les volailles saines qui ont été en contact avec les volailles cholériques, on pourra mêler, à leurs graines, ou mieux à une pâtée très nourrissante de restes de pain émiettés, de restes de viande hachés très menu, de son, de farine d'orge ou de maïs, le tout très peu mouillé de gros vin ou de cidre, une toute petite prise par tête de volaille de la poudre suivante :

Gentiane jaune pulvérisée. .	20	grammes.
Quinquina gris — .	10	—
Gingembre —	30	—
Sulfate de fer —	5	—

L'eau de boisson sera toujours additionnée de sulfate de fer dans la proportion de cinq grammes par litre, ou mieux d'acide sulfurique (deux grammes par litre d'eau).

Un de nos correspondants des Ardennes, chez lequel le choléra des poules sévissait en 1890, est arrivé à se débarrasser rapidement de cette maladie par le traitement suivant : il faisait prendre à ses malades — chez lesquels la maladie se manifestait par un coma profond et une mort rapide en quelques heures — et d'heure en heure, une cuillerée à café d'une solution à 5 0/0 de Crésyl-Jeyes et, après la troisième dose, toutes sans exception étaient guéries. Le poulailler était ensuite vigoureusement lavé au Crésyl. Par ce moyen, la maladie a radicalement disparu de chez lui quoique sévissant encore dans la localité.

Enfin, comme excellent préservatif, et même le meilleur, il y a la vaccination des poules menacées au moyen du vaccin préparé par le procédé Pasteur et qui consiste à atténuer, par l'action de l'oxygène, le virus même du choléra des poules.

Il y a deux vaccins de deux degrés différents que l'on inocule à huit jours de distance — (ce vaccin se trouve tout préparé, soit aux laboratoires mêmes de l'institut Pasteur, soit chez M. Fromage, pharmacien-vétérinaire, 20, rue Lebrun, à Paris). — Le manuel opératoire est des plus simples : c'est au bout de l'aileron que se fait l'inoculation, entre le doigt et le pouce, à droite pour le premier vaccin, à gauche pour le second. Ce lieu d'élection a été choisi pour ne pas abîmer la chair de la volaille, dans le cas ou une carie se formerait à l'endroit de la piqûre. Il n'est pas nécessaire d'arracher les plumes, on les écarte en les soufflant. On se sert, comme pour les vaccinations charbonneuses, d'une seringue Pravaz, et on prend les mêmes précautions en se servant des deux vaccins, l'un, plus atténué, que l'on inocule d'abord, et le plus fort que l'on inocule huit jours après.

En 1885, lors d'une épidémie de choléra des volailles qui sevissait aux environs de Senlis et qui n'épargnait aucune espèce de nos basses-cours, notre confrère, M. Cagny, a pratiqué avec le plus grand succès la vaccination des poules.

Le Choléra des Canards. — M. Geoffroy Saint-Hilaire avait observé plusieurs fois au

Jardin d'Acclimatation des épidémies qui enlevaient la presque totalité des canards domestiques; M. Milne Edwards au Muséum et des propriétaire de basses-cours, avaient fait souvent la même observation.

En 1888, une épidémie de ce genre sévit sur les canards appartenant aux diverses espèces domestiques qui constituent la belle collection que l'on admire au Jardin du Bois de Boulogne : les canards sauvages, sarcelles, pilets, siffleurs résistèrent; il y eût quatre-vingt-dix morts en dix jours. Un fait intéressant, c'est que l'épidémie sembla avoir suivi le cours de l'eau et les canards qui se trouvaient au-dessus du foyer épidémique furent préservés, ce qui milite en faveur de la contagion par des déjections souillant l'eau en aval; il est donc de toute probabilité que les canards furent contaminés en buvant cette eau.

M. Ménard ne pût observer complètement les symptômes de cette affection; le plus souvent on lui apportait des canards qui venaient de mourir et qu'on n'avait pas observés pendant leur maladie, ce qui prouve sa rapidité d'évolution.

On constata cependant un affaiblissement progressif tel que le canard ne pouvait plus se tenir debout, des tremblement musculaires, de la diarrhée souvent sanguinolente et la mort survenant en deux ou trois jours.

M. Ménard a fait une soixantaine d'autopsies dans lesquelles il a trouvé une congestion et une inflammation de l'intestin grêle, et des matières liquides sanguinolentes distendaient le gros intestin. Il a vu une fois une péritonite et, dans la plupart des cas, une péricardite, ou plutôt des ecchymoses semées sur la surface du cœur. Le foie aussi était congestionné et parsemé de petites taches jaunes accusant une dégénérescence graisseuse.

M. le professeur Cornil et son préparateur M. Toupet, ayant, sur la demande de M. Geoffroy Saint-Hilaire, étudié cette maladie avec les cadavres des sujets qu'il avait mis à leur disposition, ces Messieurs constatèrent dans le sang du cœur de ces animaux des bactéries en bâtonnets courts de un, un et demi ou deux millièmes de millimètres de longueur sur un demi-millième de millimètre d'épaisseur ; lorsqu'on les examine vivants ils présentent presque toujours les deux extrémités, qui sont arrondies, plus colorées quand on les a teintes par les couleurs d'aniline (microbes en 8 de chiffres de M. Pasteur). Ils sont très voisins, par leur forme et leurs dimensions, de ceux du choléra des poules et de la septicémie des lapins ; ils sont peut-être très légèrement plus courts et ne sont pas si clairs en leur milieu que ceux du choléra des poules quand on les a colorés artificiellement.

Ces micro-organismes existent en quantité considérable dans le sang du cœur, du foie, de la rate, de la moelle des os et dans la secrétion intestinale, habituellement sanguinolente, des animaux qui meurent spontanément et où on les trouve mêlés à d'autres bactéries.

Ils se colorent très bien, quand on fait une préparation des cultures, du sang et du suc raclé sur les tissus, par une solution aqueuse légère d'une couleur d'aniline (violet 6 B, bleu de méthyl, safranine) laissée pendant quelques minutes sur le porte-objet ; en lavant ensuite à l'eau, en séchant avec le papier Joseph, puis, après dessication complète, en traitant par une goutte de xylol ; on peut monter ensuite dans le baume.

Ces micro-organismes semés, sur la gélatine dans des tubes, donnent constamment des cultures pures ; ils se cultivent aussi sur de l'agar et sur la pomme de terre.

Il résulte des expériences faites par MM. Cornil et Toupet, que le choléra des canards est contagieux, épidémique, et se transmet à toutes les races de canards domestiques ou exotiques, soit par l'alimentation, qui est le mode naturel de contagion et de génération des épidémies, soit par l'inoculation expérimentale, et que l'agent de la contagion, la cause de la maladie, est le micro-organisme décrit plus haut, car, inoculé à l'état de pureté obtenu par les cultures, il a constamment déterminé l'apparition de la maladie qui a évoluée en présentant les symptômes plus haut décrits et s'est terminée exactement comme dans les cas dits spontanés.

Sachant que le choléra des poules tue de la même façon les canards et les lapins, les expérimentateurs ont voulu voir si le choléra des canards avait les mêmes propriétés ; dans l'affirmative il n'y aurait plus eu de différences entre les deux choléras. Or, leurs expériences établissent une inocuité complète du virus du choléra des canards à l'égard des poules et des pigeons, et qu'il respecte même ordinairement le lapin.

Ces deux choléras sont donc différents et on ne peut même pas dire que le choléra des canards soit le choléra des poules atténué, car il ne préserve pas du tout la poule qui a résisté à ses atteintes comme le ferait le véritable choléra des poules atténué qui est un vrai vaccin préservatif.

Reste maintenant à produire ce vaccin préservatif, car son emploi et les moyens prophilactiques seront les meilleures armes, et à peu près les seules, à opposer à la menace d'une invasion de ce nouveau choléra.

Septicémie. — Les gallinacés adultes, aussi bien que les jeunes, sont exposés à une *septicémie* qui n'est autre chose qu'un *choléra* mitigé, moins violent, moins contagieux ; c'est en un mot une sorte de *fièvre typhoïde*, due aussi à la pénétration, dans le sang, d'un principe infectieux toujours produit par des matières animales ou végétales en décomposition putride et qui est absorbé avec les aliments, ou les boissons. Elle diffère du choléra en ce qu'elle n'est pas épidémique.

Ce n'est guère qu'en été qu'on voit la septicémie faire des victimes dans les basses-cours, les parquets et même chez les oiseaux

en liberté, comme les faisans des bois, quand
ils n'ont pour boisson que de l'eau croupie
dans laquelle la chaleur a déterminé une véritable fermentation putride.

On la voit aussi se développer sur des volatiles habitant des parquets ou des poulaillers
dans lesquels on a laissé accumuler du fumier
qui est entré aussi en fermentation sous l'influence de la chaleur.

Enfin des aliments altérés, moisis, fermen-
tés, acides ou salis par des matières putrides,
peuvent aussi provoquer le développement de
la septicémie.

Les symptômes par lesquels la *septicémie* se
manifeste sont les suivantes :

Perte de l'appétit, soif, diarrhée, faiblesse
accusée par une démarche lente, titubante, et
enfin par l'affaissement de la crête chez les
oiseaux qui en ont et qui, dans les derniers
moments, prend une couleur noirâtre.

La perte de l'appétit n'est pas absolue, surtout au début où l'on ne remarque souvent
qu'une légère diminution; on voit même les
oiseaux manger souvent jusqu'au dernier moment bien que paresseusement.

La soif est ordinairement vive.

La faiblesse se manifeste par une fatigue
générale : les oiseaux atteints ont de la tendance à rester au repos sur le ventre, les plumes hérissées et au soleil; si on les fait lever
leur démarche est mal assurée, comme s'ils
étaient ivres.

Quand la maladie doit avoir une terminaison fatale elle dure de deux à six jours ; passé ce terme, les oiseaux se remettent mais la convalescence est longue. Assez souvent, après deux ou trois jours d'indisposition les oiseaux reviennent à la santé.

Autopsie. — Lorsqu'un oiseau est mort de septicémie, la lésion qui frappe le plus c'est un développement énorme du foie qui a doublé, souvent même triplé de volume ; en même temps il a pris une couleur chocolat foncé et même noire d'encre sur les bords et il est devenu très friable, se réduisant en pulpe sous les doigts à une faible pression. La vésicule du fiel est toujours très gonflée, très distendue.

La rate est aussi très volumineuse, noirâtre et friable.

Les intestins sont rougeâtres, couverts d'arborisations ainsi que le mésentère dont les vaisseaux sont gorgés d'un sang très noir.

Les poumons sont tachés par places d'un sang noir.

Le cœur contient un sang très foncé, demi-fluide incomplètement coagulé.

Les chairs sont pâles ou tachées en rouge brique.

Traitement. — Les causes que nous, avons énumérées comme provoquant le développement de la septicémie, indiquent tout naturellement le meilleur traitement à appliquer, tout au moins pour en arrêter le développement.

Il faudra immédiatement éloigner les oiseaux encore sains du foyer de la maladie, en les parquant dans un endroit propre et salubre en leur donnant à boire une eau parfaitement propre et en leur distribuant des aliments de choix. A l'eau, on ajoutera quelques gouttes d'acide sulfurique ou d'acide salicylique en ne dépassant pas 2 grammes par litre, et aux aliments quelques prises de la poudre dont nous avons déjà donné la formule à l'article précédent, traitant du choléra ; on les mouillera aussi légèrement avec du gros vin, du cidre ou de la bière.

Les oiseaux malades seront isolés dans une sorte de lazaret improvisé et on les traitera comme nous venons de l'indiquer.

Enfin, pendant ce temps-là, la basse-cour, les parquets ou les volières qui viennent d'être évacués, seront désinfectés après un nettoyage à fond, au moyen de lavages, avec le Phénol-Bobœuf, ou le coaltar saponiné étendu de dix à quinze fois leur poids d'eau. On ne les réoccupera qu'après huit ou quinze jours, après la désinfection.

CHAPITRE V

Maladies des Membres

Goutte et Rhumatisme en général. — La *vraie goutte* est rare chez les gallinacés, beaucoup plus commune chez les pigeons et chez les perroquets.

Elle est caractérisée par du gonflement de la chaleur et de la douleur aux pattes; l'oiseau reste couché, ne pouvant se tenir sur ses membres, mais conserve en général son appétit; seulement la douleur peut être telle que l'oiseau cesse complètement de manger et meurt. A l'autopsie, en incisant les tuméfactions des pattes, on donne écoulement à une matière plâtreuse d'un blanc de craie qui est entièrement composée d'urate de soude, comme l'examen microscopique le démontre facilement.

La goutte des oiseaux ne se remarque que chez des sujets âgés et elle est inguérissable. Tout ce qu'on peut faire quand on a reconnu l'existence de cette maladie chez un oiseau c'est de chercher à en préserver les autres, car elle a généralement pour cause une alimentation trop riche, non contrebalancée par un exercice suffisant: on changera le régime,

on donnera plus de verdure, plus d'exercice,
et on rendra la boisson alcaline par l'addition
de 5 grammes de bi-carbonate de soude par
litre d'eau. Nous reviendrons plus loin sur la
Goutte des Oiseaux.

Les *affections rhumatismales* sont communes
chez les Gallinacés ; elles sont généralement causées par un séjour prolongé dans un
local ou sur un sol humide et les oiseaux qui
en sont atteints présentent des symptômes
analogues à ceux dont nous venons de parler
à propos de la goutte : douleur aux pattes
dont les articulations sont gonflées, chaudes
et rouges, boîterie consécutive, redressement
difficile des doigts qui heurtent le sol, ce qui
cause de violentes douleurs ; enfin la gêne
devient telle que les malheureux oiseaux se
condamnent à l'immobilité et restent accroupis
des journées entières. Après plusieurs jours
de souffrance on voit apparaître une tuméfaction diffuse autour du jarret, des poignets, ou
des articulations des doigts, et même, en certains points, il se forme de véritables tumeurs.

Après un traitement approprié, et surtout
un changement dans les conditions hygiéniques, tous les symptômes du rhumatisme peuvent disparaître progressivement et l'oiseau
revenir à la santé et reprendre sa gaieté, son
appétit et son embompoint.

Mais aussi tous les symptômes peuvent
persister, les tumeurs devenir des véritables
abcès à contenu caséeux (le pus des oiseaux
est toujours concret et a la consistance de

fromage mou, jaunâtre); et l'oiseau meurt d'épuisement et de douleur.

A l'autopsie d'oiseaux morts de rhumatisme, on trouve fréquemment les lésions de la péricardite, accompagnées ou non d'hydropisie du péricarde et des sacs aériens. Les articulations malades contiennent un épanchement plus ou moins abondant de synovie altérée, trouble, et tous les éléments qui les constituent, os, cartillages, ligaments et tendons, sont rougeâtres et épaissis.

Le *traitement* consistera à placer d'abord l'oiseau dans un endroit sec et chaud, à lui donner comme boisson de l'eau très propre dans laquelle on aura fait dissoudre 5 grammes de bi-carbonate de soude par litre, et à lui frictionner les parties douloureuses des membres avec de l'huile de laurier. Enfin dans le régime on ajoutera beaucoup de verdure.

Arthrite du jarret. — Nos gallinacés et nos palmipèdes sont assez fréquemment atteints d'une maladie de l'articulation du jarret, affectant, soit un seul, soit plus rarement les deux membres en même temps.

Cette maladie peut être le résultat de coups, comme aussi, et sans doute le plus souvent, être de nature rhumatismale et être la conséquence d'un séjour trop prolongé dans un lieu humide. Nous l'avons constaté encore tout récemment chez un canard de Pékin, chez lequel la maladie affectait le jarret droit, et chez un beau coq langshan dont le jarret gauche était malade ; enfin nous avons reçu dernièrement d'un de nos abonnés, les deux pattes d'un faisan de Sœmering, montrant une arthrite suppurée des deux articulations tibio-tarsienne.

La maladie débute par de la boiterie et par un léger gonflement chaud du jarret ; puis ces caractères vont en s'accentuant ; l'oiseau n'a plus de force dans sa patte et le jarret touche à terre à chaque pas. Si les deux jarrets sont malades en même temps, l'oiseau est forcé de rester immobile ou de ramper péniblement, ou de marcher seulement sur le bout des doigts par suite de la rétraction des tendons qui ne peuvent plus glisser dans leur coulisse du jarret, l'inflammation de l'articulation ayant aussi envahi cette coulisse. Enfin si on ne met pas fin à ses souffrances en le sacrifiant, l'oiseau finit par succomber à la perte de l'appétit et à la douleur.

Quand on ouvre les articulations malades, lorsqu'on fait l'autopsie du sujet, on voit les surfaces articulaires rouges et enflammées, et, au lieu de synovie, on trouve un liquide trouble, épais, presque entièrement constitué par du pus.

Traitement. — Dès qu'on s'aperçoit de l'existence de la maladie, il faut immédiatement retirer l'oiseau de son poulailler, parquet ou loge, et le placer dans un endroit chaud et très au sec ; faire des frictions d'huile de laurier autour de l'articulation malade, ou mieux des badigeonnages à la teinture d'iode si le mal est déjà avancé, et l'entourer ensuite de

ouate; nourrir d'aliments choisis additionnés
de beaucoup de verdure, et enfin ajouter à
l'eau de boisson 5 à 6 grammes par litre de bi-
carbonate de soude.

Arthrite de l'aile des Pigeons. — Les pigeons, surtout les voyageurs, sont assez fréquemment affectés d'une maladie des articulations les plus actives de l'aile, surtout
de celle du poignet ou du carpe, vulgairement nommée le *fouet de l'aile.* On a beaucoup
discuté sur sa nature, mais elle est évidemment aussi de nature rhumatismale, et pour la
faire connaître, nous ne pouvons mieux faire,
que de transcrire ce qu'en a dit un colombophile des plus distingués de Belgique, M. Silvain Wistouck-Vergote, de Ulste, à un banquet
de la Société Colombophile *Union et Liberté* de
Gand.

« Je n'avais jamais eu de pigeons atteints de
la *maladie de l'aile* quand, vers le mois d'octobre
dernier, je remarquai qu'un de mes oiseaux
avait l'aile traînante, était triste et se tenait
blotti dans un coin du pigeonnier.

« Recherchant le siège du mal, je constatai,
au-dessous et dans les articulations de l'aile,
une chaleur plus prononcée et un tremblement
nerveux accompagné d'un vif battement des
petites artères. Il y avait absence de tumeur
et d'engorgement. Le pigeon avait accompli
une mue parfaite et avait joui jusqu'alors d'une
excellente santé; c'était un jeune très bien
venu, du mois d'avril, qui n'avait fait que les

étapes de Clermont et de Paris et qui avait remporté un prix à chacun de ces concours. La cause n'était donc pas attribuable à un excès de fatigue ni à la nourriture qui avait été saine et consistante. Les soins hygiéniques n'avaient pas fait défaut non plus à mon pigeonnier qui est bien aéré et spacieux, et il n'y avait pas eu le moindre épuisement chez ce volatile puisqu'il n'avait élevé qu'un seul petit.

« Qu'elle avait été la cause du mal qui avait amené la paralysie d'une aile?

« Me fondant sur cette vérité incontestable que les facultés physiques et morales se transmettant par la génération et sachant que la mère de mon sujet malade avait eu plusieurs fois la maladie de l'aile, je n'hésitai pas un instant à croire à l'hérédité de cette nouvelle affection.

« Voici ce qui me confirma dans mon opinion :

« Un mois après la constatation du cas de maladie dont je viens de parler, la sœur du malade gagna à son tour le même mal avec des symptômes tout à fait identiques.

« Un de mes amis d'Harlebeke qui, pas plus que moi n'avait eu jusqu'alors de pigeons atteints de cette affection, avait reçu deux petits du fils de la même femelle dont provenaient mes sujets malades et ces petits gagnèrent également la maladie de l'aile. Il était dès lors évident qu'il y avait transmission héréditaire. En effet, si cette maladie ne se transmet-

tait pas par la génération, elle n'eut pas atta-
qué exclusivement les quatre jeunes de la
même mère, qui se trouvaient dans deux pigeonniers différents, peuplés chacun de plus
de 50 pigeons.

« L'ami et colombophile distingué de Gand
qui a eu l'amabilité de me donner la femelle
dont il s'agit, m'a affirmé qu'il a eu aussi deux
jeunes de la même femelle qui, après avoir
parfaitement bien voyagé, furent aussi atteints
de la maladie de l'aile. »

En présence de ces faits il n'est pas permis
de douter que la *maladie de l'aile* des pigeons
ne fut de nature rhumatismale car on sait que
cette diathèse est essentiellement héréditaire.

Dans son livre le *Pigeon voyageur*, M. La Perre
de Roo, qui appelle la *maladie de l'aile*, incor-
rectement *artherite*, l'attribue aux fatigues des
voyages, à l'affaiblissement provenant d'une
mauvaise nourriture, aux pontes trop souvent
répétées, aux excès d'élevage, à l'accouplement
prématuré, au défaut d'air, à la malpropreté, à
l'agitation nerveuse causée par la frayeur,
enfin au froid et à l'humidité. Parmi toutes
ces causes banales, les deux dernières seules
ont quelque action, et encore n'agissent-elles
que comme causes déterminantes, la vraie
cause étant évidemment l'hérédité, comme l'a
parfaitement démontré M. Silvain Wittouck-
Vergote.

Nous révoquons surtout fortement en doute
que la frayeur puisse être une cause de la *maladie de l'aile* véritable, comme l'assure M. La

Perre de Roo, bien qu'il invoque à l'appui de son dire le fait suivant qui lui a été raconté par un ami :

« Au mois d'août 1855, il trouva à son pigeonnier dix-huit femelles atteintes de paralysie, — avant cette époque, il n'avait pas connu la maladie de l'aile. — Il attribua le mal à la frayeur que ces pigeons avaient éprouvée à la vue d'un énorme rat qui s'était introduit dans le pigeonnier. Ce rongeur, après avoir fait quelques ravages parmi les oiseaux, fut tué plus tard par un chat. M. La Perre de Roo inclina à croire que la surexcitation nerveuse, que la frayeur a été la cause déterminante de la maladie. »

La frayeur ici n'a été que la cause indirecte de l'accident ; la vraie cause a été les *contusions répétées* que les pigeons se sont données, soit contre les grillages du pigeonnier, soit contre les parois, soit entre eux, au fouet de l'aile, lorsque, confiné dans un espace restreint, ils cherchaient à échapper à un ennemi qui les poursuivait.

L'affection, dans ce cas, était une lésion matérielle, une *arthrite traumatique*, qui n'avait qu'une apparente analogie avec la *vraie maladie de l'aile* qui est bien, comme nous l'avons dit, de nature *rhumatismale*. Nous avons constaté souvent la même arthrite traumatique chez des jeunes coqs batailleurs qui finissaient par se mettre à nu le fouet de l'aile, qui devenait en même temps gros, tuméfié, rouge et douloureux.

Cette dernière affection se guérit spontanément peu de temps après la disparition de la cause.

Traitement. — Contre la *maladie de l'aile*, on a conseillé la saignée, qui donne de médiocres résultats et qui est, du reste, difficile à pratiquer.

On a obtenu plus de succès avec les purgatifs (pilules d'aloès et de rhubarbe de 20 centigrammes, 2 pilules par jours), combinés avec des frictions de la liqueur résolutive de J. Garnier, pharmacien. Ne connaissant pas la composition de cette liqueur, nous pensons qu'elle peut être remplacée avantageusement par l'*huile de laurier*, dont les bons effets dans la médecine des oiseaux nous sont bien connus; ou encore par des badigeonnages de teinture d'iode suffisamment répétés; et l'eau de Vichy en boisson.

Arthrites des jeunes oiseaux. — Tous nos jeunes animaux domestiques, peu de temps après leur naissance, sont assez souvent attaqués par une maladie évidemment de nature rhumatismale, qui se porte sur les articulations, les enflamme, c'est-à-dire les rend douloureuses, chaudes et tuméfiées, et finit par amener la mort par les douleurs qu'elle cause et après les avoir rendus complètement impotents.

Pour les jeunes mammifères, on a voulu en voir la cause dans une inflammation du cordon ombilical, et la résorption de la suppuration qui en est la conséquence; ce serait donc une sorte de septicémie.

D'un autre côté, on a constaté souvent que tous les produits d'une même femelle sont successivement arthritiques, donc il y a là une question d'hérédité.

Mais, on ne peut pas invoquer la première cause pour les oiseaux qui, aussi bien que les mammifères, sont sujets aux arthrites du jeune âge. La cause est, soit l'hérédité, soit un manquement aux règles de l'hygiène ayant trait à l'alimentation ou aux conditions d'habitat.

Déjà en naissant — mais cela ne se remarque guère que chez les sujets nés dans les couveuses artificielles — on voit des poulets sortant de l'œuf, perclus et ne pouvant pas se tenir debout. C'est toujours une preuve que des irrégularités se sont produites pendant le cours de l'incubation, et qu'il y a eu des *coups de chaleur* intempestifs; ce qui le prouve, c'est que, dans ces circonstances, non seulement il nait des poulets perclus, mais que beaucoup d'autres sont morts dans la coquille qu'ils ont été impuissants à briser.

Chez les jeunes oiseaux qui ont été couvés par leur mère, c'est généralement vers l'âge de quinze jours à deux mois qu'ils sont victimes de l'*arthrite rhumatismale,* et on voit souvent cette affection régner sous forme épidémique et causer une grande mortalité dans certains élevages.

Voici comment un aviculteur très distin-

.gué, M. Lemoine, décrit cette affection d'après
ses propres observations : ·

« Tout à coup ils (les poulets) ne peuvent plus
se tenir sur leurs pattes ; la paralysie envahit
leurs membres, dont les doigts se crispent et
se déforment. Ces pauvres oiseaux poussent
des cris incessants annonçant une grande
douleur, et ils finissent par mourir. Tels sont
bien les symptômes que nous avons constatés.
Ajoutons que si l'on fait l'autopsie de ces
poulets, on trouve le cœur rempli d'un gros
caillot, les poumons congestionnés, et on remarque que les articulations, particulièrement
celles du jarret et du tarse, sont rouges et
quelquefois excoriées, la première surtout. Si
on ouvre ces articulations, les cartilages, au
lieu d'être d'un blanc de lait, sont rouges et
comme infiltrés de sang.

« Cette affection, qui est un véritable *rhumatisme articulaire aigu*, a été constatée non seulement chez les poulets, mais encore sur les
oiseaux sauvages élevés à la brochette, merles
alouettes, etc., et toujours quand ces oiseaux
étaient soumis à un régime exclusivement
granivore. On l'empêchera donc de se déclarer
en donnant un régime mixte, c'est-à-dire autant animal que végétal.

« En effet, cette affection est une conséquence de l'inobservation des règles de l'hygiène natu e le. Tous les oiseaux, *sans exception*, dans leur jeune âge, se nourrissent de
ma ière animale, même les plus granivores,
comme les pigeons dont les arents dégor-

gent à leurs petits un véritable lait. Les Gallinacés consomment pendant toute leur vie et surtout dans les premiers mois de leur existence, des matières animales sous forme de vers, d'insectes, de larves, de limaçons ; aussi les poulets en liberté dans les champs et nés dans une bonne saison, n'ont-ils jamais d'affections rhumatismales, parce qu'ils mangent beaucoup plus de sauterelles et autres insectes que de grains.

« En suivant les enseignements que nous donne la nature, on évitera le développement des affections rhumatismales chez les poulets. Pour cela, il faut d'abord les faire naître dans une bonne saison, parce que le froid et l'humidité contribuent beaucoup aussi au développement de ces affections, — puis on leur donne beaucoup de liberté. On les tient bien au sec, et, au lieu de graines seules, on leur distribue tantôt de la pâtée de farine d'orge et de lait bien sèche, tantôt de la pâtée composée de cœur de bœuf bouilli et pilé, d'œufs durs, de mie de pain rassis, de salade hachée très fine, et cela concurremment avec de petites graines de millet et de blé. »

A ces conseils que nous reproduisons littéralement, car il n'est pas possible de mieux dire, nous ajouterons que la boisson sera toujours de l'eau très propre dans laquelle on fera dissoudre 5 grammes de sel de Vichy par litre. L'action des sels alcalins dans les affections rhumatismales est connue depuis longtemps, et, dans le cas particulier, l'expérience nous a démontré maintes fois leur efficacité.

La vraie Goutte. — La goutte, chez les oiseaux, est généralement confondue avec le rhumatisme ; en effet, c'est une véritable affection rhumatismale que **M.** Leblanc a observée le premier sur des oies et des canards, en Sologne, en 1832, bien qu'il l'ait appellée *goutte*, car, à l'autopsie de ces oiseaux qui avaient longtemps souffert et avaient fini par se remettre à marcher, tout en boitant et en conservant des jointures volumineuses, on trouvait la capsule articulaire fémoro-tibiale distendue par un liquide.

Ce qui rend la confusion facile, c'est que les symptômes de ces deux affections, qui sont toutes deux sous la dépendance de la diathèse arthritique, manifestement héréditaire, sont sensiblement les mêmes : au début, dit **M.** le docteur Larcher (1), les oiseaux goutteux paraissent éprouver quelque difficulté à se tenir longtemps sur leurs pattes et surtout sur l'une d'elles ; parfois, il y a boiterie, surtout si, ayant voulu changer d'attitude, il leur est arrivé de heurter les doigts sur le sol, ce qui provoque de la douleur. La gêne devient souvent si grande, qu'ils se condamnent à l'immobilité et restent accroupis.

Après un temps plus ou moins long les articulations malades deviennent le siège de tu-

---

(1) *Mélanges de Pathologie comparée,* Paris 1878, p. 155.

méfactions partielles, surtout sur les côtés, tuméfactions d'abord molles, chaudes et douloureuses, puis plus consistantes et finissant par présenter la dureté de l'os. Quelquefois, ces tumeurs s'écaillent et même se détachent, s'énucléent assez facilement. D'autrefois elles s'ulcèrent et donnent lieu à des plaies bourgeonneuses qui ne tendent pas à cicatrisation ; des fistules s'établissent avec l'intérieur des articulations, dont tous les éléments s'altèrent et se nécrosent ; enfin l'oiseau meurt dans le marasme.

Le plus souvent l'oiseau meurt sans présenter ces graves lésions articulaires et, à l'autopsie, on trouve une affection du cœur, une péricardite, et en même temps un état particulier du sang qui est liquide et noir, comme cause de la mort. Si on ouvre les tumeurs qui existent autour des articulations et surtout autour de celles du poignet et des doigts on les trouve remplies d'une matière plâtreuse, que l'analyse chimique, ou même le simple examen microscopique, montre composée entièrement d'*urate de soude*. Cette constitution saline des tumeurs, constitue le principal caractère différentiel entre la véritable goutte et les arthrites rhumatismales dont les nodosités persistantes sont des exostoses, très rares chez les oiseaux.

Nous avons vu que les causes des arthrites rhumatismales sont : le séjour dans des locaux froids et humides et l'hérédité. Ces causes peuvent aussi agir sur le développement de la goutte, mais la nature même des tumeurs goutteuses, — que l'on appelle encore *tophus* — indique qu'il y a, en outre, une cause spéciale : c'est un défaut dans la dépuration urinaire (1), conséquence surtout d'une alimentation très substantielle qui ne se trouve pas contrebalancée par les dépenses d'une vie suffisamment active. Aussi est-ce chez les oiseaux de volière, et particulièrement chez ceux qui ne se reproduisent pas, qu'on observe le plus souvent la goutte.

Quelques espèces d'oiseaux y sont plus sujets que d'autres ; nous l'avons observé à différentes reprises chez des perroquets et des perruches, et nous possédons dans nos collections les pattes d'une perruche ondulée dont les doigts sont couverts de tophus d'urate de soude. Hertwig, Berlin d'Utrecht, Lafosse de Toulouse, Spinola ont fait des observations analogues.

Les oiseaux de haute et basse volerie employés en fauconnerie paraissent avoir été aussi sujets à la vraie goutte, suivant l'observation d'Aldrovandi (1646), qui a constaté

---

(1) Un professeur de Tubingue, Zaleski, ayant en 1865 opéré la ligature des uretères chez des pigeons et chez des oies et empêché ainsi la fonction urinaire, aurait constaté à l'autopsie de ces oiseaux que la plupart des articulations présentaient des accumulations d'urate de soude. (Fait rapporté par le Dr Larcher dans ses *Mélanges de Pathologie comparée*, p. 159, excellent travail auquel nous empruntons aussi la plupart des citations ci-dessus.)

l'existence d'une matière gypseuse dans les tumeurs existant quelquefois autour de leurs doigts.

Ercolani a fait la même observation sur des oies et il aurait appris que la goutte est très fréquente chez les oies des environs de Verceil.

Hertwig l'a observé sur un serin. Enfin, elle serait fréquente sur les pigeons, d'après Boitard et Corbié, sur les faisans et les paons, d'après Bénion, sur certaines races de poules, et en particulier sur les fléchoises et cochinchinoises, d'après Lafosse de Toulouse et Spinola.

Le traitement de la goutte chez les oiseaux doit être surtout préservatif. A ceux qui sont confinés dans des volières, on fera en sorte que ces locaux soient assez spacieux pour que les oiseaux qui y sont renfermés puissent prendre le plus d'exercice possible. On variera aussi la nourriture en donnant surtout les graines en épi, afin d'obliger les oiseaux à un certain travail pour se nourrir. Comme il est dificile de les rationner, on suspendra la distribution de grains une fois par semaine, en ne nettoyant pas la volière ce jour-là. Ils se livreront alors à un exercice très salutaire pour rechercher les graines égarées. Enfin on leur donnera fréquemment de la verdure, et on leur donnera comme boisson exclusive de l'eau additionnée, par litre, de cinq grammes de sel de Vichy.

Tout ce que nous venons de dire s'applique

surtout aux petits oiseaux de volière. Quant aux plus gros oiseaux, aux palmipèdes, aux gallinacés et aux pigeons, nous insisterons sur les locaux secs, sur les promenades fréquentes dans de grands parquets ou mieux dans les vergers et dans les champs, sur la variété dans l'alimentation dans laquelle entrera constamment la verdure, enfin dans l'alcalinisation constante de l'eau par le sel de Vichy.

Le traitement curatif est le même que le traitement préventif; nous y ajouterons seulement, pour calmer les douleurs articulaires et chercher à y stimuler la nutrition interstitielle pour amener la résorption des tuméfactions, des onctions avec de l'huile de laurier pure mêlée par moitié à de la pommade de peuplier.

Le Rachitisme. — « Il n'est pas extrêmement rare, dit le Dr Larcher (1), et l'on pourrait même dire que dans certains pays, — le Piémont, par exemple — il paraît être assez commun, que les observateurs soient amenés à constater les altérations propres au rachitisme chez les oiseaux tenus en captivité ou en domesticité. Les Merles, les Oies, les Canards, les Pigeons, les Dindons, les Faisans, et surtout les Poules, offrent d'assez fréquents exemples de ces altérations qui se manifestent

---

(1) O. Larcher. — *Mélanges de pathologie comparée,* Paris 1878.

ordinairement dès les premiers mois de la vie,
et qui, sauf quelques cas exceptionnels, semblent ne pas être incompatibles avec l'entretien
d'une assez longue existence. Les oiseaux de
l'un et l'autre sexe sur lesquels porte l'observation attirent presque tous l'attention par l'aspect
plus ou moins incurvé de leurs pattes et par
leur démarche traînante qui, de loin, les fait
ressembler à des animaux à demi paralysés.
Le plus souvent aussi ils sont assez maigres,
et c'est par exception qu'on les voit conserver,
avec les apparences d'un état général satisfaisant, une certaine somme de vivacité et leur
vigueur habituelle. Les différences, sous ce
rapport, paraissent du reste s'expliquer par
les inégalités de répartition et de développement des diverses altérations et sur les différentes parties du corps, attendu que le squelette qui, le plus souvent, est intéressé dans
sa totalité, n'est pourtant quelquefois atteint
que sur une portion très limitée de son
étendue. Dans les cas de ce dernier genre, ce
sont les os du tronc, c'est-à-dire les vertèbres,
les côtes, ainsi que les os du bassin et surtout
le sternum (bréchet) qui sont le siège le plus
habituel des déformations caractéristiques, et
les oiseaux se déplacent encore sur le sol avec
une certaine agilité; mais, le vol leur est devenu pénible et parfois même impossible, en
raison de l'arrêt de développement dont les
os de leurs ailes sont quelquefois frappés si-
multanément.

« Selon la période à laquelle on a l'occasion

d'examiner le squelette, on trouve les os, tantôt ramollis et se courbant assez facilement sous le doigt, tantôt au contraire déjà consolidés dans la direction vicieuse que le ramollissement antérieur de leur substance leur a laissé prendre. Ce qui frappe aussi l'attention, c'est le développement que leurs extrémités articulaires ont acquis et qui se traduit par l'existence de nodosités surtout appréciables au bas des côtes et à l'articulation fémoro-tibiale (ou du genou). Quant aux déviations, elles s'observent surtout au rachis (oiseaux bossus), aux membres inférieurs, aux os du bassin et surtout au sternum, dont la crête se trouve souvent refoulée et déjetée latéralement...

« Du reste, le rachitisme se rattache d'une manière presque toujours évidente à quelque trouble de la nutrition générale, qui paraît être survenu sous l'influence d'une alimentation inappropriée aux besoins d'un organisme en voie de développement, soit qu'elle n'ait été peut-être ni assez abondante, ni même suffisamment variée. Dans quelques cas aussi et peut-être toujours, en raison de la même cause, il semble que les oiseaux, — les Poules, les Dindons et les Faisans en particulier — élevés dans des pays marécageux ou dans des retraites trop humides, soient atteints plus souvent que d'autres, — et parfois en très grand nombre — de l'affection rachitique qui, déjà, par suite des déformations qu'elle entraîne parfois dans la configuration des os du bassin, peut être, plus tard, l'origine d'une entrave mécanique à l'acte de la ponte, et qui, de plus, paraît aussi pouvoir se transmettre par voie d'hérédité. »

Le rachitisme ne peut guère être combattu avec succès que chez les très jeunes sujets, et cela, par une nourriture plus riche dans laquelle entrera la viande additionnée de poudres toniques et de phosphate de chaux et par des boissons alcalines stimulantes de la digestion (bi-carbonate de soude, 5 grammes par litre). Nous avons vu ce traitement être suivi d'un plein succès sur des poussins nés avec les membres déviés ou sans force, incapables de les soutenir. Cet état, nous l'avons constaté sur des poussins couvés par des poules, ou nés dans des couveuses artificielles, et il s'explique difficilement : les œufs provenaient-ils de trop vieilles poules ? Ou la couveuse émettait-elle une insuffisante quantité de chaleur ?

Si le milieu trop humide contribue au développement de l'affection rachitique, il est évident qu'il faut le modifier ou le fuir, et installer les poussins sur un sol sec et dans une atmosphère plus pure, moins humide.

L'état des oiseaux adultes rachitiques ne peut guère être modifié. La constatation de cet état sera une indication pour éviter de les consacrer à la reproduction, puisqu'il est démontré que le rachitisme est héréditaire.

La Bleime contagieuse du pied des oiseaux.
— Faute d'une expression plus convenable,
nous empruntons à la vieille hippiâtrie le mot
de *Bleime* pour désigner une affection que nous
avons observée souvent, dont personne n'a
encore parlé, et qui, comme la Bleime du cheval est située sous le pied, ayant pour siège le
coussinet plantaire élastique sur lequel se fait
principalement l'appui. Ce coussinet se tumé-
fie, devient chaud et douloureux et fait fortement boiter l'oiseau. La marche de cette
affection est très lente, essentiellement chronique et montre quelquefois une tendance à la
suppuration.

Quand on examine la patte d'un oiseau
sacrifié qui était atteint de cette affection,
on constate que le coussinet plantaire, qui
a pris les caractères indiqués plus haut,
porte à son centre une petite tache brune
de la dimension d'une lentille, déprimée,
ayant l'apparence d'une épine plantée dans
les chairs ; mais, ce n'est pas un corps
étranger, car si on incise le tissu, on voit
que la tache en question se prolonge à l'intérieur en un véritable bourbillon de tissu
induré, mortifié, mais qui n'a aucune tendance à l'élimination, car il adhère intimement aux tissus voisins, lesquels sont consti-
tués par le tissu normal infiltré de lymphe en
partie organisée. Quelquefois on rencontre
sous ce tissu, soit un petit kyste, rempli d'un
liquide albumineux, soit une petite collection
purulente ou mieux caséeuse jaune, plus ou

moins concrète, comme toute suppuration d'oiseau ; le plus souvent on ne rencontre rien et le tissu infiltré en question est en continuité avec le périoste, ou les enveloppes fibreuses des articulations basilaires des doigts.

Cette affection fait tellement souffrir les oiseaux que la marche finit par devenir impossible et qu'on les sacrifie pour faire cesser leurs souffrances. Mais le mal reste rarement individuel, et parmi les oiseaux qui ont cohabités avec le malade, un ou deux autres se montrent successivement atteints du même mal. C'est ce que nous avons constaté chez des poules, chez des paons, chez des oies, mais surtout chez des canards.

Cette affection est évidemment contagieuse quoique d'une manière très insidieuse et très lente. Et, en effet, au laboratoire de M. le professeur Cornil où nous avons porté des pattes malades, on a trouvé dans les tissus du coussinet plantaire affecté, un microbe spécial dont l'étude est encore trop incomplète pour que nous soyons bien fixé sur son rôle. Cette étude continue.

Nous avons obtenu la guérison de cette affection chez des poules, par une large incision d'avant en arrière, l'extraction des produits caséeux, et des pansements de la plaie avec de la poudre d'iodoforme.

Nous avons étudié cette maladie surtout sur des oiseaux sacrifiés, dont on nous envoyait ensuite les pattes ; on avait peut-être raison d'employer ce moyen radical, plutôt que d'essayer un traitement, on évitait ainsi la propagation du mal à d'autres sujets.

Gangrène des Pattes. — Une maladie bien extraordinaire a été signalée en 1887 dans l'ancien *Poussin* de M. Lemoine. Un de ses abonnés, M. J. M.... à C... (Haute-Marne), lui écrivait :

« J'ai un beau lot de Wyandottes et une couvée de vingt poussins de même race, qui sont affectés d'une maladie dont je n'avais jamais entendu parler. Elle est vraiment singulière comme vous pourrez en juger par la description des symptômes. :

« 1° Les jambes et les pattes deviennent rougeâtres ;

« 2° Cette rougeur devient de plus en plus purpurine ; les ongles des doigts se colorent en noir. Quelquefois les doigts eux-mêmes tournent à cette dernière couleur, s'insensibilisent, se dessèchent et tombent.

« Cependant mes volailles semblent être en bonne santé ; elles mangent bien et la maladie n'apparaît qu'au moment où les doigts dépérissent. Alors seulement elles se couchent. J'ai cependant un lot d'autres poussins qui se portent à merveille. »

« Cette maladie nous est tout à fait inconnue, — lui répondait M. Lemoine, — à moins que ce ne soit *la pourriture noire*, mais dans ce cas la crête prendrait la même couleur. Notre correspondant a, sans doute, oublié de nous en parler. Peut-être un de nos lecteurs pourra-t-il renseigner sur ce sujet notre abonné et nous-même. Il nous rendrait un grand service. »

Nous croyons pouvoir renseigner M. Lemoine, et nos lecteurs par la même occasion.

Les médecins-hygiénistes connaissent parfaitement une maladie qu'ils ont nommé *ergotisme*, et qui provient de l'usage des graines affectées de la maladie connue sous le nom d'*ergot* dont le seigle est particulièrement atteint, mais qui peut s'observer sur toutes espèces de graminées. Voici ce que nous lisons dans le Dictionnaire de Médecine de Robin et Littré :

« *Ergotisme* (en allemand *Kriebelkrankheit*). Affection déterminée par l'usage alimentaire du seigle ergoté.

« Quelquefois les symptômes se bornent à des vertiges, des spasmes, des convulsions; mais le plus souvent il survient un engourdissement des pieds et des mains qui se flétrissent, perdent le sentiment et le mouvement et se séparent du corps par gangrène sèche. La nature et le traitement de cette maladie sont encore peu connus. Quelques médecins proposent la saignée générale comme premier moyen, puis l'opium et des boissons acidulée abondantes. Mais lorsqu'il y a gangrène, il faut recourir aux antiseptiques les plus énergiques ; l'amputation est rarement suivie de succès. »

Cette maladie n'a pas été observée seulement chez l'homme, on l'a constatée aussi chez nos ruminants domestiques et chez des porcs à qui on avait cru pouvoir faire consommer des graines ou des farines de graines ergotées. La chute des doigts en a été la conséquence.

Il est donc à peu près certain que les Wyandottes de M. J. M... avaient consommé des graines ergotées ou de la pâtée faite avec de la farine provenant de graines ergotées. Comme il n'y a pas encore de traitement connu, et que, du reste, il n'a plus guère de traitement applicable quand on est arrivé au point de constater les effets de l'ergotisme, que le fait serve au moins de leçon et que les éleveurs s'attachent à bien vérifier l'état des graines ou des farines qu'ils donnent à leurs volailles : le plus grand état de pureté est indispensable, et nous le démontrerons encore plus loin en parlant des empoisonnements que peuvent causer certaines graines, comme la nielle, ou des graines et du pain moisi, des feuilles d'ailante, etc.

Blessures et Fractures. — Les *blessures* chez les oiseaux, à moins qu'elles ne soient pénétrantes et qu'elles intéressent des organes essentiels à la vie, sont généralement sans importance; quand elles lèsent des organes superficiels, comme la peau et les muscles sous-cutanés, elles guérissent spontanément avec la plus grande facilité, par de simples soins de propreté et après avoir rapproché les lèvres de là plaie par une suture. Tout le monde sait que quand on coupe les ergots à un coq après l'avoir chaponné et que l'on fixe, par quelques points de suture, un des ergots détachés avec une petite portion de peau à la place de la crête amputée au préalable, la greffe de l'ergot s'opère facilement, et toutes ces opérations guérissent rapidement sans accident.

Nous n'avons vu les plaies des membres ne pas guérir spontanément que quand le corps vulnérant, une épine, par exemple, était resté en partie dans la blessure. Les plombs qui sont restés sous la peau, dans les muscles n'intéressent en rien la vie de l'oiseau.

Nous ne nous occuperons pas davantage des plaies simples.

Les divers os dont se compose le squelette des oiseaux sont assez souvent le siège de *fractures* qui, elles aussi, guérissent avec une grande facilité. Il est arrivé à tous les chasseurs de tuer des oiseaux, faisans ou perdrix, qui présentaient des traces de fractures guéries souvent très irrégulièrement, mais enfin guéries et sans soins particuliers, car ces fractures étaient toujours le résultat de coups de feu d'un précédent chasseur, reçu une ou plusieurs saisons auparavant.

Les musées de l'Europe contiennent une foule de preuves de ce que nous venons de dire : ce sont des exemples de fractures dont les plus fréquentes sont celles de l'humérus, du tibia et du fémur; les plus rares, au contraire, sont celles des côtes, de l'omoplate, du cubitus et du radius.

Dans tous ces cas les fractures se sont consolidées spontanément, mais très irrégulièrement, avec un cal énorme qui, tout en maintenant les fragments, qui la plupart du temps se chevauchent ou sont éloignés, les tient dans la situation qu'ils ont acquise et dans les rapports défectueux qu'ont contractés les fragments en se séparant.

Rien n'est plus facile que d'éviter ces irrégularités, s'il s'agit d'un oiseau domestique, de parquet ou de volière : il n'y a qu'à mettre les os en rapport exact et régulier et à les y maintenir au moyen de petites attelles en carton de dimension et d'épaisseur proportionnées au volume du membre, le tout fixé par plusieurs tours de fil de laine.

Pour les petits oiseaux, nous nous sommes très bien trouvé d'enrouler autour du membre fracturé, surtout quand c'était le tarse, une petite feuille d'étain découpée en bande dans une capsule comme celles qui coiffent les bouteilles d'eau minérale.

En Suisse, des auteurs très sérieux ont prétendu que les bécasses blessées se faisaient des pansements avec des feuilles et des brins d'herbe sèche (1). Qu'on ait trouvé ces corps étrangers adhérents à des blessures et collés par du sang coagulé et desséché, nous n'en

____

(1) *Diana*, 1880.

doutons pas, mais qu'ils aient été placés là intentionnellement par l'oiseau lui-même, c'est ce qui reste à démontrer.

Les blessures des oiseaux par des coups de feu ne sont pas toujours suivies de fracture, même quand un os a été touché par un projectile ; dans ce cas, le périoste ayant été déchiré ou irrité, il se forme des végétations osseuses, plus ou moins volumineuses, de véritables *exostoses* ou *suros*, dont on voit aussi de nombreux exemples dans les collections ornithologiques des différents musées de l'Europe.

CHAPITRE VI

Maladies des Organes génito-urinaires

Les organes génitaux sont parfaitement distincts des organes urinaires, chez les oiseaux; nous diviserons donc notre chapitre en trois paragraphes dans lesquels nous traiterons successivement : 1° des affections de l'appareil urinaire qui est semblable dans les deux sexes; 2° des affections de l'appareil génital du mâle; 3° des affections de l'appareil ovigère de la femelle.

§ I. — AFFECTIONS DE L'APPAREIL URINAIRE

Les organes chargés de la sécrétion urinaire, c'est-à-dire les *reins*, sont considérables chez les oiseaux. Nous avons vu, dans la partie anatomique par laquelle débute notre travail, que les reins sont allongés, bosselés, logés dans des fosses creusées à la face inférieure de l'os résultant de la soudure du sacrum, des vertèbres lombaires et des iliums. Chaque rein a un canal excréteur qui vient s'ouvrir dans le cloaque, dans lequel il déverse une urine presque entièrement composée d'acide urique d'un blanc de lait, très épaisse qui se concrète à l'état de pâte crayeuse dans le cloaque d'où elle est expulsée en même temps que les excréments et poussée par ceux-ci ; on sait que les excréments des oiseaux sont composés de deux parties, une blanche et une vert foncé : la première représente l'urine, la seconde les résidus alimentaires.

Les affections proprement dites des reins sont rares. Nous avons déjà signalé le développement de tubercules *dyphtériques* dans la substance de ces organes et même la destruction complète de l'un d'eux par ce produit pathologique. On a aussi signalé les dégénérescences graisseuse et lardacée des reins, l'atrophie de l'un d'eux et le développement exagéré de l'autre, mais ces lésions doivent être rares car depuis quinze ans que nous faisons de nombreuses autopsies d'oiseaux morts de différentes maladies et dont le nombre s'élève à une douzaine en moyenne, par semaine, nous n'en avons pas encore rencontré.

Nous avons cependant, le 12 mai 1878, fait l'autopsie d'une serine verte morte d'une hémorrhagie abdominale provenant d'une déchirure spontanée de l'enveloppe des reins qui étaient violemment congestionnés.

Nous n'avons jamais vu, non plus, d'affections des canaux urinifères ou *uretères*.

Mais ce que nous avons constaté souvent, ce sont des concrétions salines urinaires arrêtées dans le cloaque et quelquefois assez volumineuses pour empêcher complètement la défécation par l'obstruction de l'anus, ce qui amenait, par suite, la mort. Ce fait nous a été présenté par des pigeons, de jeunes faisans et même par plusieurs couvées successives de jeunes faisans dorés, appartenant à M^mo la comtesse de M..., à Paris, lesquels mouraient tous, de cette affection, lorsqu'ils arrivaient à l'âge de 3 à 4 mois. Un régime rafraîchissant remplaçant le régime beaucoup trop animalisé auquel de jeunes faisans, confinés dans un lieu étroit, étaient soumis, combiné à des lavements huileux quotidiens pendant huit jours, arrêta cette mortalité.

Nous ne sommes pas le seul à avoir observé cette maladie qui paraît fréquente chez les Gallinacés domestiques et particulièrement chez les Phasianidés : En 1863, M. Ruiz de Lavison a constaté, chez un faisan, la rétention d'urine dans les urétères en même temps que la présence de plusieurs concrétions d'acide urique amassées dans le cloaque (*Bull. de la soc. zool. d'acclimatation*, 1re série, t. X, p. 70).

Rudolphi a trouvé dans le cloaque d'un faucon (*Falco palumbarius*, L.) une concrétion composée d'acide urique, d'urate d'ammoniaque et d'urate de chaux (Heusinger), *Recherches de pathologie comparée*, 1er vol., p. 107. Cassel, 1847). M. C. Dareste a observé chez un Euplocome de l'Himalaya une rétention d'urine qui avait amené la dilatation d'un des urétères de manière à lui donner le volume de l'intestin. (*Comptes rendus de la soc. de biologie*, 3e série, t. IV, p. 26 Paris, 1863.

Les concrétions ainsi rencontrées dans le

cloaque sont généralement composées d'acide urique, ou d'urate d'ammoniaque. On a cependant une fois rencontré de véritables calculs composés de carbonate de chaux, d'un peu de magnésie, d'une certaine quantité de mucus et de traces de phosphate calcaire ; ils existaient à la place des reins de chaque côté des vertèbres lombaires d'une vieille poule qui, depuis plusieurs années, était confinée dans un endroit à sol très calcaire. Cette observation est due à H. Gachet qui en a publié une relation très détaillée dans le *Bulletin d'histoire naturelle de la société linnéenne de Bordeaux*, en 1829. (Nous devons ces renseignements bibliographiques à M. le Dr O. Larcher ; nous les avons trouvés dans ses *Mélanges de Pathologie comparée*.)

Parmi les maladies propres des reins des oiseaux, outre celles signalées antérieurement, nous avons observé les deux suivantes :

Un cas de *néphrite parenchymateuse* nous a été présenté par une poulette Langshan, âgée de 7 mois qui, pendant la vie avait présenté les symptômes suivants : souffrance des reins évidente ; l'oiseau presque toujours couché sur le ventre, ne se levait qu'avec peine et de temps en temps pour manger. L'ayant trouvée morte un matin, son propriétaire, M. M. ., de Paris, nous l'apporta pour en faire l'autopsie, laquelle nous révéla une tuméfaction énorme des deux reins et, à leur coupe, un pointillé noirâtre abondant causé par une foule de petites hémorrhagies interstitielles.

Un cas d'*abcès du rein* gauche chez un ben-
gali, de l'espèce nommée vulgairement *moineau de Chine :* une sorte de tubercule formé
par du pus jaune concret, existait au milieu
de l'organe ; aucune autre lésion nulle part.
Avant la mort, l'oiseau, pendant un mois, fut
constamment en boule, et mangeait cependant ;
c'est sans doute pendant ce temps que l'abcès
se développait. Nous n'avons pu avoir aucun
renseignement sur les causes. Y avait-il eu
un coup ? l'oiseau avait-il été serré brutalement dans cette région ?

§ II. — Affections de l'appareil génital male

Les testicules des oiseaux sont les seuls organes de l'appareil génital mâle qui aient présenté des lésions.

On sait que ces organes ont des dimensions
extrêmement variables suivant la saison où
on les observe, et que ces dimensions peuvent
varier du simple au décuple : ainsi, chez
le coq indigène, pendant l'hiver, ils ont à
peine le volume d'une lentille un peu allongée
et pèsent tout au plus un décigramme, tandis
qu'au printemps ils ont le volume d'une grosse
fève et pèsent de un à cinq grammes. Cette activité fonctionnelle est précisément la cause des
affections hypertrophiques ou des dégénérescences dont ils peuvent être le siège.

L'hypertrophie des testicules a été constatée
chez un coq par M. Rufz de Lavison (*Bulletin
de la soc. d'acclimatation,* 1re série, t. X, p. 237 ;

Paris, 1863). Chez cet oiseau l'un des deux testicules pesait 49 grammes tandis que l'autre avait le poids normal, c'est-à-dire un gramme; et la structure de l'organe anormal montrait des espaces vésiculaires, communiquant entre eux, rappelant à tous égards ceux qu'on voyait dans l'organe normal, sauf qu'ils étaient très agrandis. C'était donc bien de la simple hypertrophie.

Nous avons constaté nous-même l'hypertrophie des testicules chez un canard : ces organes, à peu près égaux en volume, mesuraient 6 centimètres de long, 3, 5, de large et 3 d'épaisseur ; l'examen microscopique de leur substance nous a montré le tissu et surtout les canaux séminifères, très multipliés, remplis ou infiltrés de leucocytes mélangés de spermatozoïdes. Nous avons aussi constaté quelque chose d'analogue, toute proportion gardée, chez une perruche ondulée mâle.

L'infiltration calcaire de la trame testiculaire se rencontre quelquefois, dit M. le docteur Larcher (*Mélanges de pathologie comparée*, p. 108; Paris, 1878), chez des oiseaux vieillis en captivité et depuis longtemps tenus en dehors des conditions de l'activité sexuelle : elle s'accompagne presque constamment d'une atrophie évidente et d'un accroissement en poids de l'organe qui contraste singulièrement avec la diminution de son volume Mais quelquefois aussi l'infiltration des matériaux calcaires s'est faite si abondamment que ce contraste n'existe plus et que les dimensions de l'organe, tout autant que son poids, s'élèvent à des chiffres considérables.

La *dégénérescence cancéreuse* des testicules est l'affection la plus fréquente de toutes celles qui peuvent frapper l'appareil mâle chez les oiseaux ; M. Rufz de Lavison l'a constaté plusieurs fois chez des coqs au printemps. Chez un coq, observé par Rayer (*Soc. de biologie*, 1844), — et qui, outre une ascite (une ponction de l'abdomen avait donné issue à 100 grammes d'un liquide rosé, transparent), avait les grandes articulations remplies d'un liquide citrin parfaitement limpide, — le testicule droit formait une tumeur arrondie et bosselée. de couleur rougeâtre, ayant la consistance de l'encéphaloïde, et dont le poids était de 750 grammes environ. A l'intérieur elle était composée d'un tissu mou, rosé, assez compacte qui avait toutes les apparences d'un cancer. Le testicule gauche était légèrement atrophié et les reins étaient sains.

Le 20 juillet 1879, nous avons fait l'autopsie d'un coq mort chez son propriétaire, marchand de charbon de Vincennes, lequel coq, à l'ouverture de l'abdomen, laissa écouler un décilitre environ de sérosité roussâtre. Un des testicules était sain, mais l'autre était transformé en une énorme tumeur de 15 centimètres de long, 6 centimètres de large et 5 centimètres d'épaisseur ; cette tumeur, après une incision qui avait laissé écouler une grande quantité de sang ichoreux, — au moins 200 grammes,—pesait encore 570 grammes ; l'examen microscopique nous la montra composée de tissu fibro-plastique dans les parties les plus résistantes et de tissu encéphaloïde dans les parties molles. C'était donc bien du cancer.

Chez un verdier mâle, nous avons constaté une affection hypertrophique des reins et des testicules, qui était aussi cancéreuse, d'après l'examen microscopique.

La *dégénérescence graisseuse* des testicules est presque aussi fréquente chez les oiseaux que la dégénérescence cancéreuse ; nous en avons par devers nous deux exemples qui nous ont été fournis, l'un, par un coq cochinchinois appartenant à M. C. C... d'Elbœuf, l'autre par un serin, à M. G..., de Montendre. Chez le premier un seul testicule était malade et constituait une tumeur graisseuse qui occupait toute la cavité abdominale en refoulant tous les autres organes ; cette tumeur était entièrement composée de tissu adipeux ; à peine trouvait-on des traces de l'organe primitif.

Chez le serin, les deux testicules étaient également affectés ; ils étaient quintuplés de volume et leur tissu presque entièrement graisseux.

Il est un autre genre de dégénérescence que peuvent subir les testicules des oiseaux, qui n'est ni graisseuse, ni cancéreuse et que le docteur Larcher, qui en a observé un cas, appelle *transformation kystique* (*loco citato*, p. 170); dans ce cas, la tumeur, recueillie chez un coq

de neuf ans, était de forme ovoïde, un peu
déprimée et mesurait 33 millimètres dans sa
plus grande circonférence et 25 dans la plus
petite. La surface, enveloppée d'un tissu cellulaire assez lâche et d'apparence saine, était, sur
tous les points, rendue inégale par lá présence
de petites saillies dont le volume variait depuis
celui d'un grain de chénevis jusqu'à celui
d'une grosse noix. Quelques-unes d'entre ces
saillies n'étaient autre que des vésicules remplies d'un liquide clair et dont les parois par-
courues par des vaisseaux sanguins, adhéraient solidement, de toute part, à la masse
totale par un tissu cellulaire plus ou moins
serré. D'autres vésicules, très petites pour la
plupart, ne renfermaient que du sang coagulé;
tandis que d'autres, de diverses dimensions,
et dont les parois étaient bosselées, contenaient une matière brune plus ou moins
foncée comparable à du chocolat et de
consistance assez variable, .ici mòlle, là
assez ferme. On trouvait parmi toutes ces
vésicules des masses fort irrégulières souvent allongées sous forme de *tractus* fibreux
et formées ailleurs d'une matière jaunâtre
pultacée rappelant l'aspect de l'encéphaloïde
ramolli. Une incision pratiquée dans le
sens longitudinal permit de voir que l'intérieur de la tumeur offrait les mêmes
dispositions que sa surface, mais moins ré-
gulières et avec un tissu cellulaire naiss-
sant, plus ou moins dégénéré et infiltré
et criant sous le scalpel. L'examen micros-

copique de ce dernier genre de tumeur n'a pas été fait.

Les conséquences pratiques que l'on peut tirer de ces études des affections testiculaires des oiseaux ne sont pas très importantes, si ce n'est au point de vue exclusivement scientifique. En effet, il n'est pas possible de diagnostiquer pendant la vie l'existence de ces tumeurs, et, le pourrait-on, qu'on ne connaît encore aucun traitement susceptible de les combattre. Ce n'est que par l'autopsie qu'on connaît leur existence.

Il y a cependant un enseignement à tirer : c'est que ces affections ne sont point contagieuses, et qu'on peut être rassuré sur le sort des oiseaux qui ont vécu en cohabitation avec le malade, Mais si les tumeurs graisseuses, cancéreuses ou hypertrophiques ne sont pas contagieuses, elles sont en général héréditaires. Il y a donc indication à ne pas consacrer à la reproduction les descendants des oiseaux qui ont fourni lesdites tumeurs si on ne veut pas s'exposer à la répétition de loin en loin d'accidents du même genre.

§ III. — Affections de l'appareil ovigère

Rappelons que l'appareil ovigère des oiseaux se compose :

1° D'un *ovaire* composé d'une grappe d'ovules en forme de grains ronds de différents volumes depuis celui d'une tête d'épingle et même moins jusqu'à celui d'un jaune d'œuf ordinaire, suivant l'espèce d'oiseau, situé sous le lobe gauche du foie en avant du gésier et à gauche de l'estomac succenturié ;

2° D'un *oviducte*, espèce de tube fluxueux plus gros qu'un gros intestin, d'une couleur blanc de crême, recouvert des nombreuses arborisations de ses vaisseaux comme d'une dentelle rouge. Il commence à côté de l'ovaire par une partie élargie et frangée qu'on appelle le *pavillon*, et arrive, après s'être replié plusieurs fois en zigzags, au cloaque dans leque il s'ouvre. L'oviducte reçoit les ovules à mesure qu'ils se détachent de l'ovaire, c'est-à-dire à leur maturité, et il les conduit progressivement au dehors. Pendant qu'il est ainsi parcouru dans toute sa longueur par l'ovule, qui est un véritable jaune d'œuf portant une petite tache blanche qu'on appelle le *germe* ou la *tache germinative*, cet ovule s'entoure d'une couche *d'albumen* ou *blanc d'œuf*, qui est sécreté par les premières portions de l'oviducte, puis il arrive dans la dernière portion où il séjourne quelque temps et où il s'entoure d'une *coquille* qui est sécrétée par la paroi de cette dernière portion de l'oviducte qu'on appelle pour cela *chambre coquillière*. L'œuf est expulsé lorsque sa coquille est complète et solide.

C'est lorsqu'il est en pleine fonction que l'appareil ovigère se présente dans l'état que nous venons de décrire en quelques lignes et que rend bien la figure ci-dessus.

Lorsque l'oiseau se trouve dans la période

du repos, c'est-à-dire dans une saison où la fonction de la ponte est suspendue, l'appareil ovigère se rapetisse tellement qu'il disparaît presque totalement. L'ovaire est réduit à un petit amas de grains fins comme du sable et dont les dimensions ne dépassent pas quelques millimètres en tous sens. L'oviducte est réduit à l'état d'une petite bandelette transparente collée le long du rein gauche, très difficile à apercevoir et souvent même qui a disparu en réalité.

C'est là une véritable *atrophie* physiologique et périodique.

Il est une autre atrophie, physiologique aussi, mais qui n'est plus périodique attendu qu'elle est définitive, c'est celle qu'entraîne la vieillesse. Dans ce cas, non seulement il n'y a souvent plus trace d'oviducte, mais l'ovaire lui-même a totalement disparu.

Cette cessation définitive des fonctions de l'ovaire, entraîne souvent, — non pas toujours, — des modifications remarquables de l'appareil tégumentaire, c'est-à-dire, des productions épidermiques et des plumes. Les vieilles femelles qui ont cessé de pondre prennent la livrée du mâle, et on a même vu des poules chez lesquelles les ergots se développaient et qui se mettaient à chanter comme des coqs après en avoir pris le brillant plumage. Ces faits ont été surtout observés en France par Mauduy (de Bordeaux), Eudes Deslongchamps, à Caen, et en Angleterre par W. B. Tegetmeier Hamilton et Edw. Crisp.

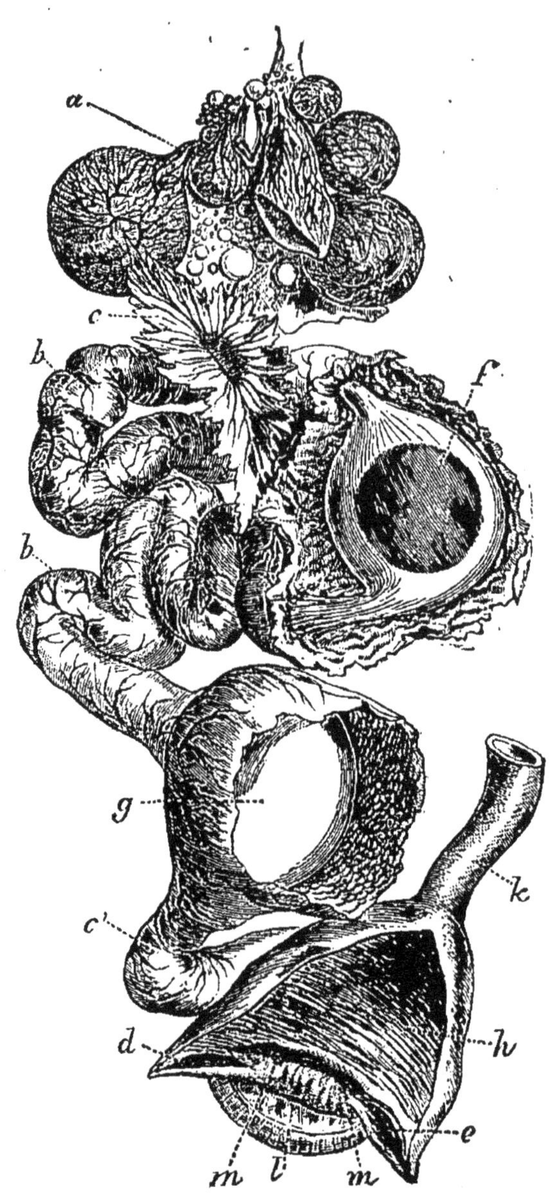

· Fɪɢ. 30. — Ovaire et oviducte de la poule (les membranes
qui relient les anses de l'oviducte ont été supprimées).

a, ovaire contenant des ovules à différents degrés de développement;
un ovule vient de s'échapper et laisse sa capsule béante; *b*, trompe;
b' tube albuminogène; *c*, pavillon; *c'* dernière portion de l'oviducte; *d*, embouchure de l'oviducte gauche; *e*, trace de l'embouchure de l'oviducte droit; *f*, vitellus s'entourant de l'allumen;
le tube albuminogène a été ouvert pour laisser voir l'œuf et
montrer la muqueuse; *g*, œuf se revêtant de sa coquille dans
la chambre coquillière qui a été ouverte; *h*, cloaque ouvert;
k, rectum; *l*, partie glanduleuse de la marge supérieure de
l'anus; *mm*, embouchures des uretères.

On a observé la même chose chez les vieilles canes et chez les faisanes.

L'*atrophie* complète des organes ovariens peut aussi être congénitale, c'est-à-dire constituer une infirmité de naissance. M. C. Davaine en a observé un cas chez une poule qui n'avait jamais pondu et qui, n'étant jamais recherchée par le coq, n'avait jamais paru non plus chercher à en jouer le rôle à l'égard de ses compagnes. Cette poule était grande et forte pour son espèce ; elle n'avait rien au premier aspect qui ne fût en rapport avec les attributs de son sexe, si ce n'est que les ergots étaient très développés, ayant 1 centimètre 1/4 de longueur sur 1 centimètre d'épaisseur à la base, et que les plumes du camail étaient plus longues et plus soyeuses que d'ordinaire, à peu près comme comme celle d'un chapon. A l'examen anatomique on trouva à la place qu'occupe ordinairement l'ovaire une petite languette de trois centimètres de long sur un centimètre de large dont la surface était comme chagrinée et qui ne ressemblait en rien à la grappe ovarienne. C'était certainement un ovaire atrophié et dégénéré, comme le montra du reste l'examen microscopique. Il existait aussi un petit bout d'oviducte, mais qui ne communiquait pas avec le cloaque. Comme cet oiseau était jeune, cette conformation datait certainement de sa naissance.

Nous avons aussi rencontré nous-même, plusieurs fois, des poules hermaphrodites, c'est-à-dire possédant, outre un ovaire très réduit deux petits testicules du volume de ceux que présentent les mâles hors de la période des amours. Il n'y avait nulle trace d'oviducte ni de canaux déférents. Ces poules avaient le caractère extérieur des chapons et nous étaient signalées comme ne pondant pas et n'étant pas recherchée par les coqs.

Nous avons aussi trouvé des canes dans le même cas et une paonne.

La seule indication pratique que l'on puisse tirer de ces faits, c'est que les sujets en question étant devenus, ou ne pouvant cesser d'être, complètement inaptes à la reproduction, il faut s'empresser de les engraisser pour en tirer parti. Les hermaphrodites et les sujets à ovaires atrophiés dès la naissance sont, par le fait, des chapons naturels et s'engraissent aussi bien que les autres. Quant aux vieilles poules devenues de *vieux coqs*, il semble aussi qu'elles ont pris les qualités que l'âge donne à leur nouveau sexe, c'est-à-dire des qualités toutes négatives au point de vue de l'engraissement.

Nous allons maintenant passer en revue les véritables maladies de l'ovaire et de l'oviducte.

Tumeurs de l'ovaire. — L'ovaire peut être le siége de tumeurs plus ou moins analogues à celles dont nous avons déjà parlé à propos des maladies des organes sexuels du mâle.

On a rencontré de ces tumeurs chez des poules surtout, puis chez des canes et chez des oies ; ce sont, soit des tumeurs cancéreuses, soit des tumeurs kystiques, soit surtout des tumeurs composées d'une matière jaune grumeleuse, tassée par couches concentriques et dans lesquelles on reconnaît la substance du jaune de l'œuf qui a acquis la consistance du jaune d'œuf cuit dur. Dans les nombreuses autopsies que nous avons faites, ce sont les poules surtout qui ont fourni ce dernier genre de tumeurs, et un de nos correspondants de Belgique nous a même signalé toute une famille de poules prédisposée à ce genre de maladie : « Ces poules, nous écrivait, le 11 juin 1879, M. C. d'H..., pondent un œuf ou deux, puis cessent de pondre ; on sent un troisième œuf, mais celui-là disparaît. Au bout de quelque temps, elles meurent et quand on les ouvre, on trouve sept, huit et même dix œufs dans une poche abdominale. » Il y avait évidemment une disposition congénitale et héréditaire vicieuse de l'ovaire et de l'oviducte.

Un Paroare huppé femelle, à M. H. A..., de Vincennes, nous a fourni en 1878, l'occasion de faire une observation analogue : A l'autopsie, nous avons trouvé dans l'abdomen, en dehors de l'oviducte, une tumeur jaune, ferme, comprimant les intestins et ayant déterminé une inflammation de tous les organes circonvoisins. A l'examen microscopique nous avons trouvé la substance de cette tumeur, qui était aussi constituée par des couches concentriques, composée d'une matière grasse jaune tout à fait analogue à celle du jaune d'œuf, de cristaux en aiguilles très allongées (phosphates). En un mot, cette tumeur était composée d'ovules complètement développés, emboîtés les uns dans les autres.

On a constaté aussi chez les poules la *dégérescence kystique* de l'ovaire : Au musée du collège des chirurgiens de Londres, on voit un ovaire provenant d'une poule et dont presque tous les ovisacs (enveloppes des ovules), suspendus à de longs pédicules, se sont distendus de telle sorte qu'ils forment autant de kystes mesurant de 12 à 38 millimètres de diamètre. Cette pièce y a été déposée par Henry Earle (Dr O. Larcher, *loco citato*).

Un exemple de *tumeur cancéreuse* de l'ovaire nous a été fourni par une pigeonne, qui nous avait été adressée l'année dernière par M. O. B... En ouvrant la cavité abdominale, nous avons d'abord trouvé une abondante hé-morrhagie ; les ovules étaient remplacées en grande partie par des tumeurs d'un tissu en apparence homogène; rosé, jaunâtre, laissant sourdre à la coupe un liquide lactescent qui, à l'examen microscopique à 400 diamètres; nous a montré, au milieu de granulations moléculaires nombreuses, des cellules arrondies ou fusiformes de dimensions variables et à noyau en nombre variant de un à cinq. Ce sont bien les caractères du tissu cancéreux.

L'enseignement pratique à tirer de ces faits qu'on ne constate qu'à l'autopsie, c'est qu'il faut éviter de consacrer à la reproduction les descendants ou les parents des individus morts de ces différentes sortes de tumeurs, car on sait que la prédisposition à ces sortes de lésions est héréditaire.

Gangrène de l'ovaire. — La gangrène de l'ovaire est extrêmement fréquente chez les femelles des oiseaux domestiques ou de volière. Nous l'avons constatée chez des poules, des faisanes, des colines, des dindes, des perruches, des moineaux mandarins et des rossignols.

Les ovules de la grappe ovarienne sont bruns noirâtres au lieu d'être rosés, flasques, s'écrasent facilement et donnent un putrilage liquide de même couleur. La mort arrive par suite de l'infection putride du sang par le produit de la décomposition des ovules qui est absorbé et l'oiseau meurt de scepticémie.

L'excès d'embompoint est souvent la cause de la gangrène de l'ovaire ; en effet, les ovules, gênés dans leurs évolutions et comprimés, meurent et tombent en gangrène.

Nous avons aussi constaté la gangrène de l'ovaire chez les oiseaux qui n'étaient pas trop gras, sans que nous ayons pu saisir la cause de cette affection.

Comme ce n'est qu'à l'autopsie qu'on constate la présence de la gangrène de l'ovaire, on ne peut que tirer un enseignement, soit sur les inconvénients de l'excès d'embonpoint, soit sur l'absence d'une affection épidémique, bien que cette affection soit la septicémie, mais une septicémie toute individuelle.

Nous allons maintenant passer aux maladies de l'oviducte.

L'oviducte est très fréquemment le siège de maladies, surtout chez nos Gallinacées domestiques, et ses affections sont certainement beaucoup plus fréquentes que celles de l'ovaire. L'oviducte, comme nous l'avons dit, est un long tube flexueux ; il est rarement malade dans toute son étendue, et ce n'est même que dans sa moitié terminale qu'il se montre ordinairement affecté, comme nous l'avons fréquemment constaté. La maladie ordinaire de l'oviducte est l'inflammation qui peut aller jusqu'à la gangrène.

Inflammation et fausses tumeurs de l'oviducte. — L'inflammation de l'oviducte peut avoir pour cause l'exagération ou la trop grande fréquence de la fonction ovigère, le trop grand volume des œufs, l'écrasement accidentel d'un œuf déjà revêtu de sa coquille, l'obstruction du cloaque, etc., etc.

L'inflammation de l'oviducte ne se manifeste le plus souvent, pendant la vie de l'oiseau, que par sa persistance à vouloir pondre sans pouvoir y parvenir, par un grand volume de la région abdominale postérieure, enfin par des frictions énergiques de cette partie sur le sol; mais, le plus souvent, ces symptômes passent inaperçus et ce n'est qu'à l'autopsie qu'on trouve les lésions caractéristiques de l'inflammation de l'oviducte.

Ces lésions sont variées, ainsi que nous

allons le montrer par quelques comptes rendus d'autopsie.

1° Dans une poule morte que nous avait adressée M. L.-M. de l'E..., l'oviducte était transformé en une tumeur énorme, de la forme d'un gros œuf d'oie, à parois épaissies et indurées, contenant plusieurs œufs emboités et au centre un œuf sans coque contenant deux jaunes, l'un comme cuit dur et enveloppé d'albumine coagulée et l'autre comprimé en forme de demi-sphère, le tout enveloppé d'une croûte de près d'un centimètre d'épaisseur, d'une matière rougeâtre s'écrasant sous le doigt et constituée par des produits inflammatoires accumulés.

2° Une autre poule à M. J..., de Merchtein, nous a présenté un oviducte enflammé, épaissi, mais bien moins gros que dans le cas précédent; il contenait, dans la chambre coquillière, un œuf réduit presque à la coquille, mais imparfaite, à demi-calcifiée, entouré de matière purulente liquide.

En extrayant à temps cet œuf chiffonné qui faisait office de corps étranger, on aurait probablement pu guérir la poule.

3° Chez une poule à M. L. D..., à Mouseron, nous avons trouvé dans l'oviducte cinq œufs avec leurs coquilles écrasées et mélangées à la matière constitutive du jaune et du blanc.

Nous pourrions citer encore de nombreux faits semblables aux précédents et montrant tous que c'est surtout la chambre coquillière qui est généralement le siège de l'inflammation de l'oviducte.

Œuf couvé dans l'oviducte. — Le séjour d'un œuf dans la chambre coquillière peut être assez long pour que le germe fécondé entre en incubation et que l'embryon se développe en partie. Nous avons eu la preuve de ce fait en faisant l'autopsie d'une poule à Mme S..., de Voujeaucourt, qu'on s'était décidé à sacrifier parce qu'elle ne pondait plus depuis longtemps bien qu'elle eût toujours l'extrémité abdominale très développée, comme une poule prête à pondre. On trouva, en l'ouvrant, une énorme tumeur composée de plusieurs lobes : l'un, allongé, cylindrique, ne contenant que de l'albumen ; un autre sphérique contenant une matière pâteuse, claire, couleur chocolat ; enfin un troisième contenant un véritable môle enveloppé d'une peau couverte de plumes en tuyaux : c'était un embryon monstrueux.

Gangrène de l'oviducte. — Le séjour trop prolongé d'un œuf dans la chambre coquillière peut amener l'inflammation et même la gangrène de cette portion de l'oviducte ; la portion gangrenée étant détruite, l'œuf passe dans la cavité de l'abdomen et amène la mort par la gêne que ce corps étranger apporte aux fonctions de l'appareil digestif qu'il comprime.

Nous avons rencontré un exemple de cette lésion chez une poule de Houdan morte, que

M. L..., d'Autun, nous avait adressée pour en faire l'autopsie.

La gangrène de l'oviducte, par excès d'inflammation ou par suite de la présence d'un œuf brisé, peut ne pas entraîner la mort immédiatement ; en effet, nous avons vu des poules être affectées d'une véritable hernie des intestins, particulièrement des cœcums qui, viennent faire irruption par le cloaque, dans l'anus. Après la mort, consécutive à cette hernie, l'autopsie nous a démontré que c'est par une ouverture gangrenée de l'oviducte que les intestins étaient sortis ; c'est ce que nous avons vu chez une poule que nous avait adressée M. A.. , de Fives-Lille, pour en faire l'autopsie.

Ponte difficile. — La ponte peut être rendue difficile par suite d'une inflammation légère ou plutôt d'une irritation de l'extrémité inférieure de l'oviducte qui en a rendu la muqueuse sèche et non lubréfiée comme elle doit être normalement ; cette cause est beaucoup plus fréquente que le trop grand volume de l'œuf : nous l'avons constatée chez plusieurs poules, chez des faisans, et surtout chez des femelles de petits oiseaux, serines, perruches, cou-coupés, etc. On peut facilement remédier à cette infirmité par de petits lavements fréquents d'huile d'olive qui seront d'une ou deux cuillerées à café pour les gallinacés et de quelques gouttes pour les petits oiseaux.

Une cause plus fréquente de la difficulté de

la ponte chez les femelles d'oiseaux est l'excès
d'embonpoint ; nous l'avons constaté très fréquemment chez des poules, chez des pintades
et chez des colines, chez lesquelles elle avait
causé la mort.

On peut combattre cette difficulté par le
moyen que nous avons indiqué plus haut,
c'est-à-dire par les lavements d'huile d'olive.
Mais si on n'a pas une grande expérience
des habitudes et de la manière d'être des volailles, on ne s'apercevra pas de cette indisposition grave, ce n'est qu'à l'autopsie qu'on la
découvrira.

Chute ou hernie de l'oviducte. — La chute
ou la hernie de l'oviducte se constate souvent
chez les poules (nous l'avons aussi constatée
chez un faisan Lady Amherst) qui ont été en
quelque sorte surmenées et qui ont beaucoup
pondu. On voit alors une tumeur plus ou moins
volumineuse, rouge foncé ou violacée, qui sort
de l'anus en permanençe ; cette partie peut se
gangrener et entraîner la mort de l'oiseau par
résorption purulente ou septicémique.

M. le docteur Larcher rapporte, dans ses
intéressantes *Études de pathologie comparée*,
l'exemple de hernie de l'oviducte, en figure
lithographiée, où l'on voit l'œuf enveloppé dans
ce tube et suspendu comme dans un filet. Cette
infirmité entraîne rapidement la mort de l'oiseau par suite de l'épuisement nerveux qui est
la conséquence des efforts constants faits par la
poule pour se débarrasser de ce corps étranger.

L'amputation par une section nette au moyen de ciseaux peut amener une prompte guérison de l'oiseau ; nous en avons des exemples par devers nous.

De tous ces exemples de maladies de l'oviducte, il n'y a guère que la difficulté de pondre à laquelle on puisse porter remède pendant la vie. Pour toutes les autres, si elles sont constatées à temps, il faut se hâter de sacrifier l'oiseau pour pouvoir en tirer parti, car, les parties malades enlevées, rien n'empêche de consommer l'oiseau dont la viande est parfaitement salubre.

Œufs hardés ou **œufs sans coquille**.—Lorsque l'inflammation de la chambre coquilière est légère, il y a seulement perversion des fonctions de cette partie de l'oviducte, qui ne sécrète plus de matière calcaire ; alors les œufs restent sans coquille et sont ce qu'on appelle vulgairement *hardés*.

Les œufs hardés sont, quelqu'extraordinaire que cela paraisse, plus difficiles à pondre que les autres et souvent ils restent dans l'oviducte où ils deviennent alors la cause de l'aggravation de l'inflammation.

Chez un pigeon à M. D..., de Montauban, lequel était affecté d'une inflammation de l'oviducte, la ponte des œufs sans coque était accompagnée du rejet d'un véritable mortier semblable à de la craie délayée, et qui n'était autre que la matière calcaire qui, au lieu de se déposer méthodiquement à la surface de l'œuf,

restait en partie claire et était expulsée séparément.

Les *œufs hardés* sont aussi quelquefois pondus
par des poules qui ont l'oviducte en apparence
parfaitement sain ; c'est qu'alors ces poules ont
une alimentation qui ne contient pas assez
de matière calcaire, et, en donnant à ces
oiseaux des coquilles d'œufs pilées, mélangées
à du son et des graines, on fait disparaître ce
défaut.

Les anomalies de l'œuf. — Les œufs des oiseaux, et surtout ceux des oiseaux domestiques, sont sujets à des anomalies qui, de tout
temps, ont excité la curiosité, et qui, autrefois,
ont été l'objet d'idées superstitieuses, même de
la part des savants, comme ils le sont encore
aujourd'hui de la part du vulgaire. Ainsi on
croit encore, au fond de quelques campagnes,
que les petits œufs, souvent biscornus, que
pondent certaines poules âgées, sont des œufs
de coq, et que, de ces œufs, sortent des as-
pics !

Le Dʳ Davaine a rédigé un mémoire de près
de cent pages sur les anomalies de l'œuf ; ce
travail a été publié dans les *Mémoires de la
Société de Biologie* de l'année 1860.

Nous avons parlé à différentes reprises, dans
l'*Eleveur*, des anomalies les plus remarquables
sur lesquelles on nous consultait, telles que
les œufs à deux jaunes, les œufs doubles, les
œufs inclus dans d'autres, etc. ; et, de tous les
spécimens de ces anomalies qu'on nous a en-

voyés depuis une quinzaine d'années, nous avons pu faire une collection assez remar‑ quable et très intéressante. Nous allons parler des principales.

Nous avons déjà signalé les œufs sans co‑ quille, ou œufs *hardés*, qui se présentent assez fréquemment et que toutes les ménagères connaissent ; nous n'en parlerons plus ici.

Œufs à coloration extraordinaire. — Tout le monde sait que les œufs de nos oiseaux do‑ mestiques sont normalement blancs à l'ex‑ ception de ceux des volailles d'origine asia‑ tique, qui sont de couleur jaunâtre ou chamois clair. Nous avons reçu d'un de nos abonnés un œuf de canard d'une couleur bien extraordi‑ naire, et qui figure dans nos collections : *il est de couleur noir-olive très foncé.*

Nous n'avons trouvé d'autres explications à ce fait que la suivante : c'est que la cane de‑ vait barbotter habituellement dans une mare très chargée en sels de fer, ou absorber fré‑ quemment des graviers ferrugineux. Il est, de fait, que cet oiseau habitait près d'une usine métallurgique.

Œufs avortés ou *biscornus*, appelés par le vulgaire *œufs de coq*. — L'irritation de la chambre coquillère peut se caractériser par une exagération de fonctions ; alors, au lieu d'un œuf sans coquille, c'est un petit œuf à coquille très épaisse et ne contenant qu'un peu d'albumen sans jaune, qui est pondu ;

ces œufs sont quelquefois du volume et de la forme des œufs de pigeon ou même d'œufs de moineaux ; d'autrefois, ils ressemblent à de petits boudins tordus du diamètre d'un oviducte presque vide ; nous en possédons de très curieux spécimens de ce genre que nous devons à la graçieuseté de M. F..., de Saint-Nazaire. Quelquefois, il n'y a dans l'intérieur de ces œufs anormaux que des membranes froissées et tordues que, l'imagination aidant, le vulgaire a pris pour un ver, ou un jeune aspic. C'est l'indice d'une perversion chronique des fonctions de l'ovulation et le signe que la poule doit être livrée à l'engraissement, car on n'a plus à compter sur la production d'œufs normaux.

Nous représentons fig. 31 (C, D, E, F) quelques-uns de ces œufs, choisis parmi ceux de notre collection et n'ayant que 2 ou 3 centimètres dans leur plus grand diamètre. Nous en avons encore de plus petits.

Œufs à deux jaunes. — Les œufs à deux jaunes ne sont autre chose que le résultat de la descente rapide de deux ovules qui se suivent de près et qui arrivent ensemble dans la chambre coquillière où ils sont enveloppés tous les deux dans la même coquille. Ces œufs donnent généralement naissance à des poulets jumeaux, doubles, ou monstrueux : à deux têtes, à quatre pattes, etc., qui sont assez fréquents chez les gallinacés.

Cependant il a été démontré que des œufs à

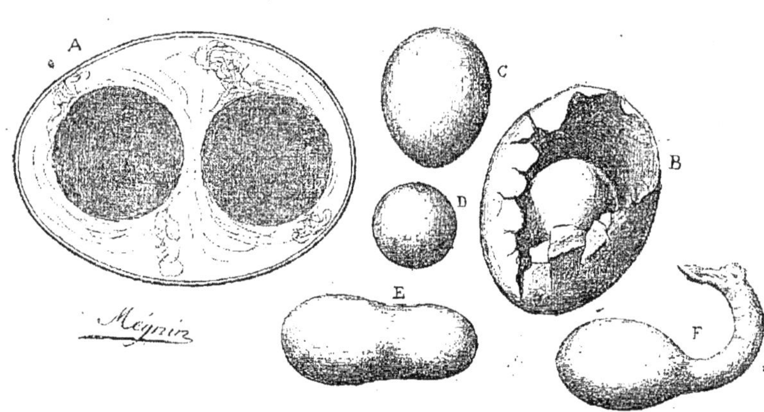

Fig. 31. — Œufs irréguliers ou monstrueux.
A, œuf à deux jaunes; B. œuf inclus dans un autre; C, D, E, F, œufs avortés.

un seul jaune peuvent avoir deux germes et, dans ce cas, donner aussi naissance à des poulets jumeaux ou monstrueux résultant de l'accolement de deux embryons; ce cas est peut-être plus fréquent que le précédent, si l'on en juge par les nombreux faits de ce genre rassemblés par Davaine. Nous-même, nous possédons, conservés dans de l'alcool, deux poulets jumeaux, bien entiers, sortis d'un seul œuf, et qui nous ont été donnés par M. E. Lemoine, le célèbre aviculteur; mais nous ignorons si l'œuf qui les a produits était à deux jaunes ou à un seul, mais dans tous les cas il était à deux germes.

Les œufs à deux jaunes, généralement plus gros que les autres sont aussi plus difficiles à expulser et peuvent, plus souvent que les autres, donner lieu aux accidents dont nous avons parlé.

Nous avons connu une poule et on nous a signalé une cane qui faisaient habituellement des œufs à deux jaunes; leur santé n'en était pas modifiée. Leurs œufs étaient énormes : ceux de la poule pesaient 110 à 112 grammes et ceux de la cane 140 grammes.

Œuf inclus dans un autre. — De toutes les anomalies de l'œuf, dit Davaine dans son mémoire cité, la plus singulière, celle qui a généralement paru le moins susceptible d'explication, est l'inclusion d'un œuf dans un autre. Cette anomalie a été signalée il y a bientôt deux siècles, et, depuis lors, d'assez nombreux exemples ont été observés.

L'œuf qui renferme l'autre est quelquefois plus volumineux, mais le plus souvent du même volume qu'un œuf ordinaire. Par contre, l'œuf inclus est le plus souvent tout petit et composé d'une coquille ne contenant que du blanc d'œuf.

Voici la seule explication que l'on peut donner de la formation de cette anomalie :

L'œuf chemine dans l'oviducte poussé par les contractions péristaltiques de l'oviducte. Si, comme nous l'avons dit, par suite d'une pertubation des fonctions ovigères il s'est formé un de ces petits œufs dits *œufs de coq*, et que, par suite de la même pertubation, il vienne à rétrograder et à rencontrer un œuf se formant normalement et en voie de descendre, celui-ci englobera l'autre, l'entraînera avec lui et une même coquille les enveloppera tous les deux.

Davaine, dans son mémoire, relate vingt-six faits d'œufs inclus chez la poule, trois chez la dinde et quatre chez l'oie, dus à différents observateurs et à lui-même.

Depuis quelques années, nous-même en avons observé cinq ou six cas, dont un chez le pigeon et qui paraît être le premier chez cette espèce d'oiseau ; nous en donnons la figure plus haut (Fig. 31, B).

Enfin, on a encore vu un œuf d'oie très gros contenant deux jaunes et un autre œuf avec sa coquille, et même un œuf de poule renfermant *deux* autres œufs emboités l'un dans l'autre (Davaine *Loco citato*, page 706 de son Œuvre.)

CHAPITRE VII

Maladies de la Peau

Les maladies de la peau, ou *dermatoses*, sont assez communes chez nos oiseaux domestiques ; elles sont surtout causées par des parasites : insectes hexapodes (ou à six pattes) ; acariens (qui ont huit pattes), et champignons microscopiques.

Il y en a cependant quelques-unes qui sont causées par un vice du sang ou de la constitution et qui sont alors tout à fait comparables à celles qu'on connaît chez l'homme et les grands mammifères domestiques sous le nom de *dartres*, et qui se manifestent par des éruptions accompagnées de prurit et par la poussée irrégulière des plumes ou même par l'arrêt complet de cette poussée. Enfin, il y a une véritable maladie contagieuse, certainement microbienne, analogue à la variole des mammifères supérieurs et qu'on observe quelquefois chez le dindon et surtout chez le pigeon.

Nous commencerons l'étude des maladies de la peau des oiseaux par celles qui sont dues à la présence des insectes hexapodes (mouches parasites, punaises, puces et ricins ; nous continuerons par celles qui sont causées par des

acariens, puis par celles causées par des
champignons et nous terminerons par celles
qui sont dues à des microbes infestant le sang,
ou à un vice constitutionnel.

§ I — INSECTES HEXAPODES PARASITES DES OISEAUX ET LEUR
ACTION

La classe des insectes hexapodes, c'est-à-
dire des petits animaux articulés pourvus de
six pieds, est divisée zoologiquement en un
certain nombre d'ordres; quatre de ces ordres
fournissent des parasites aux oiseaux : ceux
des DIPTÈRES, ou *mouches*, des APHANIPTÈRES,
ou *puces*, des HÉMIPTÈRES ou *punaises*, et des
ÉPIZOOIQUES, ou *poux*.

Mouches parasites. — Les mouches parasites
des oiseaux sont voisines des HIPOBOSQUES ou
mouches plates des chevaux, et des MELOPHAGES

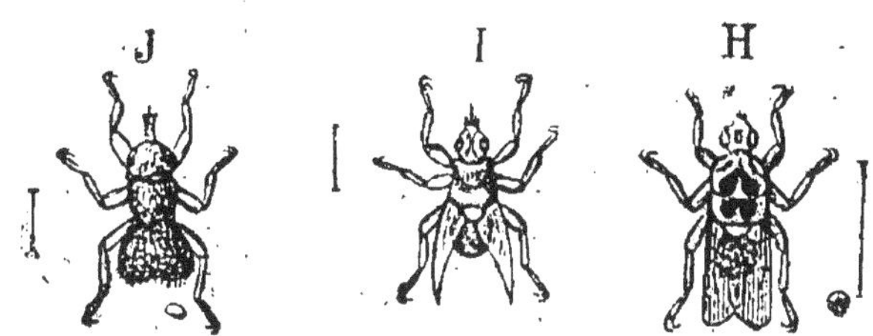

FIG. 32. — H, Hipobosque du cheval; I, Anaptère du
martinet; J, Melophage du mouton.

des moutons à qui la vie parasitaire a fait
perdre les ailes; elles vivent au milieu des
plumes, comme ces dernières vivent dans les
poils, et leurs pattes sont armées de forts crochets pour s'y maintenir. Comme elles, elles

causent d'assez vives démangeaisons, soit avec leurs ongles, soit en piquant à la façon des puces pour se nourrir de sang, mais c'est là tout le mal qu'elles causent. Elles ne sont donc nullement dangereuses ; du reste, si elles hantent des oiseaux sauvages, elles respectent nos oiseaux domestiques. Elles appartiennent à trois genres : les *Ornithomyies*, qui ont les ailes obtuses et vivent sur les éperviers, les pies-grièches, les pies, les perdrix, les merles, les étourneaux, les alouettes, les rouges-gorges, les mésanges, etc.; les *Anaptères* et les *Stenopterix* qui ont les ailes pointues et plus étroites que les *Ornithomyies* et qui vivent sur les hirondelles et les martinets. Nous nous contentons de les signaler.

Puces des oiseaux. — Un naturaliste allemand, Tachenberg, qui a fait une étude très complète des puces, croyait qu'il n'y en avait qu'une seule espèce chez les oiseaux et cette opinion a été adoptée par M. Raillet dans son livre : *Eléments de zoologie médicale et agricole*. Mais nous avons montré, en 1888, à la Société centrale vétérinaire, qu'il

a des différences caractéristiques entre la puces de la poule, celle du pigeon et celle des hirondelles.

La puce de la poule a été très bien étudiée par M. Lucet, le vétérinaire distingué de Courtenay. Nous en résumons les caractères de la manière suivante :

Couleur générale brune ; le mâle a $3^{mm},0$ de

longueur sur 1^{mm} de largeur et la femelle
4^{mm}05 de longeur sur 1^{mm}40 de largeur.

Le corps, comprimé latéralement est ovale,
allongé et caréné supérieurement et inférieurement chez la femelle ; tandis que chez le mâle

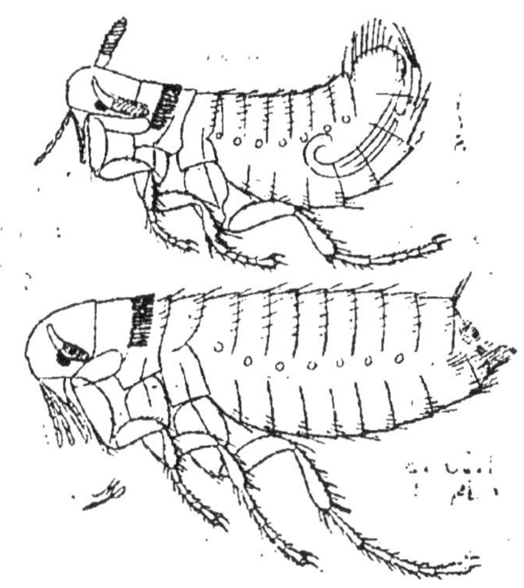

Fig. 33. — Puces de poules, mâle et femelle, grossies.

il est arqué à concavité supérieure. La tête,
arrondie, est nue inférieurement et emboîtée
par le prothorax. Chez le mâle, les antennes,
plus longues que chez la femelle, peuvent
être relevées ; chez cette dernière elles restent
couchées dans leur fossette.

Le prothorax est garni postérieurement d'une
rangée d'épines fortes, mousses, rapprochées,
au nombre de treize (peigne).

L'abdomen a neuf articles portant à leur
bord postérieur, surtout à la partie supérieure,
de forts poils spiniformes.

Le pygidium (plaque de l'extrémité postérieure et dorsale) est plus large chez la femelle que chez le mâle. Enfin, en arrière de cet organe existe chez le mâle trois petits prolongements particuliers garnis, surtout à leur extrémité tournée en haut, de nombreux poils.

La *puce du pigeon* est de plus grande taille que la puce de la poule et le mâle n'a pas l'ex-

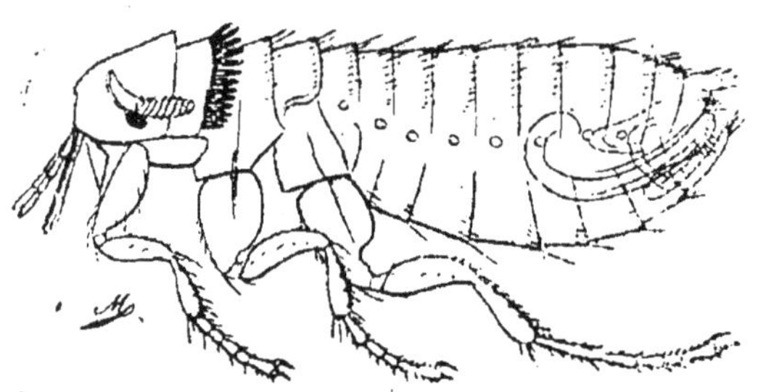

Fig. 34. — Puce mâle de pigeon, grossie.

trémité postérieure relevée ; de plus, il a le front moins bombé et la saillie anguleuse centrale plus grande.

La *puce de l'hirondelle* est beaucoup plus petite et plus arrondie, et le mâle, tout en ayant l'extrémité relevée, a le corps tellement refoulé d'arrière en avant, que les anneaux sont confondus supérieurement, tellement leurs bords sont rapprochés ; de plus, le front est beaucoup plus arrondi que chez les précédentes et ne présente plus trace de la saillie anguleuse qu'on y remarque.

Ces trois sortes de puces, bien qu'ayant le même nombre d'épines au prothorax, bien qu'en ayant le bas de la tête dépourvu de ces épines, et bien qu'ayant les mêmes caractères antennaires, ce qui permet de les classer dans le même sous-genre, constituent bien trois espèces différentes.

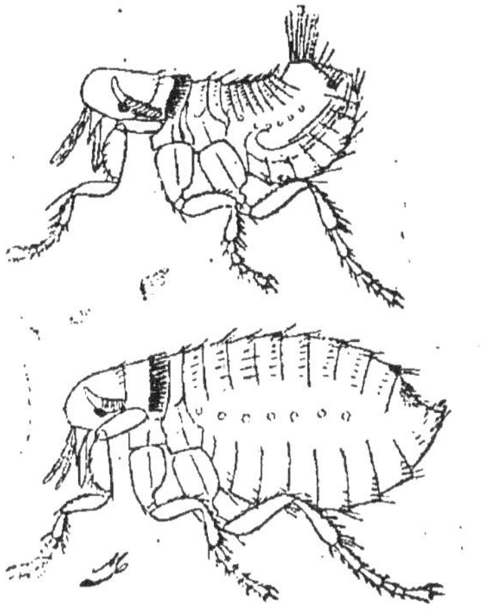

Les puces des oiseaux ont les mêmes inconvénients que celles des mammifères, elles tourmentent par leurs piqûres. Pour les détruire on n'a pas beaucoup à s'occuper des puces adultes qui sont dans les plumes des oiseaux, — on peut toutefois y souffler un peu de poudre de cévadille très fine, — mais leurs larves, espèces de petits vers très frétillants, qui vivent sur le sol des colombiers et des poulaillers, doivent être détruites; la source des puces sera ainsi tarie. On y arrive en nettoyant à fond le sol des locaux habités par les poules et les pigeons, en y répandant de l'eau bouillante, puis, pour le sécher, en y répandant une bonne couche de cendres tamisées à laquelle on aura mêlé une certaine quantité d'un mélange de fleur de soufre et de poudre de cévadille.

Fig. 35. — Puces d'hirondelle, mâle et femelle, grossies.

Les **Punaises**, que tout le monde connaît,

infestent souvent les pigeonniers et en tourmentent les habitants, comme elles nous tourmentent nous-mêmes quand nos lits leur servent d'habitat. — On a voulu faire de la punaise des pigeonniers une espèce distincte de celle des lits, c'en est à peine une variété.

On débarrasse un pigeonnier des punaises qui l'infestent comme on en débarrasse les lits, c'est-à-dire par la projection de poudre impalpable de pyrèthre fraîche et surtout par l'échaudage à l'eau bouillante projetée dans les fissures qui servent de repaires à ces in-. sectes immondes.

La plante nommée passe-rage (*Lepidium rurale*), passe depuis longtemps, aux yeux du vulgaire, pour avoir la propriété de tuer ou tout au moins d'éloigner les punaises; un expérimentateur à constaté, il y a quelques années, que cette plante, déposée sous un lit ou dans une pièce infestée par des punaises, ne tarde pas à se couvrir de ces inectes qui s'enivrent de ses sucs et de son essence, comme les chats de celles de la valériane, et qu'il est alors facile de les tuer en jetant les plantes ainsi couvertes de ces parasites, dans le feu ou dans l'eau bouillante.

Les Poux des oiseaux. — Le vulgaire appelle *poux* toutes les petites bêtes qu'on trouve courant dans les plumes des oiseaux ou dans les poulaillers ou volières; ce ne sont pourtant pas tóus des poux : les *vrais poux* sont plus ou moins blanchâtres et n'ont que six pattes;

d'autres, qu'on trouve aussi assez souvent sur les volailles et surtout dans les poulaillers, plus ronds que les précédents et d'une couleur rouge noirâtre plus ou moins foncée et qui ont huit pattes, ne sont pas des poux, mais des Acariens du genre Dermanysse, dont nous parlerons plus loin. Dans cet article, nous allons nous occuper exclusivement des vrais poux qu'on appelle encore Ricins et qui se distinguent des poux de l'homme, en ce qu'ils ont des mâchoires au lieu d'un suçoir pointu ; malgré cela, ils font moins de mal que ces derniers, car leur mâchoires leurs servent surtout à grimper après les barbes de plumes, comme les mandibules des perroquets après les branches d'arbres. Ils vivent de pellicules épidermiques qu'ils détachent avec ces organes, et ils sont surtout l'indice, par leur grand nombre, d'un état valétudinaire, car les oiseaux qui se portent bien ont peu de poux.

Les *Poux* ou *Ricins* des oiseaux constituent deux tribus : celle des Philoptérides et celle des Liothéïdes ; la première comprend les Ricins grimpeurs à démarche très lente, et la seconde les Ricins coureurs à démarche rapide, parcourant avec une grande vélocité le corps d'un oiseau mort et se répandant avec autant de facilité sur les effets et même sur le corps du chasseur qui le porte ou de la ménagère qui le dépouille. Chacune des deux tribus en question se subdivise en plusieurs genres de la manière suivante :

Philoptérides : ongles du tarse réunis formant pince avec la jambe ; corps

- **large, tête considérable à angles des tempes**
  - arrondies, à trabécules mobiles en avant des antennes. — *Docophorus* (Nitzsch).
  - anguleuses, saillantes, sans trabécules ; antennes en pince chez les mâles, cylindriques chez les femelles. — *Goniodes* (Nitzsch).
  - anguleuses, saillantes, sans trabécules ; antennes semblables dans les deux sexes. — *Goniocotes* (Nitzsch).
- **moyen ou étroit**, à tête moyenne, à tempes arrondies ou monogones ; trabécules nuls ou petits et fixes ; antennes cylindriques dans les deux sexes. — *Nirmus* (Nitzsch).
- **moyen ou allongé et étroit ; tête**
  - large, cordiforme, échancrée, à plaque supérieure obtuse avec deux saillies mandibuliformes cornées ; pas de trabécules. — *Ornithobies* (Denny).
  - étroite ou médiocre, à joues arrondies ou obtuses ; pas de trabécules ; antennes en pince chez les mâles. — *Lipeurus* (Nitzsch).

Liotheïdes : tarses droits, coureurs, bi-artic*, chaque article pourvu de pelotes, terminés p* 2 ongles divergents presque droits, à pointe courbe, avec un p* prol* entre ongles ; tête

- très large, tempes petites, point d'échancrures entre elles et le front ; antennes toujours cachées. — *Eureum* (Nitzsch).
- **large**
  - panduriforme ; tempes séparées du front et du lorum par une profonde échancrure orbitaire ; antennes visibles. — *Colpocephalum* (N).
  - Semi-lunaire ou trapézoïdale ; tempes sans échancrure ni lorum ; antennes habituellement cachées. — *Menopon* (Nitzsch).
- **triangulaire ; tempes**
  - sinueuses. — *Nitzschia* (Denny).
  - séparées du front par une faible échancrure, antennes invisibles. — *Trinoton* (Nitzsch).
- **oblongue, tempes petites à angle retroverse ; mesothorax**
  - et abdomen marginés, grande taille. — *Lœmobothrium* (N).
  - nul, metathorax et abdomen marginés. *Phisostomum* (N).

Chacun des genres ci-dessus se divise en un grand nombre d'espèces, mais nous ne les décrirons pas ; nous nous contenterons d'énumérer celles qui appartiennent à nos principaux oiseaux domestiques qui en nourrissent chacun plusieurs et qui en sont quelquefois littéralement dévorés :

Le Pigeon domestique nourrit les espèces.	*Nirmus clavæformis*	(Denny).
	Goniocote compar	(Nitzsch).
	Lipeurus bacillus	(Nitzsch).
	Colpocephalum longicaudum.	(Nitzsch).
La Pintade..........	*Nirmus numidæ.............*	(Denny).
	Goniocote spec.............	
	Goniodes numidianus.......	(Denny).
	Menopon numidæ..........	(G. B.).
Le Dindon..........	*Goniodes stylifer...........*	(Nitzsch).
	Lipeurus polytrapesius......	(Nitzsch).
	Menopon stramineum.......	
Le Paon.............	*Goniocotes rectangulatus....*	(Nitzsch).
	Goniodes falcicornis	(Nitzsch).
	Menopon phacostomum	
	Lipeurus spec..............	
Le Faisan commun...	*Goniocotes chrysocephalus ..*	(G. B.).
	Goniodes colchicus	(G. B.).
	Menopon fusco maculatum .	(Denny).
La Poule commune...	*Goniocotes hologaster.......*	(Nitzsch).
	Goniodes dissimilis.........	(Nitzsch).
	— gigas.............	(Nitzsch).
	Lipeurus heterographus	(Nitzsch).
	— variabilis.........	(Nitzsch).
	Menopon pallidum..........	(Nitzsch).
L'Oie domestique.....	*Docophorus adustus........*	(Nitzsch).
	Lipeurus lacteus...........	(G. B.).
	— jejunus	(Nitzsch).
	Trinoton compurcatum	(Nitzsch).
	— squalidum	(Denny).
Le Cygne domestique.	*Ornithobius cygni ....*	(Denny).
	— goniopleurus...	(Denny).
	Trinoton compurcatum.....	(Nitzsch).
	Colpocephalum minutum....	(Rud.).
Le Canard domestique	*Docophorus icterode........*	(Nitzsch).
	Nirmus tessellatus.........	(Denny).
	Lipeurus squalidus.........	(Nitzsch).
	— variabilis	(Nitzsch).
	Trinoton luridum	(Nitzsch).

Comme complément de cette énumération, nous allons donner les figures ci-contre représentaut quatre ricins d'oiseaux; la première (fig. 36) représente le *Lipeurus variabilis* de la poule commune; la deuxième (fig. 37); le *Lipeurus robustus* du faisan commun; la troisième (fig. 38) le *Goniodes colchicus* du même, et la quatrième (fig. 39) le *Menopon productus* de la poule.

Nous venons de voir combien sont nombreux les épizooïques dé la famille des Ricins qui peuvent infester nos oiseaux domestiques; s'ils étaient aussi dangereux que les vrais poux, que les poux suceurs, nos volatiles mourraient tous dans les tourments et l'épuisement qui en serait la conséquence. Mais, heureusement, les Ricins sont peu dangereux et leur grand nombre indique plutôt, comme nous l'avons dit, un état valétudinaire qu'une ma-

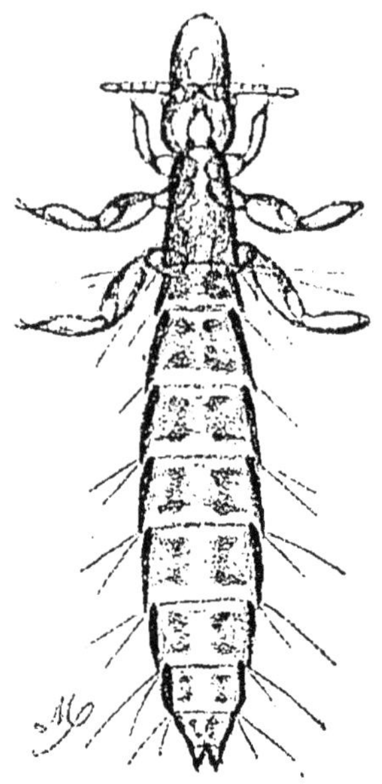

Fig. 36.
Lipeurus variabilis.

ladie de leur fait. Néanmoins, il est bon d'en débarrasser les volailles, car ils ne laissent pas que de les troubler dans leur repos.

Pour cela faire, il faut mêler de la poudre de pyrèthre fraîche au sable et à la terre dans lesquels les volailles aiment à se poudrer, ou encore insuffler de cette poudre avec un instrument *ad hoc* au fond des plumes des mêmes volailles. La fleur de soufre employée de la même manière produit aussi un très bon effet, d'autant plus qu'elle s'attaque spécialement aux Dermanysses, parasites acariens qui habitent fréquemment les poulaillers et viennent ajouter leur action, beaucoup plus nuisible, à celle des épizooïques en question. Nous les étudierons du reste plus loin et plus en détail.

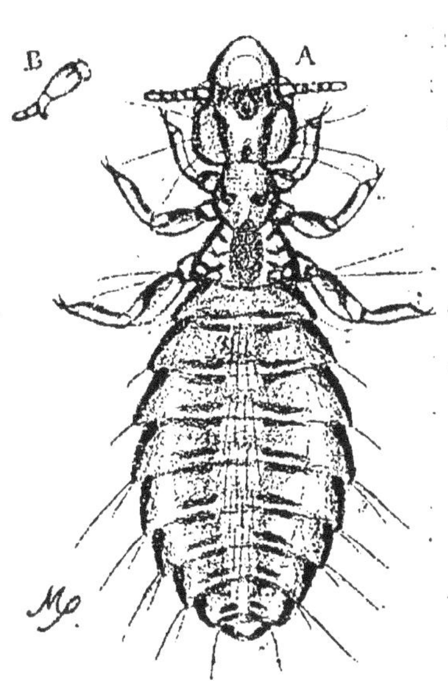

Fig. 37. — *Lipeurus robustus.*

Comme les oiseaux, en se secouant, font aisément tomber toute la poudre qu'on a insufflée dans leurs plumes pour les débarrasser de leurs parasites, on peut incorporer de la poudre de pyrèthre, ou mieux de la poudre de staphysaigre ou de cévadille, dans du savon noir et en lubrifier le fond de leurs plumes; ce moyen a parfaitement réussi à un de nos amis, grand amateur de pigeons, dont les élèves étaient dévorés par les parasites épizooïques.

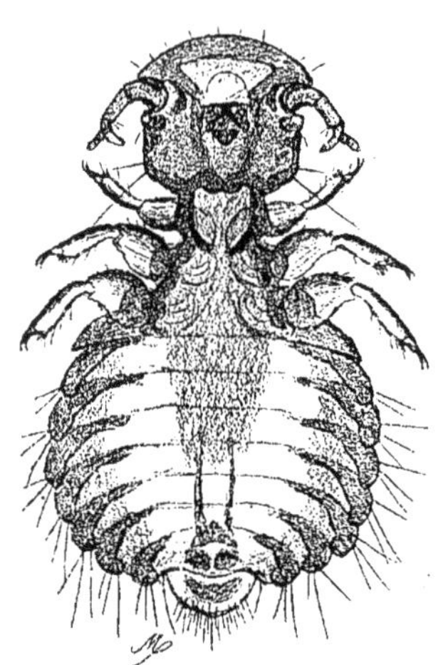

Fɪɢ. 38. — *Goniodes colchicus.*

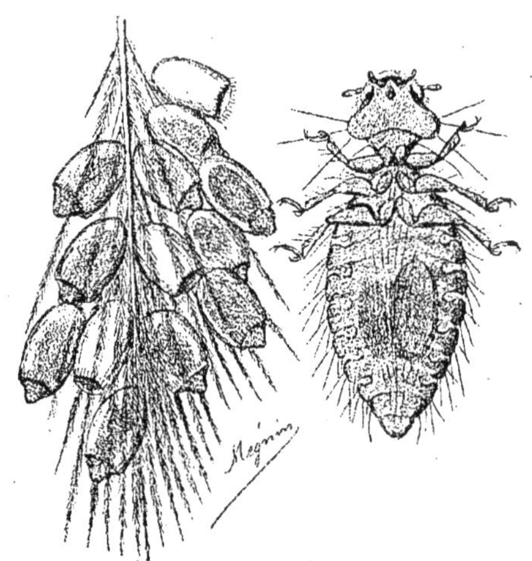

Fɪɢ. 39. — *Menopon productus.*

L'Argas des pigeonniers (Fig. 40 et 41). —

Sous le titre de : *Un nouveau parasite du Pigeon*,

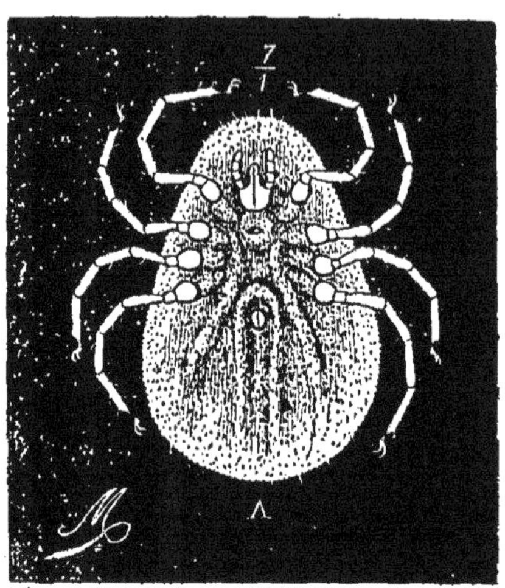

Fig. 40. — *Argas marginatus,* face ventrale,
grossissement 7 diamètres.

notre excellent confrère de Bruxelles, *Chasse et Pêche*, publiait les lignes suivantes dans son numéro du 13 juillet 1891 : « M. de Pauw.
« conservateur au Musée de l'Université de
« Bruxelles, nous a fait voir, conservé dans
« l'alcool, une quantité d'insectes ramassés
« dans le pigeonnier d'un des principaux co-
« lombophiles bruxellois. Ce parasite a la
« forme et la taille d'une grosse punaise, de
« couleur brun-rouge. Vu à la loupe, il a la
« peau ressemblant en petit à celle du rhino-
« céros, quatre paires de pattes terminées
« en ongle et un suçoir en trompe.

19

« Il a été apporté, paraît-il, sur le corps des
« pigeons voyageurs et se multiplie d'une
« façon inquiétante, attaquant par milliers les
« pigeonneaux encore au nid.

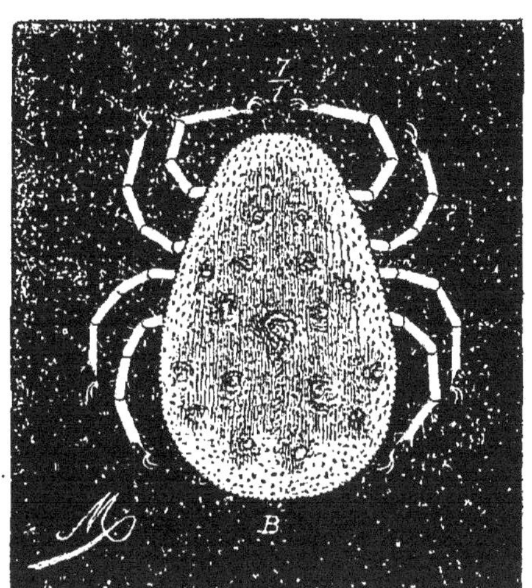

Fig. 41. — La même face dorsale,
même grossissement.

« Plusieurs amateurs, dont les pigeons sont
« entraînés jusqu'au Midi de la France, ont
« leurs colombiers infestés. »

Ce parasite n'est pas aussi nouveau qu'on
le croyait en Belgique il y a deux ans, attendu
qu'au commencement du siècle, les entomo-
ligistes Fabricius et Hermann l'ont décrit, le
premier sous le nom d'*Acarus marginatus*, et
le second sous celui de *Rhynchoprion colombæ* ;
voici ce qu'en dit Hermann dans son
Mémoire aptérologique publié à Strasbourg
en 1804, avec figures coloriées très exactes :

« Cette espèce singulière, qui est la plus

grande de toutes les tiques de nos pays que je connaisse, se trouve sur les pigeons et souvent en si grande quantité sur les jeunes qu'elle les fait périr. Il est étonnant que jusqu'ici personne n'en ait fait mention. Mon père la connaît depuis plus de trente ans et la conserve dans son cabinet...

« Le corps de cette tique est très joliment guilloché de sillons tortueux et de fossettes tant en dessus qu'en dessous. Le dos (fig. 41) est très plat, on dirait même concave, et, lorsque, gonflé de sang, le milieu du disque de son dos s'élève un peu, le pourtour du ventre reste élevé et forme comme une bordure tranchante. L'insecte gonflé de sang est extrêmement mou et peut être facilement écrasé entre les doigts. Il ne se gonfle jamais autant, du reste, que la tique vulgaire (*Cynorhestes ricinus*). J'ai conservé vivant un individu de cette espèce dans un verre pendant huit mois sans qu'il prit la moindre nourriture sans qu'il rendit les moindres excréments et sans que je m'aperçusse de la moindre diminution de son corps ou du plus léger dépérissement. »

Comme le dit Hermann, ce parasite nommé *Argas* par Latreille, est voisin des Tiques, ou Ixodes, dont il ne se distingue que par l'absence d'écusson coriace en dessus et parce qu'il a le bec tout à fait en dessous du corps et bien plus petit, accompagné de palpes cylindriques au lieu de palpes plats ou creusés en gouttière (fig. 42). Le mâle est aussi moins

petit que chez les Ixodes et n'est guère que
d'un cinquième plus petit que la femelle.
Celle-ci a 5 millimètres de long et ses dimensions n'augmentent guère que d'un quart lorsqu'elle est repue, tout en restant sensiblement

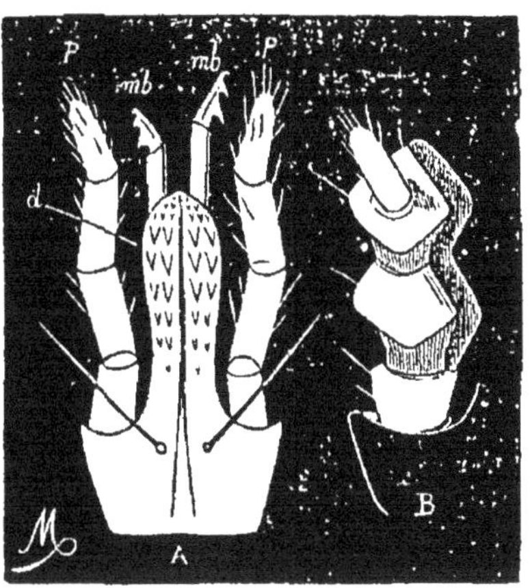

Fig. 42. — *A*, Rostre d'Argas marginé.
B, Palpe d'Ixode de Dugès.

aplatie ; tandis que les Ixodes décuplent de
volume et prennent la forme d'un grain de
ricin. Cette femelle pond des œufs qui ont ur
demi-millimètre de long, desquels sortent de
petites larves hexapodes très agiles, qui n'ont
qu'un demi-millimètre en naissant, croissent
jusqu'à 2 millimètres et sé métamorphosent
ensuite pour devenir des nymphes, puis des
individus parfaits.

Comme Hermann l'a constaté, ils peuvent
rester longtemps sans manger quand ils sont
repus : nous avons conservé une espèce voisine, mais exotique, un Argas de Perse,

qui est resté quatre ans à jeun sans périr.

Les Argas des pigeonniers bien que vivant particulièrement aux dépens des pigeons, peuvent se rencontrer quelquefois éloignés de ces oiseaux. Nous en possédons un individu pris en Alsace sur la tête d'une personne sur laquelle il s'était fixé.

Ils sont plus abondants dans les provinces méridionales que dans le Nord. Nous en avons reçu dernièrement un plein flacon recueillis dans un pigeonnier à Alger.

Les vapeurs sulfureuses que l'on dégage dans un pigeonnier en y brûlant du soufre après avoir éloigné ses habitants et fermé hermétiquement toutes ses ouvertures, est le meilleur moyen de le débarrasser de ces parasites.

Acariase trombidienne. — Vers la fin de juillet et surtout dans les mois d'août et de septembre, on rencontre fréquemment dans les pelouses, sur les herbes des jardins et des forêts et surtout sur les plants de haricots et sur les petits arbrisseaux comme les groseillers, de petits acariens presque microscopiques remarquables par leur couleur rouge-orangée, qui leur a valu le nom de *Rouget*. On les appelle aussi *Aoutat, Aouti, Vendangeurs* en raison de la saison et surtout du mois où ils se montrent particulièrement. Ce sont les larves hexapodes d'une certaine espèce de Trombidion, le *Trombidion soyeux*, petite arachine habillée de velours rouge-cramoisi, commune dans

les jardins. Nous donnons ci-contre et très
grossie la figure du rouget (fig. 43).

Les Rougets s'attaquent à tous les êtres qui
passent à leur portée : humains, chiens, liè-

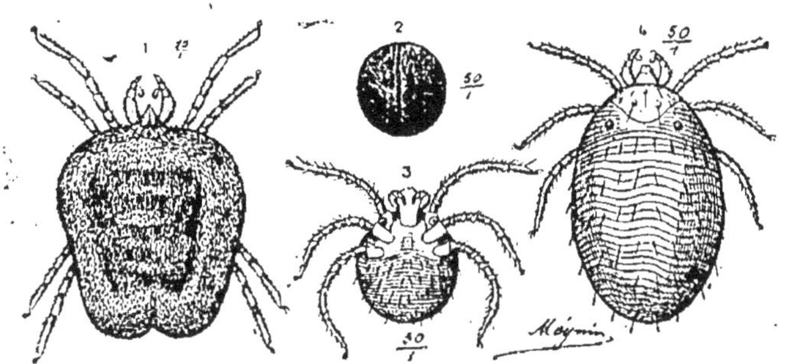

Fig. 43. — *Trombidion soyeux* et sa larve le *Rouget* ;
3, *Rouget* à jeun ; 4, *Rouget* rapus, grossis.

vres, lapins, etc. Ils plantent leur rostre
dans la peau, particulièrement à la base
des poils et causent de vives démangeaisons.

Chez tous les êtres sur lesquels nous avons
observé des Rougets, et cela nous est arrivé
très fréquemment, nous n'avons jamais constaté d'autres effets, de la part de ces parasites
d'occasion, que celui que nous signalons ci-
dessus, c'est à-dire une vive démangeaison.
Nous avons vu des lapins de garenne avoir
toutes les parties où la peau est fine et presque nue, en être littéralement couvertes et ne
pas se plus mal porter pour cela. Cependant on
a attribué la mort de poussins, qui s'étaient
promenés sur des pelouses d'où ils avaient
apporté des *Rougets* attachés à leurs téguments,
à l'action de ces Acariens.

Nous révoquons fortement en doute cette hypothèse et nous pensons que la mort devait avoir une autre cause. Néanmoins, si l'on constatait la présence de ces parasites sur des oiseaux, il y aurait indication à chercher à les détruire, pour faire cesser les tourments qu'ils causent. Cela est facile en les touchant du bout du doigt imprégné de pétrole ou de benzine.

Dermanysses, ou poux des poulaillers. — Les Dermanysses sont des Acariens de la famille des Gamasidés que nous ne décrirons pas zoologiquement, mais dont nous donnons la figure plus loin très grossie (fig. 44) ; avec les renseignements qui vont suivre, cela suffira à les faire reconnaître : ils sont très petits, de la grosseur d'une tête d'épingle, mais très visible à l'œil nu, à cause de leur couleur rouge sur laquelle est dessiné un fer à cheval noir due au sang qu'ils ont absorbé ; quand ils sont à jeun, ils sont gris avec le même dessin noir en fer à cheval sur le dos; ils courent très vite sur la peau et font éprouver à ce moment une titilation très désagréable, que connaissent bien les filles de basses-cour qui en ont souvent sur les bras lorsqu'elles plument les volailles. On les appelle vulgairement *poux de poule*, mais ce ne sont pas des poux, car ceux-ci n'ont que six pattes, tandis que les Dermanysses en ont huit comme tous les acariens adultes.

Pendant le jour les *Dermanysses* sont tapis

dans les fissures des planches et des perchoirs des colombiers et des poulaillers, et même dans le fumier desséché dont ils remplissent en colonies nombreuses tous les creux et enfoncements. Il y a aussi des Dermanysses dans les cages des petits oiseaux ; ils habitent alors le creux des perchoirs faits en roseau. Il y en a aussi une troisième espèce dans les nids d'hirondelles, mais celle-ci nous occupera peu.

Pendant la nuit les *Dermanysses* se répandent sur les oiseaux, et même, si la faim les pousse, sur les mammifères à leur portée et même sur l'homme. Ils sucent le sang de leurs victimes en pratiquant des piqûres très douloureuses au moyen de leurs mandibules transformées en stylets. Ces piqûres donnent lieu, chez l'homme et chez le cheval, à de petits papules rouges, jamais confluentes, qui disparaissent rapidement et n'ont d'inconvénient qu'au moment même où elles sont pratiquées ; elles ne laissent quelquefois pas de traces extérieures chez les oiseaux, mais elles ont souvent beaucoup plus d'inconvénients que chez les mammifères, car elles peuvent amener, surtout chez les jeunes élèves encore dans le nid, l'épuisement et la mort.

Les *Dermanysses* changent quelquefois d'habitudes, et, de parasites intermittents qu'ils sont normalement, ils deviennent parasites permanents ; nous avons constaté plusieurs fois ce fait sur des poules et des faisans; dans ce cas, c'est la mort assez rapide de l'oiseau qui arrive à la suite des tourments conti-

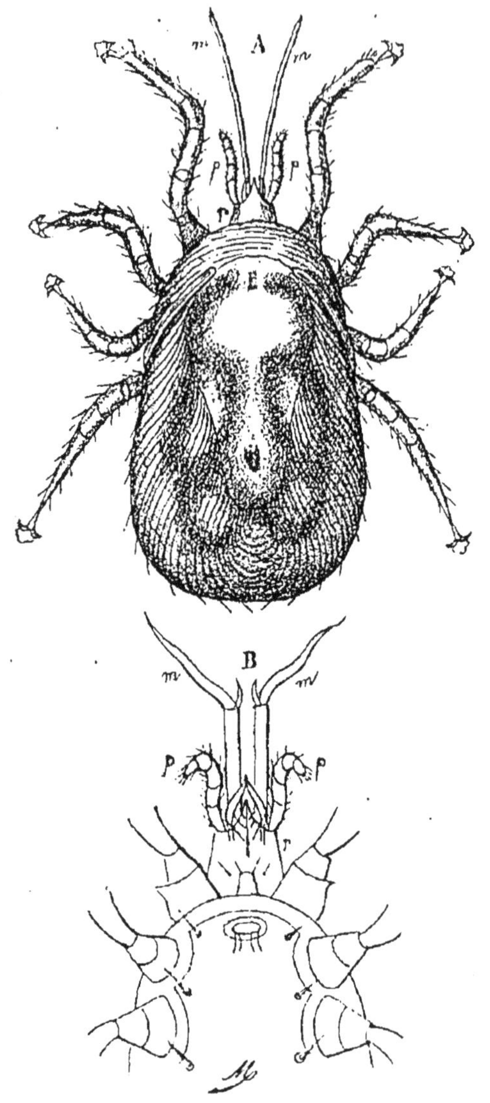

Fig. 44. — *Dermanysse* des poulaillers.
A, femelle ; B, extrémité antérieure du mâle.

nuels que le malheureux volatile éprouve. Sur une certaine poule, dont nous avons fait l'autopsie le 12 mai 1877, les *Dermanysses* existaient en quantité innombrable dans les plumes ; mâles, femelles, nymphes et larves couraient en tous sens et de nombreux œufs existaient sur la peau ; les parasites étaient surtout nombreux sous les ailes et aux plis des cuisses ; l'autopsie nous a montré tous les organes sains, mais les muscles pâles et le sang en petite quantité dans le cœur et les vaisseaux, liquide et décoloré; enfin les signes de l'anémie.

On reconnaît que les oiseaux sont tourmentés par les Dermanysses en les voyant se poudrer, se *vanner* fréquemment et même continuellement dans le sable de leur volière, et alors, si on les prend et si on souffle dans les plumes pour les écarter, on voit courir les parasites qui sont très visibles à l'œil nu, comme nous l'avons dit plus haut, et qui courent avec une grande rapidité.

Pour guérir le *prurigo dermanyssique*, ou pour en préserver les oiseaux, il suffit, comme on le comprend, de tuer le parasite. Pour détruire ceux qui existent dans les plumes des oiseaux ou dans les nids il suffit d'insuffler dans les plumes de la poudre de pyrètre du Caucase bien fraîche et bien authentique et d'en mettre dans les nids.

Pour débarrasser un poulailler ou un colombier, c'est plus difficile, et la poudre de pyrèthre est souvent insuffisante. On a conseillé des vapeurs de mercure qu'on obtient en mettant sur un petit réchaud placé dans l'intérieur du poulailler ou du colombier, préalablement débarrassé des oiseaux, une petite soucoupe contenant un peu de mercure métallique ; mais il faut en même temps que toutes les ouvertures soient bouchées hermétiquement, ce qui est difficile. Un de nos correspondants nous a écrit que le sulfure de carbone lui a donné un succès complet ; il place le sulfure de carbone dans de petites bouteilles disséminées dans le colombier et en deux jours toute la vermine disparaît ; 50 grammes de sulfure de carbone par bouteille dont le goulot ne doit pas être bouché suffisent ; on doit changer tous les dix jours environ la provision de sulfure ; une fiole suffit pour un pigeonnier de 20 mètres cubes ; on reconnaît à la teinte jaune du liquide son affaiblissement, on le laisse s'épuiser jusqu'au bout tout en ajoutant de nouvelles bouteilles.

Quand on ne peut pas fermer hermétiquement le local, ce qui arrive pour certains poulaillers, le nettoyoge à fond et l'échaudage à *l'eau bouillante* des parois, des perchoirs, du sol, suffit pour tuer les Dermanysses et leurs œufs. Pour les volières et les cages, il faut proscrire les perchoirs en roseau ou les passer fréquemment à l'eau bouillante.

Les Dermanysses, avons-nous dit, sont quelquefois dangereux pour l'homme. Raspail, dans son livre « *Sur la santé et la maladie* » en rapporte un exemple :

« La jeune *tique* que représentent sous deux

aspects différents les figures 1 et 2 de la planche III (figures où l'on reconnaît facilement
des Dermanysses que Raspail appelle *tiques*)
était devenue très commune au Petit-Mont-
rouge en 1839, au moins dans toutes les mai-
sons dont les jardins longent la rue neuve
d'Orléans. A l'œil nu elle a l'air d'un petit
point noir en mouvement. Cet insecte s'atta-
chait aux jambes et aux bras des enfants et
des adultes, sur le trajet des veines et vei-
nules superficielles et les couvrait de boutons
oblongs ayant la forme ovale des bulles qu'on
trouve dans le verre, ils se terminaient sans
suppuration, se desséchaient et offraient
quand on enlevait la croûte une tache rouge
avec un pointillé noir. Il fut un soir où nos
voisins ne pouvaient pas mettre le pied dans
leur petit jardinet sans revenir les pieds et les
jambes couverts de ces pustules qui leur
donnaient pendant toute la nuit la fièvre et la
démangeaison. C'était pour tout le monde un
cas d'éruption épidémique dont la cause
ne fut bien connue que quand je l'observai à la
loupe.

« Or, tous nos voisins élevaient des pigeons
ainsi que nous, et on ne fumait les jardins
qu'avec de la colombine ; sur les pigeons pul-
lulaient tellement les acares qu'on ne pouvait
les prendre avec les mains sans avoir la peau
couverte de ces tiques de tous les âges et de
toutes les nuances de couleur ; les oiseaux de
nos volières en étaient assaillis et même les
plantes des jardins. J'en fus piqué moi-même

dans la barbe et j'en eu un véritable furoncle avec bourbillon.

« Toute calamité disparut une fois qu'on eùt fait enlever les pigeons et enfouir la colombine. »

Nous avons dit que les Dermanysses, qui habitent souvent en colonies innombrables les poulaillers et les pigeonniers, se répandent, surtout la nuit, sur les animaux dont ils veulent sucer le sang et que souvent ils ne se contentent pas des habitants emplumés des poulaillers et vont attaquer les quadrupèdes s'il s'en trouve à leur portée.

En raison de l'habitude que l'on a souvent dans les campagnes, et même quelquefois dans les villes de disposer les poulaillers dans les écuries, les chevaux, dans ce cas, sont exposés aux atteintes des Dermanysses, atteintes qui ont lieu exclusivement pendant la nuit, car, pendant le jour, les Acariens ont disparu et il est impossible d'en voir sur les animaux. Une fois cependant à la clinique de l'Ecole d'Alfort (*Bulletin de la Société centrale vétérinaire*, 1877) on a été à même d'en voir en plein jour toute une colonie établie sur un cheval : c'est qu'on avait laissé, sur cet animal, pendant plusieurs jours, et nuit et jour sans la déranger, une couverture, et c'est sous ce tissu de laine et dans ses plis que s'étaient établis les Dermanysses.

La dermatose du cheval qui est la conséquence des piqûres des Dermanysses est un simple *prurigo*, caractérisé par de petites dépi-

lations lenticulaires qui ne sont jamais confluentes, mais qui s'accompagnent de démangeaisons assez vives. Si l'action des parasites
se répète toutes les nuits, les tourments
qu'éprouvent les chevaux sont assez considérables pour inquiéter les propriétaires, d'autant
plus que le *prurigo dermanyssique* ressemble
tout à fait à une gale sarcoptique au début,
mais elle en diffère, nous le répétons, en ce
que ces petites dépilations lenticulaires résultant des piqûres des Dermanysses ne sont jamais confluentes, tandis qu'elles le sont p·omp-
tement dans la gale sarcoptique.

Cette affection cesse spontanément par
l'éloignement de la cause, c'est-à-dire par le
transport du poulailler hors de l'écurie. Quant
à la maladie elle-même, elle disparait aussi en
quelques jours et sans autre soin après l'éloignement du colombier ou du poulailler; on
peut, pour activer la guérison, faire quelques
lotions acidulées d'eau additionnée de 5 ou 10
pour 100 de vinaigre, ou mieux d'une solution
de chlorhydrate d'ammoniaque dans la même
proportion.

Acariase de la huppe des Padoues. — Tout
le monde connaît les poules Padoues, appelées
aussi poules Polonaises, remarquables par
leur coiffure de plumes ressemblant au Col-
back des anciens hussards, coiffure qui a
remplacé la crête charnue caractéristique de
l'espèce.

Est-ce sous l'influence de la consommation

exagérée de phosphate de chaux qui entre
dans la constitution de l'énorme huppe dont
les Padoues sont coiffées que se produit le fait
que nous allons signaler? Cela se pourrait
bien; toujours est-il que la partie supérieure
de la boîte cranienne qui supporte la huppe et
qui offre une saillie hémisphérique toute

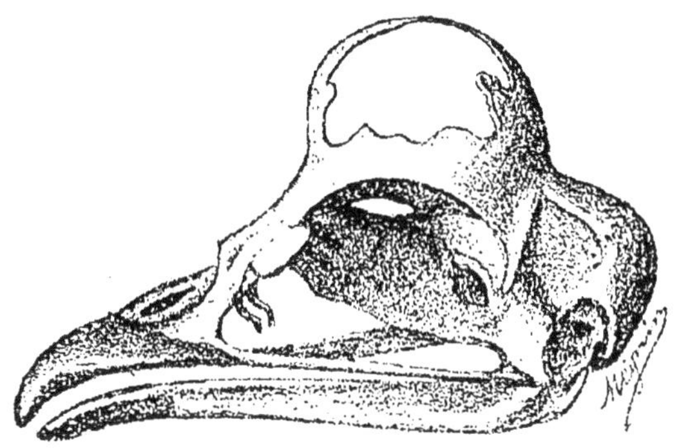

Fig. 45. — Crâne de Padoue.

spéciale, se résorbe, soit en partie soit en
totalité, et que le cerveau n'est plus protégé
que par une enveloppe fibreuse (fig. 45).

Ces faits sont très intéressants au point de
vue physiologique et méritent une attention
spéciale; mais ce n'est pas à ce point de vue
que nous les citons aujourd'hui; leur connaissance est nécessaire pour comprendre ce qui
va suivre.

Un de nos correspondants, éleveur distingué
de volailles en Belgique, a vu une affection
singulière se développer exclusivement chez
des sujets de différentes variétés de la race de
Padoue et nous écrivait ce qui suit :

« J'ai un grand ennui avec mes poules huppées depuis l'an dernier. J'avais acheté une Padoue en Hollande, et, au bout de quelques semaines, cette poule portait dans la huppe une fourmillière de petits poux rouges (ou gris, les plus jeunes). Je prenais ces insectes pour des poux de perchoirs que vous appelez, je crois, *Dermanysses*, mais, exa‑minés de près, ils me semblent plus petits, plus allongés. Je les trouve aussi plus alertes que ceux qui se logent le jour dans les fissures des perchoirs. J'ai dû laver tous les huit ou quinze jours les huppes de certains sujets, et j'en ai même perdu deux devenus anémiques. Le premier a été cette poule venue de Hollande, et le deuxième un coq Padoue chamois; chez celui-ci les poux, chassés de la huppe, souvent lavée et imbibée d'essence, avaient élu domicile sur le dessus des reins, aux alen‑tours du croupion. Le lavage en détruit beau‑coup, mais il en reste encore suffisamment pour la reproduction. J'ai imbibé la tête d'es‑sence d'eucalyptus, puis de naphtaline, et même d'iodoforme; il en revient encore après. J'ai essayé aussi du soufre. Cette semaine, j'emploierai de la poudre de pyrèthre. Si vous connaissez un remède plus efficace, vous me feriez bien plaisir en me l'indiquant. J'ai trouvé le même insecte sur une poule Padoue achetée à Paris en février. »

En même temps que cette lettre, notre co‑respondant nous adressait des plumes de la crête d'une poule de Padoue, atteinte de l'Acariase en question, et dans les barbes desquelles nous avons fait une ample récolte de parasites à tous les âges et avec leurs œufs.

Ces prétendus poux sont des Acariens de la famille des Gamasidés, très voisins des *Dermanysses* auxquels ils ressemblent par la forme du corps et celle des pattes, mais ils en diffèrent, d'abord par la taille qui est un peu plus petite, mais surtout par les organes actifs de la bouche, c'est-à-dire les mandibules : Chez les *Dermanysses*, les mandibules ne sont pas semblables dans les deux sexes, comme nous l'avons démontré dans l'article précédent : chez la femelle, elles sont en forme de longs stylets propres à opérer des ponctions, et, chez le mâle, elles sont en forme de lames d'épées flamboyantes articulées sur une tige. Chez le parasite des poules Padoue, les mandibules sont en forme de pinces dont le mors fixe est un peu courbé en crochet avec deux petites dents près de l'extrémité ; elles sont semblables dans les deux sexes, sauf que chez le mâle le mors fixe est plus fortement courbé ; le mâle est aussi beaucoup plus petit que la femelle et a l'extrémité postérieure rétrécie. Cet Acarien diffère des Dermanysses par ses mœurs : ceux-ci sont des parasites temporaires, noctambules, n'allant attaquer leurs victimes que pendant la nuit, et se cachant, pendant le jour, dans les interstices des poulaillers où ils pullulent, tandis que le parasite des Padoues vit en permanence au fond de leurs plumes, où il pond et se multiplie.

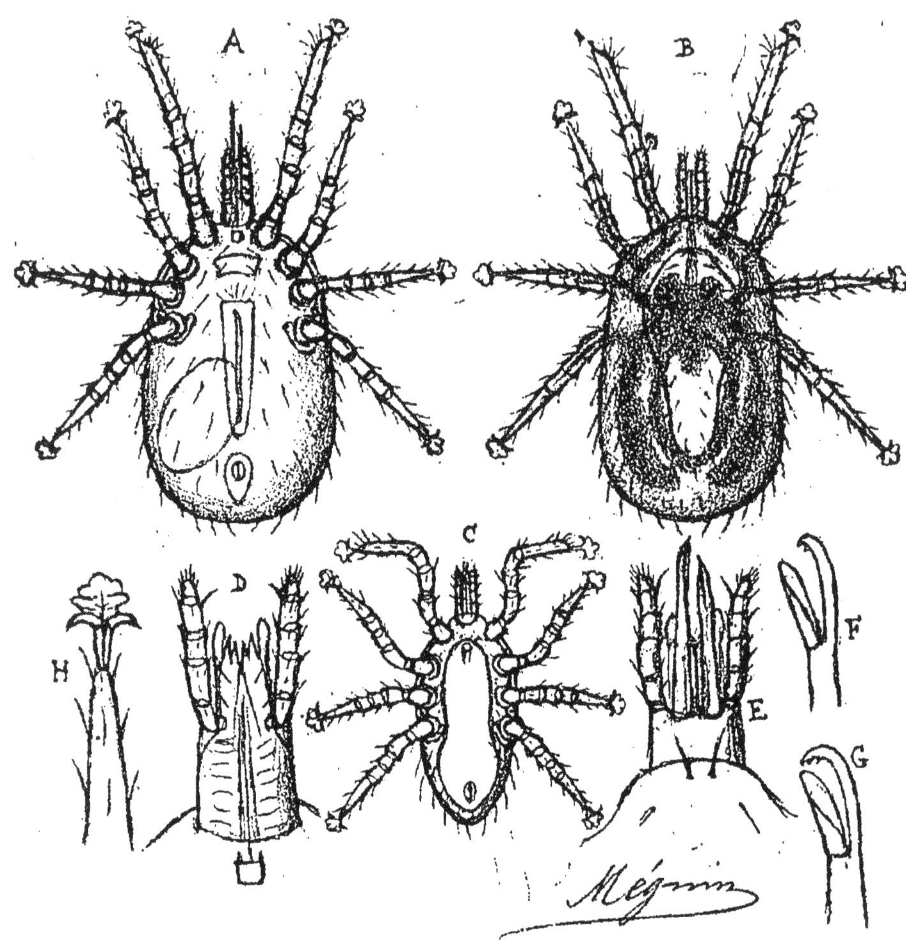

Fig. 46. — *Lophoptes patavinus.*

A, femelle face ventrale ; B, la même face dorsale ; C, le mâle ; D, le rostre face supérieure ; E, le même face inférieure ; F, mandibule de la femelle ; G, mandibule du mâle ; H, extrémité d'une patte.

En somme, c'est non seulement une nouvelle espèce, mais même un nouveau genre ; nous nous proposons de nommer ce nouveau parasite, *Lophoptes patavinus* (le Lophopte des Padoues).

Ce parasite vit du sang de ses victimes, qu'il aspire par de petites déchirures de la peau et qui colore son corps en rouge brun quand il est repu, comme chez le Dermanysse et autres genres voisins. Lorsque les parasites sont nombreux, ils peuvent bien produire de l'anémie, mais les démangeaisons qu'ils provoquent et les grattages brutaux avec leurs ongles auxquels les poules se livrent, peuvent ainsi blesser facilement le cerveau, qui, comme nous l'avons dit, n'est protégé que par la peau ; et puis, la maladie de peau produite par les piqûres répétées peut aussi, pour la même raison, se propager très facilement au cerveau, en sorte que c'est très souvent à une maladie du cerveau que succombent les poules atteintes de l'acariase en question.

La particularité anatomique que nous avons signalée doit être prise aussi en très grande considération pour le choix du parasiticide ; les huiles essentielles, qui peuvent affecter le cerveau doivent être rejetées et le meilleur agent à employer, suivant nous, est la solution de sulfure de potasse ou mieux encore celle de sulfure de chaux, qui est un excellent acaricide.

Gale des pattes. — Depuis longtemps on

connaissait chez les poules une affection caractérisée par une exubérence de la secrétion
écailleuse de l'épiderme des pattes qui rend
ces organes énormes et difformes. On l'avait
même comparée à une maladie de l'homme
nommée *Ichthyose* dans laquelle l'épiderme devient aussi épais et écailleux, mais la vraie
nature de cette affection n'a été établie qu'en
1860. M. Reynal, alors professeur de clinique
à l'Ecole d'Alfort, ayant donné des poules
atteintes de cette affection, à étudier à MM. Lanquetin et Ch. Robin, ces savants y décou-
vrirent un acarien parasite d'une nouvelle
espèce que M. Ch. Robin décrivit et figura
d'une manière très complète sous le nom de
Sarcoptes mutans. L'affection en question était
donc une vraie gale.

Nous représentons ci-contre (fig. 47), une
patte de coq Houdan atteinte de cette gale et
à côté une autre patte de poule saine.

MM. Reynal et Lanquetin, dans leur mémoire sur la gale des poules, disent que, chez
les volailles où ils l'ont observée, cette maladie
peut débuter, soit par la tête, soit par les
pattes, c'est une erreur : elle débute toujours
par les pattes et ordinairement elle reste localisée sur ces organes, mais pas exclusivement
comme l'a avancé M. Neumann, en ajoutant
que quand on voyait des croûtes à la tête des
volailles c'était du favus et non pas de la
gale (1). Nous avons par devers nous plusieurs

---

(1) *Annales de Bruxelles 1886* p. 536.

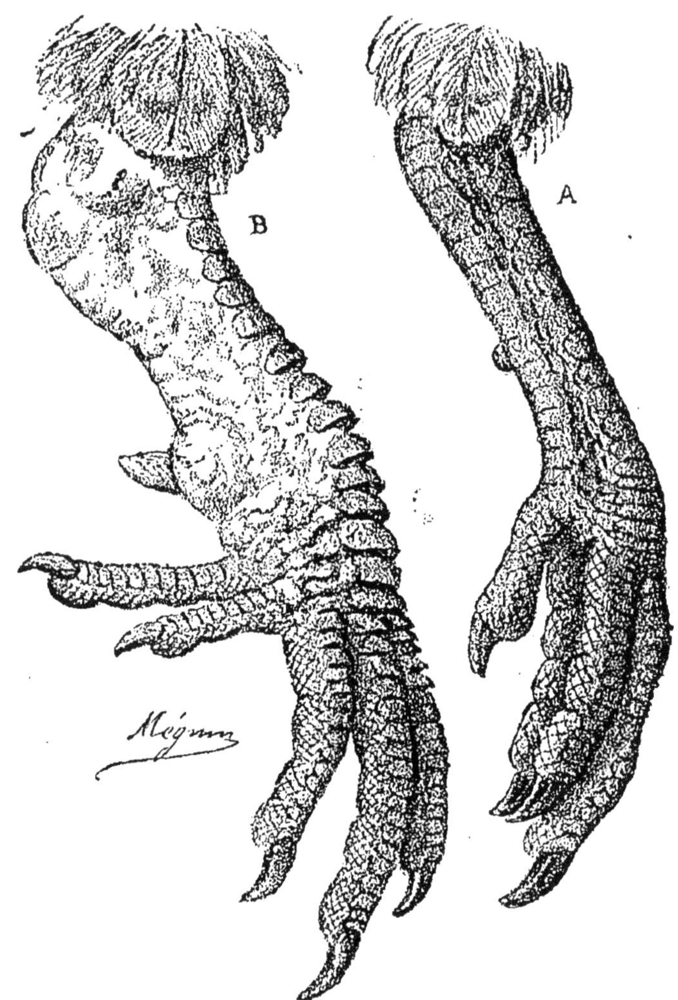

Fɪɢ. 47. — Gale des pattes des oiseaux.
A, patte saine; B, patte galeuse.

faits de vraie gale de la crête chez des coqs lesquels, affectés en même temps de gale aux pattes, se l'étaient inoculés à la tête avec leurs ongles en se grattant ; un bel exemple de ce fait existait chez M. Maître, vétérinaire à Vincennes, sur un coq Faverolle, en 1890.

La gale des pattes des oiseaux n'existe pas seulement chez les volailles domestiques, nous l'avons observée aussi chez des dindons, des faisans, des perdrix et des petits oiseaux de volière tels que bouvreuils, chardonnerets, serins, perruches, etc., chez lesquels nous ne l'avons jamais vue qu'aux pattes.

C'est à l'abri des larges écailles qui recouvrent le devant du tarse et le dessus des doigts que les Sarcoptes commencent leur travail de mineur et c'est sur les articulations des doigts et surtout sur la grosse articulation tarso-digitale que l'affection débute généralement, sans doute parce que là le gîte que recouvrent les grandes écailles est plus large et plus spacieux ; de là elle gagne tout le tour du tarse et du jarret sans dépasser les plumes de la jambe tout en gagnant en même temps les doigts. (Voyez la figure 47).

Au début, la gale est annoncée par le soulèvement de l'écaille, dont le bord libre se redresse, soulèvement dû à l'accumulation d'une matière blanche, plâtreuse, stratifiée, qui ne se détache pas spontanément, mais qui s'accumule, forme des nodosités et la patte finit par s'entourer d'un manchon rugueux, inégal, plus épais en avant et à l'endroit des articulation où il se crevasse et laisse sourdre par ces fissures un peu de sang. La démarche de l'oiseau devient gênée, la flexion et l'extension des doigts difficiles, bornées, et il finit par boiter d'une manière très douloureuse.

Dans les premiers temps, l'oiseau affecté de gale ne s'en préoccupe pas ; il est gai et a bon appétit comme en plein état de santé, mais, à la longue, il finit pas perdre le sommeil, par maigrir, et enfin par mourir d'épuisement. Nous avons été à même de constater cette terminaison plusieurs fois.

La marche de l'affection est très lente, il faut cinq ou six mois pour qu'elle suive toutes ses phases.

Lorsqu'on examine les tubercules qui se sont formés autour des pattes d'un oiseau affecté de gale et qui, chez les grands gallinacés ont quelquefois de un à deux centimètres d'épaisseur, on voit que, si leur surface inégale et rabotteuse est noirâtre, cette couleur est due à la saleté, qu'elle est très superficielle et que la couleur normale est blanche. Ces tubercules se détachent assez facilement par arrachement, alors on voit qu'ils sont composés de couches stratifiées d'une substance blanche nacrée, finement écailleuse, pulvérulante, donnant aux doigts la sensation de la poudre de savon. Si la croûte est enlevée dans toute son épaisseur, elle laisse à nu le derme cutané, granuleux, d'un rose saignant ; elle est donc entièrement composée de couches épidermiques accumulées, dont la sécrétion exagéré est due

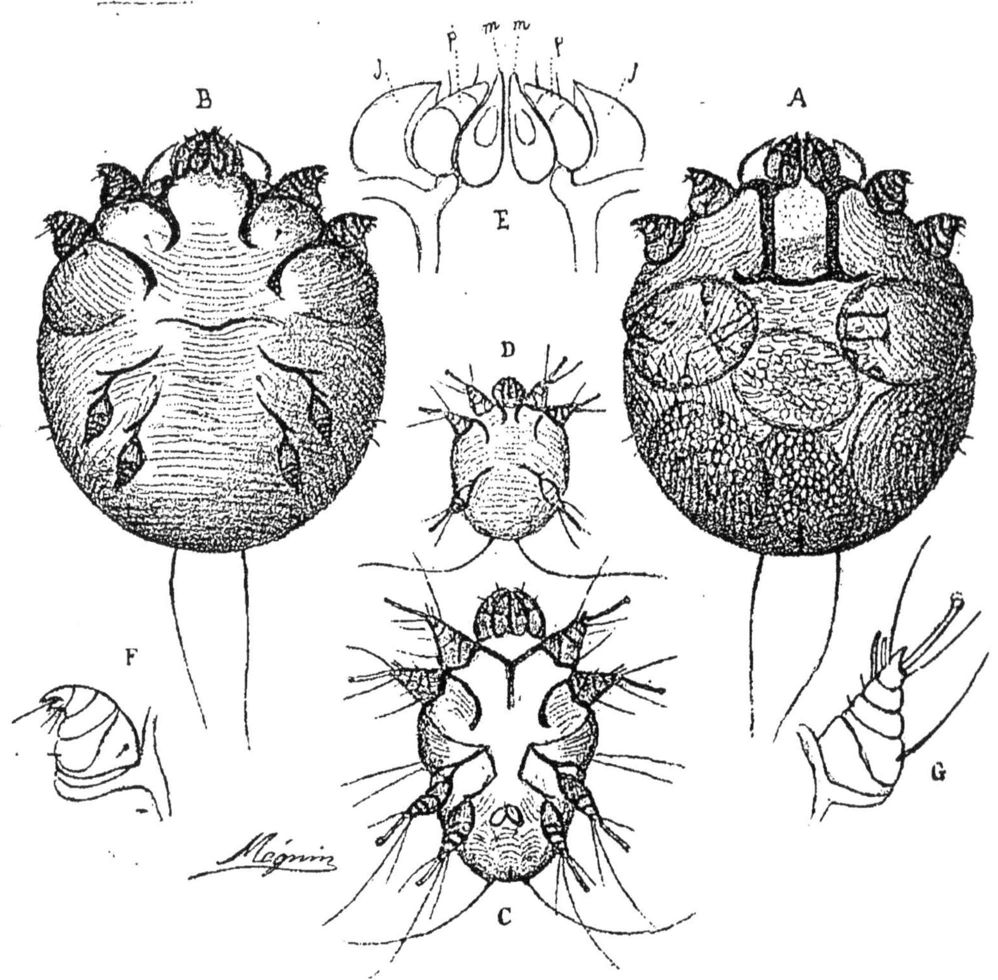

Fig. 48. — *Sarcoptes (Dermatoryktes) mutans.*

A, femelle ovigère face supérieure; B, la même face inférieure; C, le mâle; D, larve hexapode
E, Rostre, *mm* mandibules, *pp* palpes, *jj* joues; F, une patte antérieure de la femelle ovigère
G, la même du mâle, des nymphes et des jeunes femelles.

à une irritation des villo-papilles dermiques, irritation due elle-même à l'action des parasites nombreux que l'on voit quand on examine au microscope la face interne moulée sur la patte d'un tubercule arraché entier.

Il faut avoir l'habitude de faire cet examen, pour reconnaître les *Sarcoptes mutans* femelles, ressemblant à de petits globules blancs enchâtonnés, couchés les uns à côté des autres et immobiles, car elles ont une forme presque sphérique, sont de couleur blanche, comme la couleur de la croûte, et ce n'est que la présence des pièces du squelette, d'une couleur rousse foncée, qui les fait reconnaître. D'ailleurs, rien de plus simple que d'isoler ces parasites pour les examiner à l'aise : il suffit de râcler légèrement, avec la lame d'un petit scalpel, la face interne et humide d'une croûte arrachée entière et de délayer le produit de ce grattage dans une goutte d'eau sur une lame de verre ; examiné au microscope, ce produit de grattage ainsi préparé, se montre composé, outre de cellules épidermiques aplaties, des corps globuleux des femelles ovigères de Sarcoptes mutans et de leurs œufs, puis des larves hexapodes qui cherchent à s'échapper et à venir, entre les couches superficielles de la croûte, se transformer en nymphes octopodes ; puis en mâles et en jeunes femelles, qui s'accouplent, et qu'on ne trouve guère qu'à la superficie des croûtes (fig. 48).

Ce sont ces jeunes femelles fécondées, qui s'enfoncent sous les écailles des pattes pour arriver au corps muqueux de l'épiderme, où elles restent parfaitement immobiles, occupées exclusivement à pondre et à se repaître. Elles ne tracent pas de sillons, comme on l'a dit, sans doute par analogie avec ce que l'on observe chez le *Sarcoptes scabiei*, le seul acarien psorique qui trace des sillons. Aussi, en raison de son immobilité, les ambulacres à ventouses terminaux de ses pattes antérieures lui étant devenus inutiles, elle les perd, et cette mutation dans ses caractères lui a valu le nom spécifique de *mutans*, que lui a donné notre regretté maître Ch. Robin.

Quand des volailles meurent à la suite des tourments que leur cause la gale des pattes, on ne trouve, à l'autopsie, que les lésions de l'anémie : sang faible et décoloré, muscles pâles, maigreur, etc. C'est à tort que Reynal et Lanquetin ont regardé comme conséquence de la gale, des tubercules qu'ils ont trouvé dans le foie, dans certaines autopsies. C'est que les poules qui les portaient étaient, en même temps, tuberculeuses : la tuberculose et la gale des pattes pouvant très bien exister ensemble.

La gale des pattes des oiseaux est contagieuse, mais d'une manière très insidieuse, quoique très sûre. C'est pourquoi les divers habitants d'un poulailler où règne la gale des pattes ne la contractent qu'après une cohabitation assez longue, mais ils la contractent tous l'un après l'autre, quand un sujet galeux a été introduit parmi eux; et lorsqu'un poulailler en est infecté, il est très difficile de l'en débarrasser.

Cette gale ne se transmet qu'aux oiseaux, bien que Reynal ait avancé qu'elle pouvait se transmettre aux chevaux : c'est qu'il avait confondu l'action du *Dermanyssus* avec celle du *Sarcoptes mutans*.

Le traitement de la *gale des pattes*, des oiseaux est très simple : après avoir ramolli, dans un bain tiède de quelques minutes, les croûtes qui entourent la patte, on les détache avec précaution, autant que possible sans faire saigner, et on a soin de les jeter au feu ; puis, après les avoir séchées, on étend sur les pattes une bonne couche de pommade soufrée d'Helmerich. Deux ou trois jours après, on enlève la pommade par un bon bain savonneux et l'animal est guéri.

Un traitement encore plus expéditif consiste, après avoir détaché autant que possible des croûtes qui entourent les pattes, comme nous l'avons indiqué plus haut, à badigeonner ces membres avec une dissolution alcoolique au quart de beaume du Canada. On peut aussi remplacer cette liqueur par une émulsion de benzine, de pétrole, ou d'essence de térébenthine, à la dose de 15 à 20 grammes, dans un jaune d'œuf ou dans un verre à bordeaux d'huile d'olive. Enfin, on peut employer le jus de tabac étendu au-dixième, ou une décoction de tabac en

feuille (15 grammes pour 100 d'eau ou d'huile).
Le bain savonneux terminal est inutile, quand
on emploie ces divers topiques.

Nous signalerons encore, comme moyen hé-
roïque contre la gale de volailles, une pommade faite d'une partie de sulfure de carbonne
dans dix parties d'axonge ou de vasiline. Mais
si cette pommade peut être employée sans
inconvénient sur des volaille d'engraissement,
elle n'est pas à conseiller pour les reproduc-
teurs, car elle éteint pour un temps, les
facultés génésiques, qui se rétablissent après,
quand on a cessé son emploi.

Après avoir traité les oiseaux galeux, il faut
avoir bien soin de désinfecter le poulailler et
même la basse-cour qu'ils ont habité, et, dans
ce cas, comme dans tous les cas de gale des
mammifères, le meilleur désinfectant des locaux qui ont contenu des animaux galeux,
ce sont des lavages avec de l'eau projetée,
bouillante, pure, ou contenant en dissolution
du sulfure de potasse ou du sulfure de chaux.

Gale du corps. — Le 3 février 1877, en faisant l'autopsie d'un faisan de Vieillot mort de
tuberculose du foie et qui, pendant la vie
avait présenté les signes d'un prurigo très
persistant, — il est vrai qu'il avait de la gale
aux pattes, et que cela pouvait expliquer
l'existence du prurigo en question, — nous
avons remarqué à la place où quelques
plumes du ventre et de la poitrine s'étaient
détachées, parties que touchaient les pattes

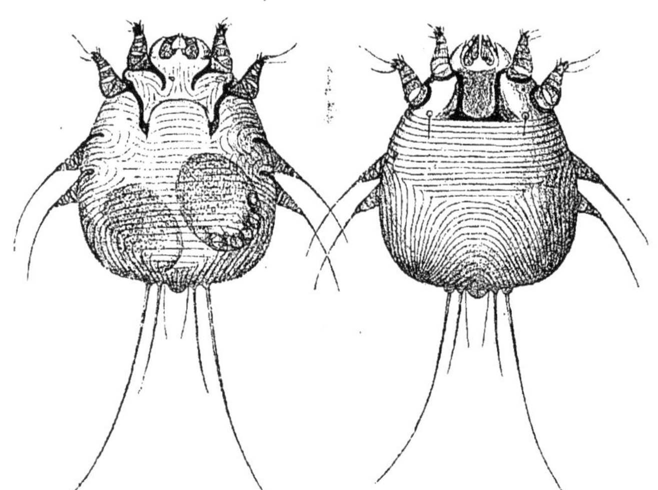

FIG. 49. — *Sarcoptes mutans*, variété *plumicole* ou *levis*.

lorsque l'oiseau était perché et accroupi, que les follicules plumeux étaient irrités, un peu rosés et qu'à leurs bords adhéraient de petites croûtelettes pulvérulentes, jaunâtres. Nous avions déjà vu la même affection sur des faisanes et, en raison de la région affectée qui était presque toujours le croupion, nous l'avions attribuée à l'effet mécanique du cochage, mais cette fois c'était à un coq que nous avions affaire. En cherchant bien dans les produits d'un râclage que nous avions opéré sur les parties malades, nous avons découvert, avec d'autres acariens plumicoles, le Sarcopte femelle dont nous donnons la figure ci-contre (fig. 49) et qui ressemble, comme on peut en juger, étonnamment à la femelle du *Sarcoptes mutans* qui cause la gale des pattes : Le mâle, que nous avons découvert dans un autre cas tout récent de la même maladie, ne se distingue en rien de celui de cette dernière espèce ; les différences sont présentées par la femelle seule dont les pattes postérieures sont terminées par des soies et dont les soies du bord postérieur de l'abdomen sont aussi nombreuses que chez le *Sarcoptes scabiei* des mammifères. Les plis du dos sont aussi différents et plus réguliers que chez la femelle de l'acarien de la gale des pattes.

Pour nous l'Acarien de la gale du corps des faisans n'est qu'une variété de celui de la gale des pattes dont les différences sont provoquées par la différence d'habitat et de manière de vivre : la femelle de l'Acarien de la gale des pattes vit immobile, enchatonné dans la matière sécrétée par l'effet de sa salive venimeuse, tandis que celle de l'Acarien de la gale du corps est plus active et circule sur la peau ou sous l'épiderme pour se rendre d'un follicule à l'autre. La gale du croupion des poules faisanes s'expliquerait par le cochage par des coqs faisans ayant la gale aux pattes et par l'acclimatation des *Sarcoptes mutans* des derniers sur le croupion des premières, où les femelles, provenant des nymphes dudit Sarcopte, prendraient, après la mue, par suite d'un nouveau genre de vie, la forme que nous avons représentée plus haut.

La même affection du croupion se remarque sur les poules et M. Raillet, professeur à l'école d'Alfort, y a découvert un Acarien qui a la plus grande analogie avec le nôtre et qu'il regarde comme une espèce particulière qu'il a nommé *Sarcoptes levis*.

Nous croyons, nous, comme nous le disons plus haut, que ce n'est qu'une variété de celle qui cause la gale des pattes et qu'elle n'a d'autre origine que celle que nous lui donnons, c'est-à-dire le cochage par des coqs atteints de la gale des pattes, si commune dans les basses-cours.

Cette gale est relativement bénigne et on la guérit par la projection de fleur de soufre au fond des plumes au moyen d'un petit soufflet *ad hoc*, ou par des frictions d'un peu de pommade d'Helmerich sur les parties dénudées, ou d'un peu de pétrole mélangé d'huile d'olive.

Gale des pigeons.— Les pigeons, comme les poules, comme les faisans, comme les oiseaux de volière, peuvent être affectés de gale aux pattes causée par les *Sarcoptes mutans*; mais elle est excessivement rare dans cette espèce, et elle cède aux mêmes soins.

Ils peuvent être aussi atteints de la gale du corps; car un cas — un seul jusqu'à présent — a été observé, en 1885, par M. Cadiot, sur un pigeon voyageur, et étudié par M. Raillet (1).

Ce pigeon, depuis près d'un an, avait le corps dénudé sur plusieurs points, les plumes se cassaient au ras de la peau, et, de la racine, sortait une poudre blanche à la moindre pression des doigts. A la naissance de ces tuyaux, existait un petit amas blanchâtre, qui se réduisait facilement en poussière. Cet amas était constitué par des produits épidermiques, au milieu desquels grouillaient un nombre considérable d'acariens, voisins du *Sarcoptes mutans* des pattes, et auquel M. Raillet a proposé de donner le nom de *lœvis*.

Sur l'avis de M. Cadiot, le pigeon en question fut soumis pendant un certain temps à des lotions sulfureuses journalières, auxquelles l'affection céda.

Gale de la bécassine royale. — Pour en finir avec les affections psoriques des oiseaux,

---

(1) *Bulletin de la Société centrale vétérinaire*. Paris, 1885, page 284.

signalons encore une sorte de gale qui a été observée en Italie sur la Bécassine royale (*Gallinago scolopacinus*), par le Dr Lisi (1). Cet oiseau était couvert de croûtes, surtout sous le ventre et au cou, dans l'examen microscopique desquelles l'auteur découvrit des acariens microscopiques, qu'il regarda comme des larves d'acariens de la famille des Trombidiés ne pouvant être rapportées à aucune espèce connue et dont il donne la figure.

Acariase des plumes. — Tous les oiseaux ont un grand nombre d'acariens microscopiques d'espèces variées, qui vivent au fond de leurs plumes sans leur faire d'autre mal que de les chatouiller un peu; ils vivent des humeurs qui sont sécrétées naturellement par la peau et surtout à la base des plumes ; certains de ces parasites passent même une partie de leur existence dans le tuyau même de la plume qui communique avec l'extérieur par une étroite fente qui leur sert de porte d'entrée; là ils consomment les produits desséchés, les résidus du follicule qui nourrissait la plume au moment de sa formation.

Ces acariens, nous le répétons, sont parfaitement inoffensifs, mais ils pourraient être pris, par des observateurs non prévenus, pour des acariens psoriques, c'est à-dire susceptibles d'être la cause de maladies de peau,

____

(1) *Giornal di anat., fisiol. e patol. degli animali* (Pisa, n° de janvier et février 1891).

comme cela est arrivé au professeur Bivolta et
à d'autres ; c'est pourquoi nous les signalons
pour éviter une cause d'erreur.

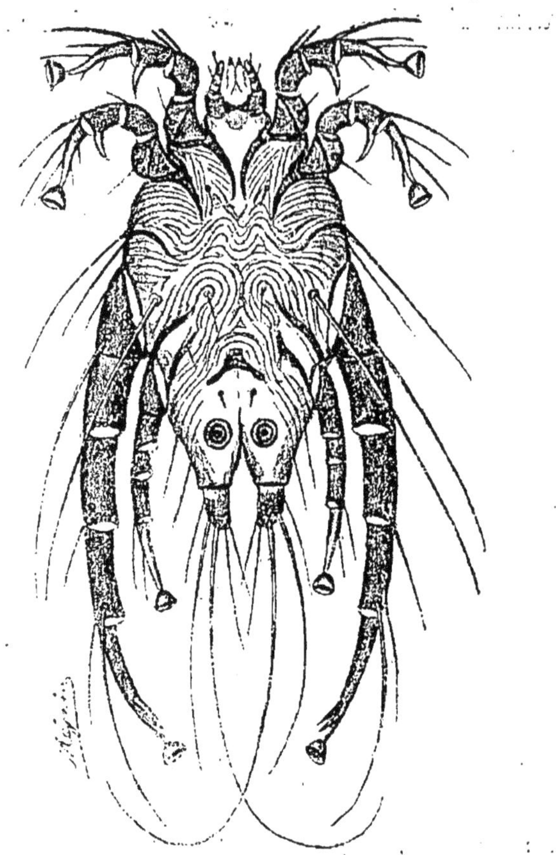

Fig. 50. — *Megninia cubitalis* mâle, grossi 420 fois
en diamètre.

Le plus commun, sur les Gallinacés, de ces
acariens des plumes, est celui que nous figu-
rons ci-contre et que nous avons découvert il
y a quelques années lors des études que nous
avons faites, sur les *acariens plumicoles*, avec

M. le Professeur Robin. La fig. 50 représente le mâle et la fig. 51 la femelle.

Le professeur italien Berlèze a remplacé le nom primitif que nous lui avions donné *Anal-*

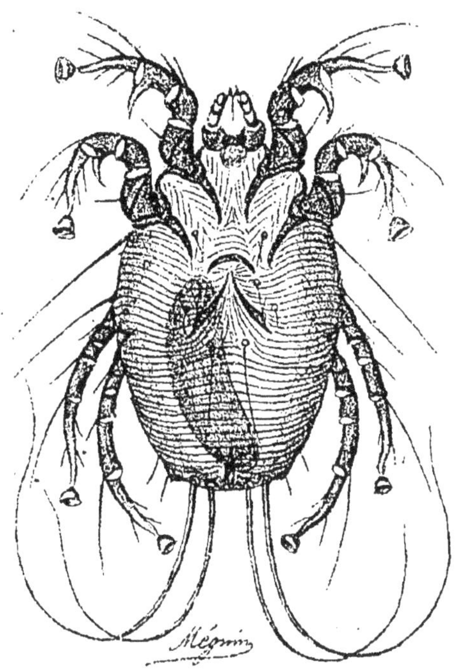

Fig. 51. — *Megninia cubitalis* femelle, grossie 120 fois en diamètre.

ges cubitalis par celui de *Megninia cubitalis* nous faisant ainsi l'honneur de nous dédier le nouveau genre qu'il a formé avec cet Acarien comme type. Nous ne le décrivons pas, nous contentant d'en donner la figure qui suffira à le faire reconnaître ; cette figure est grossie cent fois en diamètre, car ces Acariens ne mesurent pas un demi-milimètre de long.

Si ces Acariens devenaient trop abondants, de manière à causer des démangeaisons qui empêcheraient l'oiseau de dormir, il suffirait d'insuffler un peu de fleur de soufre au fond des plumes avec un petit soufflet *ad hoc* pour en débarrasser les faisans.

§ III. — Maladies cryptogamiques.

La teigne. — La teigne des oiseaux paraît avoir été observée pour la première fois en Italie, par les professeurs Rivolta et Lombardini, de l'Ecole vétérinaire de Pise, en 1877, sur un faisan tué par le roi, dans sa chasse de S. Rosoro. La nature réelle de la maladie du faisan en question ne fut pas reconnue par les professeurs italiens, qui la décrivent sous le nom *d'una affeziona cronica della pelle* (1), et ces auteurs paraissent avoir eu la tendance à la regarder comme une vraie gale et causée par un acarien, qu'ils figurent et qu'ils décrivent dans le même article, lequel acarien n'est autre chose que celui que nous avons figuré et signalé plus haut, sous le nom de *Megninia cubitalis*, que lui a donné le naturaliste italien Berlèze, acarien qui est parfaitement inoffensif.

Nous avons vu une affection chez le faisan et chez le bouvreuil, ayant exactement la même apparence que celle décrite par les professeurs italiens (voyez la figure 52 ci-dessus) caractérisée par des croûtes épaisses, irrégu-

______

(1) *Gorniale di Anat. Fis. et Pat. degli Animali,* Pise 1877.

lières, d'un jaune blanchâtre salé, ayant envahi les joues, les paupières, l'oreille, les narines, et gagné le sommet de la tête et du cou, où les croûtes occupaient surtout les follicules plumeux que la plume finissait par quitter.

Nous l'avons observée aussi très fréquem-

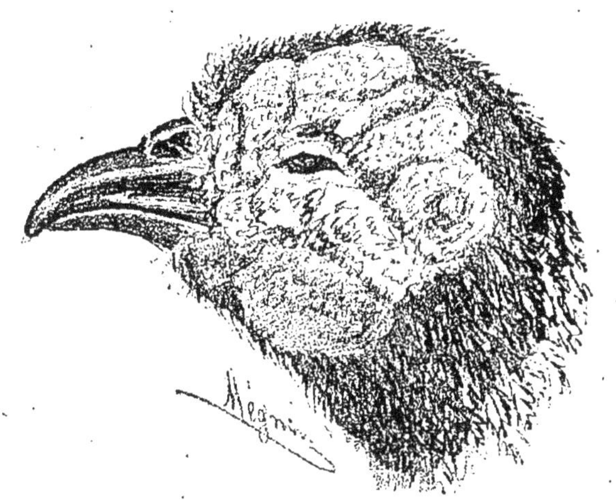

Fig. 52. — Tête de Faisan atteinte de la Teigne..

ment sur la crête charnue des coqs et des poules, où cette maladie a l'apparence d'un badigeonnage plâtreux blanchâtre.

L'examen microscopique des croûtes ou de la matière blanche en question nous les a montrées composées en grande partie d'un champignon à grosses sporules tout à fait semblable pour la forme et les dimensions à celui de la *teigne faveuse* de l'homme et de celle des mammifères rongeurs sur lesquels elle est fréquente. Mais elle est d'une autre espèce, ainsi que M. Duclaux, de l'Institut,

l'a démontré en cultivant des champignons
recueillis sur des coqs et que nous lui avions
fournis. Ce champignon, cultivé sur la gélatine,
la liquéfie en lui faisant prendre une couleur
rouge-groseille, ce que ne fait pas le champi

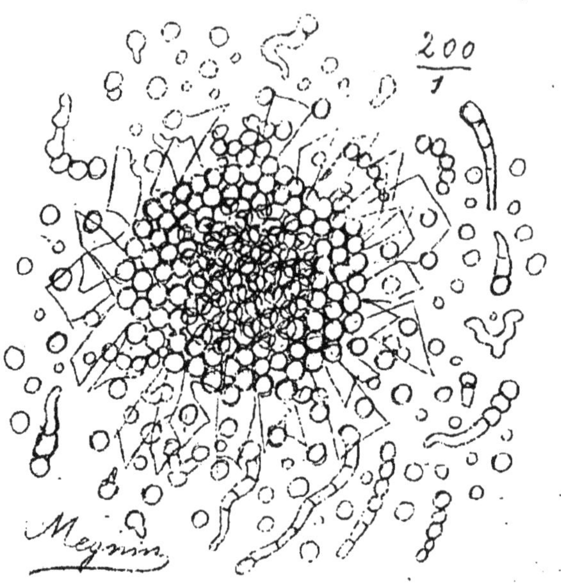

Fig. 53. — Champignon de la Teigne du Faisan.

gnon du favus. Nous donnons ci-dessus (fig. 53)
la figure du champignon.

La teigne peut amener la mort par le développement exagéré des croûtes sur les paupières et dans les oreilles, ce qui amène l'oiseau à être sourd et aveugle et l'empêche de
pourvoir à sa subsistance, comme nous l'avons
constaté sur le bouvreuil dont nous parlons
plus haut.

Il faut donc, dans le cas où on verrait la *teigne* se développer sur un faisan de volière ou de parquet, ou sur des coqs et des poules, s'empresser de les en débarrasser. Pour cela, on fera tomber le plus de croûtes possible et on frictionnera la partie malade avec de la *pommade citrine* ou avec de la pommade mercurielle aiguisée d'un cinquième de bi-iodure de mercure.

Cette maladie étant contagieuse, il y aura lieu d'isoler les oiseaux malades de la teigne; on ne les remettra avec les autres que quand on les verra parfaitement guéris.

Pelade des oiseaux. — Nous avons souvent constaté la pelade parasitaire sur des perroquets et une fois seulement sur un autre oiseau qui était un pinson. La première fois que nous avons vu cette maladie, c'est sur deux kakatoès à huppe jaune du Museum de Paris, que M. A. Milne-Edwards nous fit voir un jour, et qui perdaient leurs plumes par suite d'une cause jusqu'alors inconnue. L'étude microscopique que nous fîmes de ces plumes nous les montra envahies par un champignon très petit, englobant les barbules d'un véritable feutre et qui appartient au genre *microsporon*.

Ce champignon, à mycélium très peu distinct et dont les sporules ne dépassent pas un à deux millièmes de millimètre, mérite bien le nom de *microsporon pterophylon* que nous lui avons donné ; nous le représentons dans la figure ci-contre (fig. 54), vu à un grossissement de 350 diamètres : on ne distingue que des sporules en nombre immense enveloppant les barbules des plumes et formant un feutre qui les étrangle. Ce champignon s'étendait aussi sur la tige et sur la racine ou le tuyau de la plume et même dans le follicule où elle était implantée, ce qui desséchait cette racine et faisait tomber la plume.

Lorsque les oiseaux en question étaient exposés à la pluie, leur maladie de peau s'améliorait et les plumes cessaient momentanément de tomber, et même repoussaient, mais le mal reprenait par le beau temps.

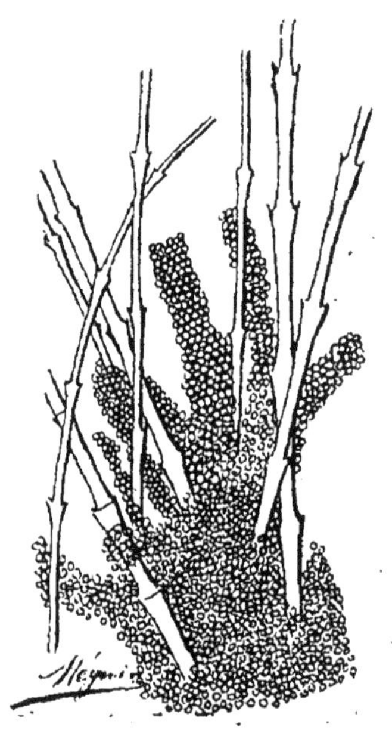

Fig. 54.
Microsporon pterophyton
(très grossi).

En raison de l'analogie très grande que présente le champignon de cette teigne avec celui qui cause la maladie du raisin et qui est connu sous le nom d'oïdium, et pensant qu'il pouvait être détruit par les mêmes moyens, nous conseillâmes le soufrage des plumes, c'est-à-dire la projection, au moyen d'un petit soufflet *ad hoc*, de fleur de soufre sur les parties malades et surtout entre les plumes de ces régions. Ce traitement a pleinement réussi sur un pinson qui perdait ses plumes, lesquelles plumes recueillies et soumises à notre examen par la personne qui possédait l'oiseau, se montrèrent couvertes du feutre cryptogamique constitué par le *microsporon pterophyton*. Les insufflations de fleur de soufre pratiquées pendant quelques semaines (au moyen d'un tuyau de plume à écrire coupé aux deux bouts et chargé à une de ses extrémités d'un peu de soufre qu'on projetait en soufflant dans l'autre), amenèrent la guérison complète de l'oiseau et le retour de son plumage.

On peut reconnaître, souvent à l'œil nu ou avec une forte loupe, la *pelade des oiseaux*, c'est quand, les voyant perdre leurs plumes sans motif et hors de la saison de la mue, si on vient à examiner ces plumes, on les voit vers la racine couvertes d'une moisissure grise comparable pour l'aspect, à ces petites plaques bleu verdâtres qui se montrent à la surface du fromage de Brie.

Il y a chez les oiseaux, particulièrement chez les perroquets et les perruches, une autre *pelade* qui est bien *constitutionnelle*, malheureusement très fréquente, à peu près incurable, et qu'on pourrait confondre avec la *pelade parasitaire*. Nous avons possédé pendant trois ans un mâle de perruche calopsite, qu'un de

nos aimables abonnés avait bien voulu nous
envoyer et nous abandonner pour l'étudier, et
qui était affecté d'une de ces pelades constitutionnelles que nous n'avons pu parvenir
à modifier sérieusement, malgré tous les traitements et toutes les modifications de régime
auxquels nous l'avons soumis, il était pelé
sur une partie du cou, du dos et de la poitrine.
Quelquefois les plumes avaient une tendance à
repousser sur ces régions, mais elles restaient
à l'état de duvet. Maintes et maintes fois nous
les avons examinées au microscope, mais nous
n'avons jamais pu y découvrir le moindre
champignon. L'oiseau, quoiqu'isolé, et vivant
depuis longtemps à peu près exclusivement
d'avoine, qu'il préférait à toute autre graine,
se portait à merveille et était très gai, mais
par contre très laid. Nous avons tout lieu
de penser que cette affection était due aux
changements d'habitudes et surtout du régime du pays natal. Quel est ce régime ? il
faudrait le connaître dans tous ses détails afin
de pouvoir le reconstituer, seul moyen suivant nous de combattre avec quelques chances
de succès cette affection tenace.

Cette *pelade constitutionnelle* peut aller jusqu'à
priver totalement un oiseau de ses plumes;
nous possédons en effet, dans l'alcool, la peau
d'un perroquet dont le cadavre nous avait été
envoyé par un de nos lecteurs, perroquet qui
avait vécu pendant cinq ans dans un état de
nudité complète, mangeant et parlant comme
s'il avait été normalement couvert. Il n'en était

pas moins sensible aux courants d'air car il mourut d'une fluxion de poitrine.

Chez un perroquet gris du Gabon, nous avons cependant réussi à guérir une de ces pelades constitutionnelles en soumettant l'oiseau à l'eau de la Bourboule coupant par moitié son eau de boisson, après trois mois de traitement.

§ IV. — Maladies microbiennes et diverses

Variole des oiseaux (*Syn. Petite vérole, picote, poquettes*). — La *Variole des oiseaux* a été observée sur trois espèces domestiques : le pigeon, le dindon et l'oie.

Variole des pigeons. — La variole des pigeons est beaucoup plus fréquente dans les pays méridionaux que dans le Nord. Le docteur Chapuis (1) ne l'a jamais vue en Belgique et M. Desmet (l'*Epervier* du 11 décembre 1870) a pris à tort pour cette affection, des piqûres de moucherons produisant sur les parties nues des pigeonneaux au nid, des points rouges plus ou moins semblables aux *poquettes* au début, mais qui ne suppurent pas.

Nous avons eu occasion détudier un bel exemple de cette affection sur un pigeonneau que nous avait envoyé, en septembre 1887, M. Bertrand, vétérinaire, à Troyes.

La véritable variole des pigeons frappe plutôt les jeunes, — vers l'âge de trois ou quatre semaines, — que les adultes. Elle a la même

______

(1) Le *Pigeon voyageur*, Verviers 1876.

marche que la variole humaine, que la *vaccine* de la vache, lè *horse-pox* du cheval, ou la *clavelée* du mouton, dont elle est l'analogue, et elle présente comme elles, quatre périodes : une d'invasion, une d'éruption, une de sécrétion et une de dessication.

Pendant la période d'invasion, qui dure cinq à six jours, l'oiseau est triste, fait la boule, a les ailes tombantes et n'a pas d'appé·tit. Pendant la période d'éruption, qui dure le même temps et pendant laquelle l'oiseau pré·sente les mêmes symptômes qu'avant, apparaissent au pourtour des yeux, sur le cou, sous les ailes, à la partie interne des cuisses, des pustules peu élevées, du volume d'une petite lentille et de couleur rouge-violet. Dans la période de sécrétion le sommet des pustules devient blanc, et elles-mêmes prennent une couleur jaunâtre. Dans la quatrième période, tous les symptômes fébriles disparaissent; les pustules se déssèchent, donnent lieu à une croûte brune qui tombe; toute trace de maladie disparaît et l'oiseau est guéri.

Dans une *Etude sur l'étiologie et la pathogénic de la variole du pigeon et sur le développement des microbes infectieux*, par M. le professeur Joliet, de Bordeaux, et présentée à l'Académie des Sciences par M. Vulpian, il y a quelques années, l'auteur démontre que le sang des pigeons atteints de variole contient un nombre infini de microbes vivants, qui s'y sont multipliés à l'excès; puis ils quittent le sang et se retrouvent par myriades dans le pus à la période de sécrétion : la pustulation cutanée n'étant qu'un des modes d'élimination du virus. Aussi, si l'éruption cutanée manque, la mort de l'oiseau en est ordinairement la conséquence, bien que l'intestin se remplisse de microbes et fasse ainsi effort pour remplacer la pustulation cutanée.

C'est par l'absorption de la poussière résultant de la pulvérisation des croûtes des pustules que se fait l'infection; car cette maladie est très contagieuse, surtout entre jeunes pigeons.

Le traitement doit consister d'abord à isoler les malades et à les mettre dans un milieu sec, à température moyenne, un peu chaude, qui favorise l'éruption, et à donner des boissons excitantes : eau vineuse, infusion de thé, de café, de camomille, etc., et lait.

Variole des dindons. — La variole des dindons est connue en Angleterre sous le nom de *Turkey-pox*, qui veut dire littéralement maladie pustuleuse des dindons. Comme celle des pigeons, elle paraît particulière aux dindonneaux, c'est-à-dire aux jeunes sujets qui n'ont pas encore *mis le rouge*; contagieuse comme elle, elle suit les mêmes phases, dans lesquelles on peut aussi reconnaître quatre périodes, et s'accompagne des mêmes symptômes.

Comme chez les pigeonnaux varioleux, il faut isoler les malades et s'attacher à favoriser l'éruption, car ce n'est que quand elle n'a pas lieu régulièrement que des complica-

tions surviennent sur les poumons, les intestins ou le cerveau, par suite de l'infection
persistante du sang et que l'oiseau meurt, et
cela après avoir présenté, soit du jettage bron-
chique et nasal, avec de la toux, des éternue-
ments et une respiration pénible, soit une
diarrhée incoercible, soit des accès vertigineux.

Aussitôt que l'appétit le permettra, — on
gavera même l'oiseau à son défaut, — une alimentation très azotée et excitante sera dis-
tribuée; elle consistera en pâtée de mie de
pain rassis émietté, avec jaune d'œufs durs,
viande hachée très fin, feuilles d'orties aussi
hachées, ou graines de la même plante.

Variole des oisons, — Elle présente exactement les mêmes caractères que les deux précédentes et réclame le même traitement, et la
même hygiène, surtout que celle des dindonneaux.

Variole des poules. — En juin 1893, nous en
avons observé un cas sur une poulette morte
qui nous avait été adressée par M. Paul
Monseu, le grand aviculteur belge. Ce cas est
le seul que nous ayons observé jusqu'à
présent.

Impetigo gourmeux. — Chez les oiseaux,
nous avons observé un impetigo gourmeux,
comparable à celui des enfants, nommé vulgairement croûtes de lait, caractérisé par une
surface malade herpétiforme, rouge, sur laquelle se voit une foule de petits boutons
comme des grains de millet ou même plus pe-

tits, en contact les uns avec les autres, donnant écoulement à une sécrétion gluante, comme miéleuse, qui colle les plumes — la sécrétion est moins abondante chez les pigeons toute proportion gardée que chez les petits oiseaux.

L'impetigo gourmeux peut se guérir en tenant les oiseaux au chaud, à l'abri des courants d'air et en laissant faire la nature ; mais il arrive fréquemment que l'oiseau étant très sensible, dans cet état, aux variations de température, gagne, par suite d'une répercussion, une fluxion de poitrine, une inflammation d'intestins mortelle, ou une congestion cérébrale. Nous avons constaté ces terminaisons particulièrement chez des serins et sur un pigeon.

Cette affection, sévissant à la fois sur plusieurs oiseaux du même âge peut paraître épidémique, mais nous n'avons pas encore de preuves certaines qu'elle soit contagieuse.

Furoncles — Nous avons constaté chez les oiseaux de véritables furoncles, petits abcès cutanés du volume d'un pois, avec une base dure et rouge. Ils s'accompagnent d'une douleur ou d'une démangeaison qui incite vivement l'oiseau à y porter le bec ; nous avons vu un serin qui, à force de fouiller ainsi cette petite plaie, l'avait agrandie et rendue profonde au point de faire craindre de voir les parois du trou perforé ; cette plaie existait sur la hanche à droite, et ce n'est qu'à force de rondelles de *diachylon* qu'on appliquait sur la blessure, — rondelle que l'oiseau enlevait souvent avec son bec, mais qu'on remplaçait aussitôt, — qu'on parvint à obtenir la guérison.

Cette maladie peut entraîner la mort si elle n'est pas soignée ; ainsi nous avons fait l'autopsie d'un perroquet qui avait sous chaque aile un énorme furoncle qui avait déterminé une septicémie mortelle.

Inflammation de la glande uropygienne. — Tous les oiseaux possèdent sur la queue, recouverte par de petites plumes, une glande, connue sous le nom vulgaire de *bouton* et par les naturalistes sous le nom de *glande uropygienne*, qui a pour rôle de sécréter une matières grasse, espèce d'huile dont l'oiseau se sert pour lustrer ses plumes. Pour cela faire, il presse légèrement ce bouton avec son bec, recueille ainsi une goutte de l'huile en question et va l'étendre sur ses plumes en les lissant avec son bec. C'est cette matière grasse qui les empêche d'être mouillés ; aussi est-elle très abondante chez les oiseaux aquatiques et surtout chez les palmipèdes, qui grâce à elle peuvent plonger, rester longtemps sur l'eau sans que ce liquide pénètre leur duvet ou même impressionne la surface des plumes sur laquelle l'eau roule comme des perles.

Chez les oiseaux domestiques, cette glande est souvent malade, probablement parce que,

hors de l'état de nature ou de l'état sauvage, les
fonctions de cette glande se pervertissent.
Dans ce cas, la sécrétion devient purulente et
la glande est transformée en un véritable petit
abcès. C'est surtout cette maladie que les oi-
seliers nomment le *bouton*. On obtient la guérison du bouton par une simple ponction avec
la pointe d'une aiguille.

Il est bon de prévenir le lecteur que les personnes inexpérimentées prennent souvent la
glande normale et saine pour le *bouton* et la
déchirent avec l'aiguille bien inutilement ; il
en est de cela comme du bout naturellement
corné de la langue des petits oiseaux qu'on
prend pour la *pépie* et qu'on arrache brutalement. C'est, qu'en effet, le vulgaire ne connaît
guére que deux maladies des petits oiseaux :
le *bouton* et la *pépie*. Un oiseau fait-il la boule
dans un coin, vite, on cherche s'il n'a pas le
bouton ou la pépie, et on trouve toujours
ce que l'on cherche, puisque l'on prend
des organes normaux pour des signes de maladie.

Chez les petits oiseaux, la *glande uropygienne*
à l'état sain et normal est grande comme deux
grains de millet adossés côte à côte et recou-
verts par la même peau, qui forme en outre
une petite pointe arrondie, le tout de la couleur normale de la peau, c'est-à-dire blanc
jaunâtre. Lorsque cette glande est malade,
elle est plus ronde, gonflée souvent du volume
d'un pois, enflammée à la base et pleine d'un
liquide purulent blanc crémeux et non huileux.

C'est alors seulement qu'il faut le percer et en vider le contenu ; sans cela, par suite de la douleur et de l'inappétence qu'elle entraîne, l'oiseau peut en mourir.

Chez les grands oiseaux, l'inflammation du *bouton* passe le plus souvent inaperçue et l'oiseau se guérit lui-même en se le déchirant avec son bec ; mais l'abolition des fonctions de cette glande peut avoir des conséquences très graves chez les palmipèdes : l'oiseau ne pouvant plus graisser ses plumes se mouille très facilement et ne peut plus flotter sur l'eau, et il est exposé à se noyer, comme une poule, à qui, par impossible, il prendrait fantaisie de se mettre à l'eau. Deux de nos correspondants nous ont signalé ce fait sur des canards mandarins qui ne pouvaient, à cause de cela, rester qu'un petit instant dans l'eau et en agitant continuellement les pattes ; de plus, chez l'un d'eux les plumes desséchées se brisaient facilement et tombaient. Cette maladie est malheureusement incurable, car lorsqu'on en constate les effets, il est trop tard pour y remédier ; il est bon néanmoins d'examiner la glande uropygienne, et si l'on est au moment où l'abcès est seulement en formation, la ponction peut encore amener la guérison.

Fausse-mue. — Les amateurs d'oiseaux appellent *fausse-mue* une affection de la peau caractérisée par la chute continuelle des plumes et leur remplacement continuel aussi.

Cette affection est fréquente chez les pigeons, et un colombophile distingué M. H..., nous en a communiqué un cas curieux démontrant que l'affection est héréditaire ; en effet, le pigeon en question descendait d'une mère qui avait eu cette affection, laquelle descendait en troisième génération d'un père qui l'avait eue aussi ; cette affection n'était pas contagieuse, car les malades laissés en compagnie d'autres pigeons ne leur ont jamais transmis leur affection ; ce fait démontre qu'elle ne peut être causée par des parasites, bien qu'elle s'accompagne d'une démangeaison assez vive qui engage l'oiseau à s'éplucher continuellement. Cette affection guérit souvent spontanément, et c'est le cas du pigeon de M. H..., lequel, après être resté déplumé aux trois quarts, plus de deux ans, s'est remplumé complètement sans traitement.

Cette affection étant évidemment constitutionnelle, analogue aux affections herpétiques de l'homme et des grands animaux, c'est par un traitement interne et surtout par des boissons alcalines et arsénicales, comme l'eau de la Bourboule, qu'on en obtiendra la guérison.

Mue difficile. — Le phénomène physiologique de la mue ou le remplacement bisannuel des plumes, que tout le monde connait, est quelquefois entravé par un état maladif et ne s'exécute pas régulièrement ; la chute des anciennes plumes se fait bien, mais leur remplacement est très lent : les plumes repoussent mais restent enveloppées dans leur étui, de sorte que l'oiseau ressemble plus ou moins à un hérisson, et c'est surtout à la tête et à la queue que cela se remarque. L'oiseau est en même temps d'une grande faiblesse, ne prend presque pas de nourriture, et cependant l'œil reste bon et les ailes non tombantes.

C'est par une nourriture stimulante et même échauffante que l'on combattra cette affection, et la *poudre carminative* dont nous avons déjà donné la formule, rendra dans cette circonstance de grands services.

Arrachage des plumes des oiseaux, soit entre eux, soit par eux-mêmes : Picage — 1° *Chez les gallinacés.* — A certaines époques de l'année, particulièrement au printemps, au moment de la mue, on voit souvent, dans un troupeau de poules, tous les sujets présenter une singulière affection de peau : c'est une dénudation de tout le croupion et d'une partie plus ou moins étendue des reins et du dos; non-seulement sur cette surface nue les follicules sont vides de leurs plumes, mais la peau présente des rougeurs, des excoriations et quelquefois même de petites plaies ulcéreuses. Si on cherche à faire l'étude microscopique de la peau et des rares exfoliations épidermiques que l'on obtient par le grattage, on ne constate la présence d'aucun parasite, ni végétal, ni animal. Quelle est donc la cause de cette curieuse affection? On la saisit, cette cause, en se mettant en observation près du poulailler quand les habitants sont encore enfermés : on voit que tous, réciproquement, se becquètent la croupe, s'arrachant réciproquement les plumes naissantes, à racines saignantes, et cela pour absorber le sang qu'elles contiennent. Serait-ce le manque, dans leur alimentation, de matières animales azotées dont les poules sont si friandes et dont les gallinacés en général paraissent avoir un impérieux besoin? Ou serait-ce une manie, ou un *pica* particulier, auquel ces oiseaux seraient en proie? Nous sommes certain maintenant que c'est la première hypothèse qui est la vraie, car, depuis bien des années, nous avons eu fréquemment l'occasion d'observer cette curieuse affection, et le résultat d'un traitement que nous avons institué, en nous basant sur cette hypothèse, l'a confirmée.

Quand les poules sont soumises à un régime exclusiment granivore, et qu'elles sont totalement privées de matières animales, le besoin qui les pousse à rechercher ces dernières matières est tel, qu'on les a vues s'attaquer, dans les écuries, à des chevaux qui avaient des plaies aux pieds, aux jambes, les picoter de leur bec pour en absorber le sang et la matière qui s'en écoulaient, et rendre ainsi des plaies sans importance, extrêmement graves.

Le traitement de cette affection est bien simple. *L'isolement* seul, quand il peut être pratiqué, réussit parfaitement, ainsi que nous l'avons constaté chez une poule que nous avait adressée M. B..., de Corbeil, pour étudier cette affection qu'il croyait parasitaire; au bout de trois semaines, sans aucun traitement, cette poule avait récupéré toutes ses plumes.

Quand l'isolement ne peut pas être pratiqué, il faut animaliser la nourriture, en mêlant au régime ordinaire du son pétri avec du sang de bœuf frais.

2° *Oiseaux de volières.* — Nous avons constaté aussi, chez certains oiseaux de volière, le même défaut que nous venons de signaler chez les gallinacés, et ici l'observation est bien plus facile; plusieurs de nos correspondants ont pu le faire, et il nous a été signalé, entr'autres, par M. D..., d'Arras, chez une perruche d'Australie, qui s'arrachait les plumes pour en sucer le sang « ce qui la rendait très malade » et qui avait commencé à les arracher à une perruche voisine qu'on avait été obligé de séparer.

Nous avons conseillé de donner de la viande à cette perruche et nous pensons que le moyen a été efficace, car on ne nous en a plus reparlé.

Pellagre.—Certaines graines paraissent prédisposer les volailles aux maladies de la peau ou à des démangeaisons qui les excitent à se piquer avec le bec et à s'arracher les plumes; le maïs est du nombre et surtout le maïs vieux et altéré. On sait, en médecine humaine, que c'est l'usage du maïs altéré, qui, dans les

Landes et en Italie, provoque le développement d'une maladie de peau très grave, qu'on appelle *Pellagre*, qui se montre à peu près exclusivement sur la peau de la face et du côté dorsal des mains et des pieds. Nous avons eu la démonstration que les mêmes causes produisissent chez les volailles les mêmes effet, et nous avons déjà noté plusieurs cas où cette coïncidence a été constatée.

Conclusion : Ne donnez jamais du maïs vieux ou sentant mauvais à vos volailles.

Crevasses aux pattes. — Sans qu'il y ait de gale aux pattes, il peut survenir des crevasses qui font boîter les oiseaux. Ce fait nous a été signalé chez une cane mandarine, à qui il est survenu des durillons, puis des crevasses, parce que le sol sur lequel elle marchait, au lieu d'être du gazon, était de la terre graveleuse et du grès.

Pour combattre cette affection, il faut procurer à l'oiseau un sol plus doux ; c'est la première indication ; puis oindre les blessures avec un corps onctueux, comme du beurre, de l'onguent populeum, etc., etc.

Congélation de la peau et des tissus sous-jacents. — Dans un ouvrage sur les maladies des oiseaux (Bénion), qui est une œuvre de compilation et non le résultat d'observations personnelles, on lit : « que, pendant les grands froids, les doigts des pigeons sont exposés à être gelés : les parties attaquées noircissent,

se mortifient et se séparent des parties vivan-
tes ; la partie gangrenée met quelquefois deux

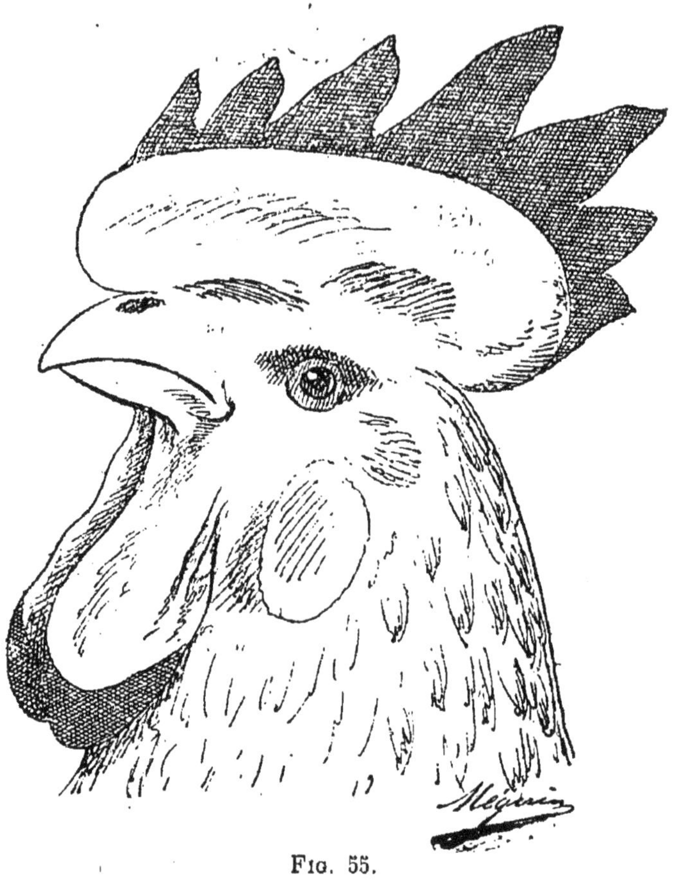

Fig. 55.

mois à se détacher. La boiterie est intense et
la marche extrêmement pénible. »

Nous ne savons à quel auteur M. Bénion a
emprunté ce passage et si quelqu'un a jamais
vu ce qu'il décrit, tout au moins causé par le
froid, car, quand nous parlerons des Empoison·

NEMENTS par l'*ergot de seigle*, nous verrons que c'est un de ses effets.

Aucun de nos nombreux correspondants ne nous a signalé rien de semblable à la suite du terrible hiver 1879-80, ni de celui de 1892-93 que nous venons de traverser. Mais si les pattes n'ont pas été affectées chez les oiseaux domestiques, la gelée n'en a pas moins produit de curieuses lésions sur d'autres parties découvertes, par exemple sur la crête et les barbillons, comme cela est arrivé à un coq appartenant à M. G. R,.., de Dijon ; nous transcrivons la partie de sa lettre, qui a trait à cet accident, et nous reproduisons même le croquis qu'il nous a communiqué dans cette même lettre (fig. 55.) :

« C'est un cas de maladie tellement rare, et qui, j'espère, ne se renouvellera de longtemps, que je crois utile de vous donner quelques renseignements à ce sujet. Aussitôt que j'ai vu la crête de mon coq blanchir d'abord, puis noircir de jour en jour, je l'ait fait huiler tous les jours avec de bonne huile d'olive. J'ai alors vu le mal ne plus faire de progrès. J'attribue cela certainement à l'huile.

« Le bas des barbillons s'est détaché il y a une huitaine de jours (la lettre est datée du 3 février 1880). La partie supérieure de la crête, qui était devenue aussi noire que du charbon et aussi dure que de la corne, est tombée petit à petit, c'est-à-dire pointe par pointe, ce qui fait au coq une tête très curieuse : il semble avoir un chapeau. Du reste, le dessin ci-dessus vous représentera autant que possible la tête de l'animal : les parties noires sont celles qui ont été gelées et qui sont tombées actuellement. L'effet est curieux, car la tête est coupée nettement comme avec des ciseaux.

« Je vous adresse ces renseignements, qui sont de pures observations et qui peuvent intéresser, le cas étant très rare. »

Nous n'ajouterons rien de plus à cette observation si curieuse.

Maladies du bec. — La corne du bec étant une production cutanée, comme les ongles, les maladies de cet organe se rattachent aux maladies de la peau Ces maladies sont rares et dépendent toutes d'une prédisposition, ou diathèse constitutionnelle.

1° *Déformations.* — Nous avons constaté assez souvent des déformations chez des poulets, consistant, soit en une déviation des mandibules, soit en une incurvation exagérée de l'une d'elles, surtout la supérieure, ce qui fait ressembler le bec du poulet à un bec de perroquet. Ces déformations empêchant la préhension des aliments, les oiseaux qui en sont atteints mourraient de faim, si on ne prenait la peine de les gaver. Nous avons vu ainsi un poulet qui est arrivé à l'âge de quatre mois en parfait état d'embonpoint et dont le crâne semblable à celui d'un perroquet, fait partie de nos collections.

2° *Altération de la substance cornée.* — En décembre 1875, nous avons eu l'occasion d'observer, à Bellevue, près Paris, un cygne qui avait au milieu de la mandibule supérieure, une sorte d'ulcère croûteux dù à un défaut de nutrition des cellules cornées qui s'accumulaient sans se souder exactement,—comme dans le crapaud du cheval;— aussi fîmes-nous traiter cette affection par des badigeonnages de perchlorure de fer, ce qui, à la longue, avec une nourriture très azotée, amena la guérison de l'affection.

En 1891, M. Raillet eut à étudier une affection chez des jeunes canards chez lesquels la mandibule supérieure déformée, atrophiée, rendait impossible la préhension des aliments. La peau de la tête avoisinante était malade aussi et couverte de croûtes qui n'étaient que des amas de cellules épithéliales, ce qui nous fait voir de l'analogie avec la maladie de notre cygne. Tous les sujets blancs étaient atteints, un noir de la même couvée ne l'était pas; d'où nous déduisons qu'il y avait là surtout un fait de rachitisme. Notons que ces canetons étaient élevés sans eau et qu'un aviculteur a attribué à cette circonstance le développement de cette affection.

Cette année nous avons observé une maladie analogue à celle de nôtre cygne à la mandibule supérieure d'un perroquet amazone, qui était en même temps affecté d'une curieuse maladie de la peau : il lui poussait des productions cornées de deux ou trois millimètres de diamètre sur un centimètre ou deux de longueur, sur toute la surface du corps, mais clairsemées. Après sa mort nous avons fait empailler sa tête qui en porte deux ou trois.

La maladie ne fut pas traitée.

La préhension et la mastication surtout des aliments étant difficiles, l'oiseau succomba.

Maladie des yeux. — Nous avons déjà vu que les yeux des oiseaux peuvent participer à des manifestations de certaines maladies générales, comme la *diphtérie*, ou à des maladies d'organes voisins, comme dans le *catarrhe oculo-nasal*.

Ils peuvent aussi être le siège d'affections propres : d'*ophtalmie* (généralement traumatique ou résultant de coups de bec d'autres oiseaux) qui se guérissent ordinairement très vite par l'emploi de collyres au sulfate de cuivre à 1 0[0.

Quelquefois aussi l'œil peut être lésé assez profondément pour que sa perte s'ensuive. Enfin l'*ophtalmie* peut passer à l'état *chronique*, par suite de la propagation de l'inflammation au sac orbitaire et du sinus maxillaire correspondant ; alors il y a en même temps écoulement purulent par la narine du même côté. Le même collyre peut être employé en s'ingéniant à le faire pénétrer dans le sinus en question, au moyen d'une ponction de la peau qui le recouvre, avec une seringue Pravaz.

Abcès orbitaires. — Nous avons constaté une fois, en 1881, chez un cardinal gris, le développement d'un abcès orbitaire au dessus de chaque œil. les yeux étaient par suite masqués mais intacts ; chaque abcès était arrivé au volume d'une aveline. La ponction de ces abcès et l'injection de teinture d'iode étendue de 3γ4 d'eau amena leur guérison.

Ce sont sans doute des abcès analogues qui ont été observés par MM. Legrain et Jacquot (*Recueil* 1888, p. 775) à la tête de certaines poules et dans le pus desquels ils ont trouvé un court et gros bacille de 2 millimètres de longueur sur 1 millimètre de largeur, à mouvement oscillatoire. La ponction et les lavages antiseptiques amenèrent aussi la guérison.

Tumeurs. — Les tumeurs cancéreuses sont assez rares chez les oiseaux domestiques, puisque le professeur Semmer, de Dorpat, dans l'espace de vingt-trois années n'a observé de sarcômes que trois fois sur le canard et une fois sur le coq. M. Lucet en a observé un cas sur une poule (*Recueil* 1890, p. 551) chez laquelle toute la surface du corps était couverte de tumeurs rondes, du volume d'un grain de mil à celui d'une bille d'enfant, saignantes, excoriées, siégeant exclusivement à la peau qui était restée mobile et souple. A l'autopsie, on en trouva un certain nombre sur le péritoine et sur les intestins. L'examen microscopique les montra composées de nombreuses cellules embryonnaires rondes à un ou plusieurs noyaux et très vasculaires.

Les oiseaux atteints de semblables maladies ne doivent pas être traités, mais sacrifiés immédiatement et brûlés.

Les *tumeurs malignes* sont assez communes

chez les perroquets surtout dans la région de la tête et du cou; nous en avons souvent observé autour des orbites et du trou auriculaire, aux commissures du bec, sur la langue et autour du cou où elles avaient alors pour siège la muqueuse des sacs aériens dont nous parlons plus haut. Nous ne connaissons pas de cas de guérison; les oiseaux supportant difficilement les opérations sanglantes, une perte de sang qui semble insignifiante, les tue, nous l'avons constaté précisément en essayant d'opérer des tumeurs chez des perroquets; en sorte qu'il vaut mieux les laisser mourir spontanément ou les sacrifier que d'essayer d'enlever leurs tumeurs.

Nous avons observé en 1889 une singulière *tumeur emphysémateuse* entourant le cou d'un perroquet et due entièrement à la replétion, par de l'air, des sacs aériens sous cutanés, des faces latérales du cou. La ponction capillaire de ces sacs amena la guérison instantanée de l'oiseau.

Pour en finir sur les tumeurs cutanées des oiseaux, disons que les immenses oreillons des poules espagnoles sont de véritables *molus·cums* et que ce genre de tumeur est devenu héréditaire et la caractéristique d'une race.

CHAPITRE VIII

Maladies nerveuses

Les maladies essentielles du système nerveux sont rares chez les oiseaux ; on n'a guère remarqué chez eux que l'*épilepsie*, dont nous allons parler.

Epilepsie. — L'épilepsie est une maladie nerveuse caractérisée par des accès convulsifs avec perte du sentiment, séparés par des intervalles irréguliers pendant lesquels l'oiseau présente tous les signes de la santé.

L'épilepsie chez l'homme et les grands animaux a des causes assez obscures ou plutôt encore inconnues ; les rares cas que nous avons observés chez des oiseaux étaient dus à des compressions du cerveau, soit par des tumeurs, soit par une lésion accidentelle de l'enveloppe crânienne.

Un exemple d'épilepsie dû à la première cause nous a été fourni par une famille de faisans dorés dont tous les sujets ont successivement succombé à la diphtérie ; au début de l'épidémie, un beau coq nous frappa par des accès épileptiques qui le prenaient chaque fois qu'on s'approchait de lui et qu'on l'effrayait. A sa mort, l'autopsie nous montra une tumeur diphtérique à la base du crâne ; il en avait, de plus, dans le foie et dans les intestins et ce sont ces dernières, plus récentes, qui ont amené la terminaison fatale.

Nous devons à un de nos correspondants, M. de C..., la relation d'un cas d'épilepsie dû à une singulière cause : Un coq Campine de sa basse-cour ayant eu la crête gelée pendant le rigoureux hiver que nous venons de traverser, était souvent poursuivi par un autre coq plus âgé, et, pour se soustraire à ces attaques se juchait sur le perchoir le plus élevé du parquet, tout à fait sous la toiture contre laquelle sa tête frottait, ce qui amena l'usure complète de la crête et la dénudation du sommet du crâne. C'est alors que les accès épileptiques se déclarèrent sur ce sujet : ils se traduisaient par une contorsion complète du cou et une inconscience absolue des actes ; le bec se retournait complètement en l'air et l'animal se roulait sur lui-même en reculant. Les attaques ne duraient que deux ou trois minutes et pendant un instant encore le cou restait légèrement contourné et l'animal ne pouvait se porter en avant ; puis tout rentrait dans l'ordre. Nous ignorons comment s'est terminée cette affection.

D'autres observateurs ont constaté chez les oiseaux des cas d'épilepsie sans cause appréciable :

M. Trasbot, professeur de clinique à l'École d'Alfort, a observé un cas très intéressant d'é-

pilepsie chez un moineau ; il l'avait vu tomber
d'un arbre du parc de l'École, en proie à un accès et l'avait mis dans une cage pour l'étudier.
Dans le commencement de son emprisonne-
ment, on provoquait chez ce petit animal les
accès presque à volonté ; un simple battement
de main ou même la seule présence de l'observateur près du coin où il était renfermé, les
déterminaient aussitôt : d'abord, il poussait
des cris aigus comparables à ceux que font
entendre la plupart des oiseaux lorsqu'ils sont
effrayés ; puis il exécutait presqu'en même
temps des battements rapides et désordonnés
des ailes et des pattes, tombait tantôt sur un
côté, tantôt sur l'autre ; quelquefois même il
se renversait littéralement sur le dos et agitait
violemment ses membres ; montrait des roule-
ments d'yeux, des torsions complètes du cou,
des mouvements cloniques du bec, etc., etc. ;
enfin, il était en proie à toutes les convulsions que l'on constate chez les animaux épileptiques, à quelqu'espèce qu'ils appartiennent.
Cette partie de l'accès durait de trente secondes à une ou deux minutes et était remplacée par une deuxième phase caractérisée par
un collapsus général pendant lequel le pauvret
était complètement insensible et absolument
inerte. Le relâchement si remarquable dont il
s'agit et qui parut à M. Trasbot en quelque
sorte plus profond et plus prolongé que dans
beaucoup d'autres espèces, ne disparaissait
guère qu'après dix ou quinze minutes ; ce
temps écoulé, le sujet reprenait graduellement

l'usage de ses sens ; il essayait d'abord de se
mettre debout en s'étayant de son bec et de ses
ailes ; enfin, après avoir titubé et trébuché
pendant quelques instants, il reprenait sa position bipédale régulière et il n'y paraissait plus
jusqu'à nouvel accès. Cependant, si dans ce
moment quelqu'un approchait de lui ou si un
bruit quelconque l'excitait, il cherchait à
s'envoler et retombait aussitôt sous le coup
d'une crise nouvelle tout à fait semblable à la
première. M. Trasbot l'a vu, dans ces conditions, éprouver trois secousses successives dans
la même matinée. Plus tard, il devint de
moins en moins impressionnable et, au bout
de quelque temps, il prit sa volée sans la
moindre irrégularité dans ses mouvements
et laissa par cette fugue l'étude de M. Trasbot
inachevée.

Un auteur allemand Friedberger a aussi
observé l'épilepsie chez un pinson et cette
dernière observation est particulièrement intéressante parce que l'auteur a traité l'oiseau en
lui donnant comme boisson une solution de
bromure de potassium qui paraît avoir joué un
excellent rôle dans la guérison (1).

M. Ch. Féré a communiqué à la Société de
Biologie (2) une observation d'épilepsie sur un
serin âgé de 2 ans 1/2 qui, depuis six mois,

----

(1) Friedberger et Fröhner, *Pathologie et thérapeutique
spéciale des animaux domestiques*, trad. Cadiot et Ries,
Paris 1892, t. 11, p. 148.

(2) Société de Biologie, comptes rendus, 10 juin 1893.

était atteint de crises convulsives et d'une modification du caractère : il avait perdu sa vivacité et ne chantait plus. L'oiseau fut soumis au traitement brômuré, on lui donna en boisson une solution de 0,50 0|0 et on le maintint en observation. Pendant les premiers jours, il continua à avoir des attaques qui se présentaient de la manière suivante : Il restait un moment fixe en soulevant légèrement les deux ailes, les paupières se mettaient à clignoter rapidement, la tête s'agitait d'un mouvement de rotation alternatif sur son axe, en même temps que le cou se tordait à gauche, puis il tombait sur le côté droit en agitant les ailes et les pattes. Les mouvements d'abord rapides se ralentissaient puis s'arrêtaient tout à fait au bout de trente à quarante secondes ; l'oiseau restait un instant sur le flanc, puis se relevait et marchait en avant en frappant le sol avec son bec. L'inconscience paraissait absolue ; il se laissait pousser sans chercher à s'enfuir. Au bout de deux à trois minutes, il redevenait capable de voler... Au bout de trois semaines de traitement, les troubles convulsifs avaient disparu, l'oiseau avait repris son chant. Il a été accouplé avec une femelle et a eu un petit. Depuis, sa guérison ne s'est pas démentie.

Les oiseaux prennent facilement le bromure de potassium dans leur boisson, d'après les constatations de M. Féré ; il en a fait prendre ainsi à des pigeons jusqu'à 1 et 2 0|0. La première dose peut être tolérée pendant des mois ; la seconde détermine des effets de bromisme comme chez l'homme : somnolence, inappétence, amaigrissement, titubation, chute sur le dos et état de mort apparente, et finalement, mort réelle. Sur deux pigeons ainsi intoxiqués pesant ensemble 622 grammes ; incinérés, ils ont fourni 47 gr. 50 de cendres dans laquelle on a trouvé 3,75 de bromure.

Torticolis. — Il ne faut pas confondre l'épilepsie avec le *torticolis* qui est une affection permanente due à une luxation des vertèbres du cou, laquelle provoque le renversement complet de la tête, et qui se rétablit en introduisant le cou dans un tube rigide pour maintenir la réduction. (Voyez le chapitre de la PETITE CHIRURGIE DES OISEAUX, qui termine cet ouvrage.)

CHAPITRE IX

Empoisonnements

Les oiseaux de volière et surtout ceux de basse-cour sont assez fréquemment victimes d'empoisonnements, soit par l'ingestion de plantes malfaisantes, soit par l'absorption de véritables poisons mêlés à leurs aliments, accidentellement ou intentionnellement ; heureusement que ce dernier cas est assez rare.

Mouron rouge et **Persil.**—Nous allons de suite écarter deux plantes qui passent, bien à tort, dans le vulgaire, pour être de véritables poisons pour les oiseaux : nous voulons parler du *mouron rouge* et du *persil*.

On croit généralement, en effet que si, par inadvertance, on donne du mouron rouge (*Anagallis arvensis*) à des oiseaux en cage, au lieu de mouron blanc qui est un de leurs aliments habituels, on risque de les empoisonner. Eh bien! c'est une erreur. Un naturaliste éminent de Rouen, M. H. Gadeau de Kerville, a fait des expériences parfaitement conduites pour vérifier le fait et il a démontré d'une manière irréfragable que cette plante est parfaitement inoffensive.

On dit aussi que le Persil (*Petroselinum sativum*) est un poison pour les perroquets ; cette opinion n'est pas plus fondée que celle qui concerne le mouron rouge et c'est encore M. Gadeau de Kerville qui en a démontré la fausseté par les mêmes moyens, c'est-à-dire par des expériences parfaitement démonstratives : il a fait manger de grandes quantités de persil à des perroquets et perruches de différentes espèces et ils ne s'en sont pas plus mal porté. M. Paul Bert avait déjà constaté le même fait en voulant empoisonner un perroquet qui l'ennuyait de ses cris assourdissants.

Il n'en est pas de même d'un certain nombre d'autres plantes que nous allons passer en revue.

La Nielle (*Agrostemma githago*). — La Nielle à l'apparence d'un bel et grand œillet à fleur simple, d'un rouge-vineux ; — elle est, du reste, de la même famille que les œillets, c'est-à-dire des *Caryophillées*. — Elle se trouve plus ou moins abondante dans les blés et est en pleine floraison au moment des moissons. Rentrée dans les gerbes sa graine y mûrit et lors du battage, elle se trouve mélangée au blé dont il est très difficile de la séparer. Cette graine, de couleur noire et ronde et du volume d'un tout petit grain de blé, se trouve surtout dans ce qu'on nomme le *petit blé* ou *remoulage* que l'on consacre spécialement à l'alimentation des volailles.

Lorsque la graine de nielle reste entière, mêlée au petit blé, elle est un peu dangereuse parce que les poules en général la délaissent ; où elle le devient, dangereuse, c'est quand on a l'idée de faire de la farine avec du petit blé infesté de nielle et d'en confectionner des pâtées pour les oiseaux de basse-cour.

La substance du grain de nielle est alors ingérée avec la farine du blé et agit comme poison par la saponine qu'elle contient, ainsi que l'a démontré M. Malapert, de Poitiers.

A différentes reprises, on a eu à constater des empoisonnements de volailles par la farine niellée, et il est assez difficile de distinguer cette farine de la bonne : elle est un peu plus sale, un peu plus grise, et en l'examinant avec attention à la loupe on distingue de petites écailles noires qui sont les débris de l'enveloppe des grains de nielle. En faisant analyser la farine suspecte par un chimiste, il y découvrira la saponine qui provient de la nielle (1).

Les lapins et même les porcs peuvent être victimes de cet empoisonnement aussi bien que les volailles.

Les symptômes que présentent celles-ci dans ce cas sont assez obscurs. Si l'oiseau a absorbé une quantité un peu importante de poison, il meurt aussitôt après avoir

---

(1) Le *Recueil vétérinaire* du 15 août 1889, p. 534, a enregistré un empoisonnement de 28 poules et 1 coq par de la farine niellée.

mangé sans présenter de symptômes marqués
autres qu'une crête violacée. Si, au contraire,
la dose de poison a été minime, la poule
reste couchée au soleil, les plumes ébou-
riffées, paraissant sommeiller, la crête tom-
bante et violacée, et si on la fait marcher, sa
démarche est lourde et chancelante.

Dans cet état, si la volaille n'absorbe pas
une nouvelle quantité de poison, elle peut se
remettre spontanément de son empoisonnement.

Si au contraire, elle a succombé, l'autopsie
donne peu de renseignements : extérieurement
le cadavre ne présente rien d'anormal que la
couleur violacée de la crête ; il n'y a aucune
trace de diarrhée à l'anus ; le jabot est plein
d'aliments indiquant que la mort a été rapide
et a suivi immédiatement le repas. A l'intérieur, on trouve les intestins parfaitement sains
et nets, ainsi que le foie et les poumons ; le
cœur est plein d'un sang noir à demi coagulé
et le gésier a sa muqueuse cornée soulevée sur
une plus ou moins grande étendue par un
épanchement gélatineux que M. Eloire a rencontré dans toutes les poules empoisonnées par
la nielle qu'il a ouverte. Tous les vaisseaux sont
gorgés de sang noir.

La netteté de la muqueuse intestinale et
surtout du duodénum, est ce qui distingue cet
empoisonnement par la nielle, du choléra des
poules.

Néanmoins, comme on voit, les lésions ne
sont pas très caractéristiques, et pour se ren-

seigner sur les causes de la mort, les commémoratifs et surtout l'examen des substances alimentaires, auront une extrême importance.

Pour arrêter la mortalité qu'un empoisonnement par de la farine niellée aura provoqué dans une basse-cour, il n'y a qu'une seule chose à faire : Changer la nature alimentaire et les poules légèrement atteintes se remettront.

Empoisonnement par les grains ergotés. — Un aviculteur de la Haute-Marne, abonné à l'ancien *Poussin*, écrivait en 1887 au directeur de ce journal, la lettre qui suit :

« Je vous prie de vouloir bien répondre à la question suivante :

« J'ai un beau lot de Wyandottes et une couvée de vingt poussins de même race qui sont affectés d'une maladie dont je n'avais jamais entendu parler. Elle est vraiment singulière, comme vous pourrez en juger par la description des symptômes.

« 1° Les jambes et les pattes deviennent rougeâtres ;

« 2° Cette rougeur devient de plus en plus purpurine ; les ongles des doigts se colorent en noir. Quelquefois, les doigts eux-mêmes tournent à cette dernière couleur, s'insensibilisent, se dessèchent et tombent.

« Cependant mes volailles semblent être en bonne santé ; elles mangent bien et la maladie n'apparaît qu'au moment où les doigts dépéris-

sent. Alors seulement elles se couchent. J'ai
cependant un lot d'autres poussins qui se portent à merveille. »

—« Cette maladie, répondit M. Lemoine à son
abonné, nous est tout à fait inconnue, à moins
que ce soit la *pourriture noire*, mais dans ce cas
la crête prendrait la même couleur. Notre correspondant a, sans doute, oublié de nous en
parler. Peut-être, un de nos lecteurs pourra-t-
il renseigner sur ce sujet notre abonné et nous-
même. Il nous rendrait un grand service. »

Aux symptômes décrits ci-dessus il est facile
de reconnaître ceux de l'*ergotisme*, ou *gangrène
sèche des Solognots*, résultant de l'emploi, comme
aliments, de la farine de seigle mêlée à une
quantité plus ou moins considérable d'*ergot*.

L'ergot est une altération qui peut affecter
plusieurs espèces de graminées et particulièrement le seigle; elle est causée par un champignon (*Sphacelia sejetum* ou *Sclerotium clavus*)
qui fait prendre au grain un développement
extraordinaire en même temps que la forme
d'un ergot de coq et une couleur brune noirâtre; de là son nom.

C'est parce que les paysans de la Sologne en
ont été souvent victimes qu'on l'a appelée la
gangrène des Solognots. On a vu des vaches et
des cochons, par l'usage de la même farine
de seigle, ou de blé ergoté, en perdre les on-
glons et les phalanges.

Quand on constate les effets de l'*ergotisme*
sur des poules, il est généralement trop tard
pour les guérir. On peut essayer des frictions

d'huile de laurier pour essayer de rappeler la vitalité dans les pattes et les doigts. Mais ce qu'il faut surtout faire, c'est de changer la nourriture immédiatement, afin d'enrayer le mal.

Rejets de pomme de terre. — Toutes les plantes de la famille des Solanées, à laquelle appartient la pomme de terre, à savoir la Belladone, la Jusquiame, la Stramoine, le Tabac, etc., contiennent toutes des poisons terribles ; la Morelle, la Douce-Amère, la Pomme de terre, en contiennent aussi, mais beaucoup moins violents. Dans la pomme de terre il est localisé dans les parties vertes et il s'en forme dans les rejets des pommes de terre germés une quantité suffisante pour causer des accidents. La présence de la *Solanine*, le poison en question, a été décélée dans les rejets de pommes de terre par M. Guignet, directeur de la station agronomique de la Somme, qui a ainsi expliqué l'origine d'accidents d'empoisonnements survenus chez des porcs et des volailles à qui on avait servi des pommes de terre germées cuites, en pâtée. Avis aux possesseurs de volailles.

Les Feuilles de l'Ailante, ou vernis du Japon. — En 1885 une véritable épidémie fut observée à Castres par M. Caraven-Cachan, et une note sur ce sujet fut communiquée à l'Académie des sciences, par M. H. Bouley. L'autopsie d'un grand nombre de sujets ayant montré une vive inflammation des organes digestifs et le jabot encore rempli d'aliments mêlés à des feuilles d'Ailante ; des expériences montrèrent que ces dernières étaient bien l'agent toxique. En effet, des canards nourris avec de ces feuilles hachées tombaient quelques heures après, pour ne plus se relever, en présentant les symptômes dûs à un poison narcotico-acre ; les feuilles du Vernis du Japon paraissaient exercer une action stupéfiante sur le système nerveux de ces volatiles. Le suc résineux de cette Térébenthacée est très acre et détermine sur le système digestif des canards une vésication et une inflammation qui ne tarde pas à amener la mort.

Ce sont les rejetons de plusieurs pieds d'Ailanthe trouvés au bord d'une mare qui avaient causé l'épidémie.

Ciguë et Muguet. — En 1889, M. Rouiller-Arnould, directeur de l'Ecole d'Aviculture de Gambais (Seine-et-Oise), a appelé l'attention des éleveurs sur les dangers que présente l'ingestion par les oies de deux plantes assez communes : la ciguë et le muguet.

« Choisissez, disait-il, les pâturages de vos oies ; la ciguë, si commune dans les jardins, est un poison mortel pour les animaux, de même que le muguet des bois.

« L'année dernière, la femme d'un cultivateur ayant jeté au fumier un bouquet de muguet qui avait séjourné dans un verre d'eau, le bouquet fut dévoré par un troupeau de dix

petits oisons, plus le père et la mère. Quelques
minutes après, neuf des oisons étaient morts
et le père et]la mère très malades. Ceux-ci ont
été sauvés ainsi que le dixième oison par
l'absorption forcée de lait trait sur le champ.
Ce remède réussit presque toujours s'il est
administré à temps. »

Feuilles d'If. — A diverses reprises, on avait
constaté dans les faisanderies, en Angleterre,
que les oiseaux mouraient sans qu'on put en
déterminer la cause. Récemment on fit l'autopsie de plusieurs de ces faisans et on découvrit une forte irritation des organes digestifs
et particulièrement du gésier. En examinant
sous le microscope les restes de nourriture
contenus dans cet organe, on reconnut qu'il y
avait une grande quantité de parcelles de
feuilles d'if et qu'ils étaient empoisonnés.

Ce qui confirma le diagnostic, c'est qu'on
trouva encore d'autres faisans morts au
pied du même if où on avait trouvé les
premiers.

L'arbre portait des chatons femelles et on
pensa que seul l'*If femelle* possédait seul des propriétés toxiques. Mais des expériences récentes
de M. le professeur Cornevin, il résulte que les
deux sexes chez ce végétal sont aussi toxiques
l'un que l'autre ; seulement il y a une époque
où l'if est moins dangereux, c'est quand il se
couvre de jeunes pousses vert-tendre, au printemps ; les animaux peuvent alors en ingérer de
grandes quantités sans en être incommodés.

Mais cette inocuité de l'if n'est que temporaire, quand les pousses deviennent anciennes elles sont très dangereuses.

Résidus de distillerie. — Les résidus de distilleries sont consommés avec passion par les volailles; en petite quantité, cela n'a aucun inconvénient, au contraire; mais elles peuvent en abuser jusqu'à s'enivrer et même à s'empoisonner. M. Vernant, vétérinaire à Clamecy, en a observé un cas qui est consigné dans le *Recueil vétérinaire* de 1873, page 709.

Les lésions qu'il a trouvées à l'autopsie de quelques-uns des sujets morts, sont de l'entérite, un ramollissement des reins qui étaient noirs, sans consistance, et le foie volumineux friable jaunâtre.

Les poules ont été consommées sans danger, mais leurs entrailles ont communiqué la mort à d'autres poules qui s'en étaient repues.

Substances alimentaires altérées. — Nous avons eu l'occasion, l'année dernière, de faire l'autopsie d'un oison qu'aux lésions d'entérite aiguë qu'il présentait nous avions soupçonné d'avoir été empoisonné par une matière alimentaire altérée, moisie, et en particulier du son dont il avait plein le gésier. Effectivement, après avoir fait part de nos présomptions à la propriétaire, Mme la baronne P. D., elle nous écrivait ceci :

« La cause de la maladie des oisons est bien celle que vous avez reconnue ; le métayer m'a avoué avoir employé du son de mauvaise qualité pour la nourriture des oisons. »

Nous avons une autre fois constaté l'empoisonnement de faisandeaux par du sarrasin avarié; l'examen microscopique qui nous avait fait voir des myriades de sporules de moisissures dans le mucus intestinal, nous avait mis sur la voie. Les. moisissures, qui sont de petits champignons microscopiques, sont connues pour être des poisons aussi violents que les grands champignons.

Poisons minéraux. Nitrate de soude, phosphore, arsenic. — Le *Recueil de médecine* vétérinaire a cité le cas, l'année dernière, d'un cultivateur de l'Aisne, qui a perdu dans la même journée vingt poules ayant picoré sous une aire où un engrais chimique, du *nitrate de soude*, avait séjourné quelque temps.

Il y a donc des précautions à prendre sous ce rapport.

Un de nos confrères, M. Mansuy, de Remiremont, a communiqué en 1864, au *Recueil de médecine* vétérinaire, l'observation d'un cas d'empoisonnement de poules par le *phosphore*. C'est ordinairement avec de la pâte phosphorée destinée aux rats et aux souris et placée sans précaution, que les poules s'empoisonnent. Rien n'est plus facile que de reconnaître à l'autopsie ce genre de poison; il suffit d'ouvrir le gésier et les intestins et d'aller les observer dans un endroit obscur, on les verra dégager des lueurs phosphorescentes.

Enfin on a vu des poules empoisonnées par de l'arsenic existant dans les crottins de chevaux qui avaient eux-mêmes été empoisonnés .par cette substance. Les lésions étaient une violente entérite. L'analyse chimique par l'appareil de Marsh, aurait fait facilement retrouver l'agent toxique.

CHAPITRE X

Petite Chirurgie de l'Eleveur d'oiseaux

Les opérations que l'on peut pratiquer sur les oiseaux domestiques ou de volière, soit avec l'instrument tranchant, soit avec des appareils de pansement, ne sont pas nombreuses. Chez les oiseaux de volière, il n'y a guère que l'opération de la *pépie*, *l'extraction de plaques diphtéritiques* dans l'intérieur du bec, l'*ouverture d'abcès*, l'*amputation des ongles*, les *bains de pieds*, les *lavements* et le *pansement de la fracture du tarse;* chez les oiseaux de basse-cour et de colombiers, il y a en plus l'opération de la *saignée*, *l'incision du jabot*, dans le cas de surcharge de cet organe, l'*éjointage*, la *castration* et le pansement du *torticolis*, ou luxation des vertèbres cervicales. Nous avons déjà parlé de quelques-unes de ces opérations en traitant des maladies qui les nécessitent, telles que celles de la *pépie*, *l'extraction des plaques diphtéritiques*, *l'incision du jabot*, etc, et nous n'y reviendrons pas; nous allons nous occuper des autres.

La saignée. — Il est souvent nécessaire de pratiquer la saignée à des oiseaux chez lesquels la congestion cérébrale est imminente et accusée par la somnolence, la rougeur violacée de la crête, la chaleur du crâne et des pattes, etc.

Ce n'est guère que chez les perroquets et chez les oiseaux de basse-cour que cette opération se pratique; chez les plus petits oiseaux elle est remplacée par l'amputation de l'ongle du pouce et par les bains de pieds, dont nous parlerons ci-après.

Des théoriciens, qui certainement n'avaient jamais pratiqué la médecine des oiseaux, ont conseillé, à l'instar de ce qui se fait chez les grands animaux domestiques, de pratiquer la saignée, chez les oiseaux, à la veine du cou, c'est-à-dire *à la jugulaire;* mais nous nous sommes assuré que cette opération est à peu près impraticable, même par des mains très exercées aux opérations sur les oiseaux. Il n'y a guère que la saignée à l'aile que l'on puisse faire avec assez de facilité et qui puisse être conseillée ici. La veine de l'aile, *veine humérale*, la même où l'on fait la saignée chez l'homme, se voit très facilement en soulevant l'aile sous la peau nue du bras et de l'avant-bras; elle commence à la face interne de l'articulation humero-radiale, ou du coude, remonte en dedans du bras en le croisant obliquement et s'enfonce dans les muscles de l'épaule où elle disparaît.

Pour pratiquer l'opération de la saignée à la veine humérale, un aide tient l'oiseau sur le dos, sur ses genoux, et l'opérateur étend de la main gauche l'aile à opérer. Puis il fait gonfler la veine en appliquant le pouce en haut et en arrière de l'humérus ; ce gonflement peut être obtenu encore plus facilement à l'aide d'un petit lien plat, élastique, que l'on applique autour de l'articulation de l'épaule. Quand le vaisseau est bien gonflé on le pique avec la pointe d'une lancette et on laisse couler quelques gouttes de sang, 20 ou 30, suivant la gravité de la congestion. On ferme la veine avec un point de suture, au moyen d'une fine aiguille et d'un fil très fin.

On peut encore, chez les oiseaux qui ont une crête, comme les coqs, faire des incisions à sa surface avec une lancette, ou même couper des pointes de cette crête ; on obtient ainsi quelques gouttes de sang.

Enfin, on peut couper la moitié de l'ongle de l'un ou des deux pouces des pattes ; on a encore ainsi un peu de sang, dont on active l'écoulement en faisant en même temps prendre un bain de pieds chaud.

On fait prendre un bain de pieds à un oiseau de la manière suivante : on prend l'oiseau à pleine main, ou dans les deux mains, s'il est gros, en faisant passer les pattes entre les deux doigts médians ; puis on trempe ces pattes dans l'eau, de manière à se mouiller le dos des doigts ; on apprécie ainsi en même temps la température de l'eau, qui doit être aussi chaude que les doigts peuvent le supporter.

Le *bain de pieds* ainsi donné, sans amputation des ongles, peut être un succédané de

la saignée, dans les mêmes cas où celle-ci
est indiquée, surtout chez les perroquets et les
perruches.

Réduction de fractures et de luxations. —
Les oiseaux, et surtout les oiseaux de volière
ou de cage, présentent assez fréquemment
des fractures des tarses, soit qu'ils se soient
pris le membre dans des barreaux de la cage,
ou dans les mailles du treillage qui forme le
parquet.

Les oiseaux de chasse en présentent aussi
souvent, et alors elles sont dues à l'action
d'un grain de plomb sur l'os du tarse ou les
os de la jambe ; nous possédons un tibia de
ai san présentant en son milieu une fracture
complète de l'os, qui s'est guérie spontanément, mais avec un chevauchement assez
marqué de l'os, dont les abouts forment, de
plus, un angle qui s'éloigne assez de la rectitude.

Ce fait prouve que les fractures se guérissent facilement chez les oiseaux et qu'on n'a
guère à s'occuper que de mettre et de
maintenir les abouts osseux dans une position
régulière.

On a trouvé chez des bécasses blessées, comme
le faisan dont nous venons de parler, des feuilles,
des herbes sèches enroulées autour du membre blessé comme si un pansement avait été
mis à dessein, et un amateur suisse a avancé,
très sérieusement, que c'était l'oiseau qui, intentionnellement, se pansait lui-même. J'aime
mieux croire que l'oiseau, immobilisé par sa

blessure et obligé de s'accroupir dans les feuilles sèches et les herbes, celles-ci ont adhéré à la plaie sanglante et se sont enroulées autour du membre dans les mouvements inconscients de l'oiseau sur lui-même.

Pour réduire une fracture d'une patte d'oiseau, il faut, après avoir remis les abouts osseux dans une position régulière, les y maintenir au moyen de petites attelles faites de carton mince, comme celui des cartes de visite, qu'on applique sur les quatre faces, et qu'on maintient par plusieurs tours de brins de laine ou de coton.

Pour les petits oiseaux de cage, comme les serins, nous avons trouvé très commode d'enrouler autour du membre fracturé, et après réduction des abouts osseux, du papier d'étain, comme il est facile d'en découper des petites bandes dans la partie cylindrique d'une capsule d'eau minérale.

Les poules présentent assez fréquemment une infirmité accidentelle que les éleveurs appellent le *torticolis* et qui est dû à une luxation des vertèbres du cou. Les poules qui en sont affectées ont la tête et le cou retournés, de manière que la première décrit un demi-tour complet et a le bec en arrière et en haut. Ce qui est curieux, c'est qu'elles arrivent à manger dans cette situation. Cette luxation se réduit assez facilement et on remet sans peine les choses dans leur situation normale, mais dés l'instant qu'on les lâche, elles reprennent leur position vicieuse.

Il faut alors faire une sorte d'étui en cuir mince, mais un peu ferme (en bazanne), dans lequel on enfermera le cou après l'avoir remis en bonne position. Au bout de quelques jours, cette position reste acquise, et quand on enlève l'étui, le torticolis ne se reproduit plus.

Nous avons vu ce genre de luxation se produire aussi chez des faisans et des pigeons. Le même moyen leur est applicable.

L'éjointage. — On éjointe les canards, les faisans, les cygnes, etc., et généralement tous les oiseaux de parquets pour les empêcher de s'échapper, en prenant leur vol, des jardins, des bosquets, des parcs, etc., dans lesquels on leur laisse la liberté nécessaire à leurs ébats. Il devient impossible à ces oiseaux, quand ils ont subi cette opération, de s'envoler et de franchir les murs de clôture ou les haies qui limitent les parcs dans lesquels ils sont captifs. Ils ont néanmoins, quand on emploie pour arriver à cette fin un procédé convenable, toute leur beauté ordinaire : rien à l'extérieur ne trahit la mutilation qu'ils ont subie, et ce n'est que quand il est prévenu qu'un connaisseur ou un amateur s'aperçoit du subterfuge employé pour ravir à ces animaux la faculté de voler, et encore cela ne se peut que quand les oiseaux déploient les ailes. Il faut avoir un œil exercé pour apprécier la différence de longueur qu'elles présentent, car elle est si minime que si on ne connaissait le mécanisme du vol, on ne s'expli-

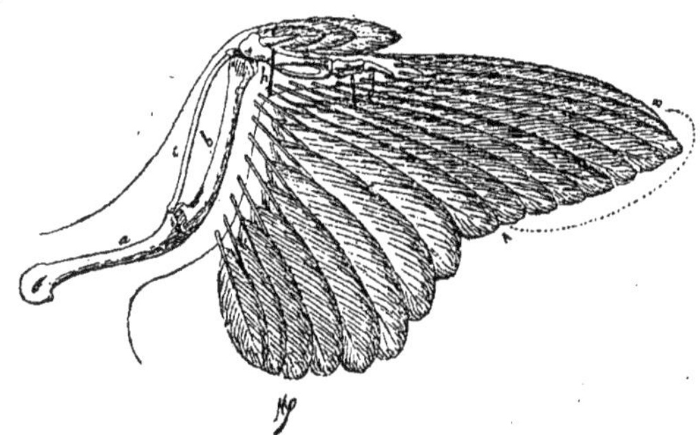

Fic. 56. — Anatomie de l'aile d'un oiseau.

OS : *a*, humérus ; *b*, radius ; *c*, cubitus ; *d*, os de la main ; *e*, os du pouce ; *fg*, os du doigt ; *h*, point où l'on coupe l'os de la main dans l'éjointage. AB, remiges primaires qui disparaissent après l'éjointage.

querait que bien imparfaitement les effets produits par la suppression d'une portion d'un des organes.

Chacun sait que les plumes des oiseaux portent des noms différents suivant leurs dimensions relatives et leurs usages : ainsi les plus longues et les plus fortes qui sont insérées aux ailes et à la queue et qui constituent les principaux moyens de locomotion, sont dites *pennes*. Les pennes qui naissent du bras diffèrent assez peu des plumes du corps de l'oiseau ; on les désigne sous le nom de *tectrices* ou *pennes humérales* ; celles de l'avant-bras et de la main, désignées sous le nom de *rémiges* ou *rames*, sont les véritables plumes du vol ; elles forment par leur superposition étagée un plan continu et résistant, et c'est de leur longueur que dépend surtout la grandeur des ailes et la puissance du vol ; on les divise en *pennes* ou *rémiges cubitales*, supportées par l'avant-bras ; *pennes* ou *rémiges primaires* ou *de la main*, supportées par la main et le doigt unique, et *pennes* ou *rémiges bâtardes*, supportées par le pouce.

Les os de l'aile, qu'il importe de connaitre pour pratiquer l'éjointage, sont, en procédant de l'extrémité libre de cet organe : 1° la seconde phalange du grand doigt formant par son extrémité libre le bout de l'aile ; 2° la première phalange du grand doigt s'articulant avec l'os précédent et avec les deux grands métacarpiens ; ceux-ci soudés à leurs extrémités, libres à leur partie moyenne, et s'articulant par leur extrémité interne avec le cubitus, le radius et les deux os carpiens. Le grand métacarpien supporte encore le pouce, composé d'un ou de deux os faisant saillie au bord antérieur de l'aile et qui porte les *rémiges bâtardes*. Enfin, au point de jonction du premier os du grand doigt, se trouve un petit os, ou plutôt une petite phalange, que les naturalistes considèrent comme le vestige d'un troisième doigt.

Ces notions anatomiques rappelées, nous pouvons dire maintenant ce que c'est que l'opération de l'*éjointage* et expliquer les différentes manières de la pratiquer.

L'opération de l'*éjointage* consiste à enlever aux oiseaux la possibilité de voler à une certaine distance, par la destruction de l'équilibre nécessaire à l'exécution des fonctions du vol, en enlevant, à une des ailes, une partie du plan continu et résistant formé par les *rémiges*. Quand l'oiseau veut s'envoler, il élève d'abord l'humérus et, avec lui, l'aile ployée ; puis il déploie l'avant-bras sur le bras, le métacarpe sur l'avant-bras et, aussitôt que l'aile est étendue, il l'abaisse subitement ; l'air, brusquement refoulé, présente un point d'appui sur lequel l'oiseau s'envole ; mais quand les ailes ne sont plus d'égale longueur, l'oiseau perd l'équilibre, tombe sur le côté mutilé et est ainsi tout à fait impuissant à s'élever haut ou à aller loin.

Plusieurs moyens peuvent être employés pour arriver à ce dernier résultat. Il en est un qui est connu de tous et employé par toutes les ménagères ; malheureusement, il enlève le brillant des oiseaux, laisse pendant quelques mois des traces regrettables, et on est obligé de le répéter plusieurs fois l'an pour obtenir le résultat que l'on désire. Il consiste à arracher ou à couper toutes les *rémiges* vers le milieu de leur longueur. C'est là un moyen fort simple, peu dispendieux, tout à fait innoffensif, mais qui, outre l'inconvénient signalé plus haut, a encore celui d'obliger de prendre les oiseaux plusieurs fois par an et de les exposer à des courses inutiles, et surtout de ne les empêcher que momentanément à se livrer à leur dévergondage habituel. On l'emploie pour les pigeons que l'on veut apprivoiser et pour les poules qui s'échappent de la ferme pour commettre des dépradations à l'extérieur.

Le second moyen est plus simple encore : on lie avec une ficelle toutes les rémiges d'une aile, quelquefois on étreint avec celles-ci le bras de l'aile et on laisse ensuite en liberté l'oiseau porteur d'un lien qui peut se détacher, ou que les poules peuvent quelquefois dénouer ou couper avec leur bec. Ce procédé est très grossier, peut-être aussi barbare que le premier dont il a au moins tous les inconvénients et expose en outre à des accidents dangereux.

Un troisième moyen qui est aussi quelquefois mis en pratique, mais dont les inconvénients ne sont pas moins nombreux et qui est, au surplus, très barbare, consiste à arracher

toutes les longues plumes (*rémiges*) de l'aile, et
à brûler avec du fil de fer rougi au feu toutes
les racines des plumes au fur et à mesure
qu'on les enlève. On comprend de suite les
inconvénients d'un pareil procédé ; d'abord, il
est peu expéditif, et ensuite on peut brûler
trop la matrice des plumes, et alors l'inflammation peut s'emparer des ailes et amener de
graves résultats ; ou bien on peut ne cautériser
qu'imparfaitement et alors certaines plumes
repoussent et il faut recommencer. Comme les
deux précédents, ce procédé ne peut être employé pour les oiseaux de luxe qu'il défigure
considerablement. On s'en est servi cependant
pour éjointer des cygnes et quelques gros
oiseaux de basse-cour ; ce procédé demande en
outre, pour être bien exécuté, une certaine habitude.

Le quatrième procédé consiste à couper les
rémiges au niveau de l'aile et à introduire dans
l'intérieur de la portion creuse de la plume un
fil de fer rougi au feu. Comme le précédent,
ce procédé demande une certaine habitude et
ne peut, du reste, être employé que quand
on ne veut opérer que sur six, huit ou dix
plumes.

Il est un cinquième procédé, le vrai, que
nous préférons à tous les autres parce qu'il est
très simple, très expéditif, exempt d'accidents,
qu'il ne laisse que des traces presqu'impercep-
tibles, procure un résultat certain, et qu'il est
impossible aux oiseaux qui l'ont subie de ré-
cupérer la faculté de s'envoler : il consiste à

couper brutalement, avec des ciseaux bien tranchants, ou un sécateur de jardinier, l'extrémité de l'aile à un centimètre et demi environ de l'articulation du poignet, c'est-à-dire de l'articulation de l'avant-bras avec la métacarpe, par conséquent à environ un centimètre de l'os du pouce qui fait saillie avec ses rémiges bâtardes au bord antérieur de l'aile, et de cautériser ensuite la plaie, soit avec du perchlorure de fer, soit avec la pierre infernale. C'est le procédé que nous préférons à tous les autres, et avec lequel nous avons — et nous avons vu — éjointer des canards mandarins, de la Caroline, du Labrador, des cygnes, des faisans dorés, argentés, de Mongolie, Lady Amherst, etc., à tout âge. Les rémiges bâtardes s'appliquent tout naturellement sur la partie amputée qu'elles recouvrent ainsi que les tectrices, aucune trace de l'opération ne paraît à l'extérieur et les oiseaux ne perdent rien de leur port gracieux.

Enfin, il est un sixième procédé qui est nouveau, qui paraît avoir été appliqué pour la première fois à l'Ecole vétérinaire de Bruxelles : il consiste à faire une ligature à l'endroit voulu avec un cordon de caoutchouc ; la circulation est interrompue immédiatement, et, le quinzième jour environ, la partie isolée et déjà desséchée se détache d'elle-même sans que les oiseaux paraissent en souffrir. On a appliqué cette méthode à des faisans rares, entre autres à des Lady Amherst ; elle pourrait très bien s'appliquer à des oiseaux

plus forts, tels que grues, flamands, marabouts
ou autres oiseaux de valeur sur lesquels on
hésite à faire l'amputation.

Entraves pour oiseaux. — On peut remplacer l'éjointage des oiseaux par une entrave
fixe. On en a imaginé de plusieurs sortes, mais
la plus efficace est l'entrave inventée par
M. René Dannin, pour son élevage de perdrix
en parquet, dont nous avons parlé dans
l'*Eleveur* du 18 mars 1888. Nous ne parlons pas
des autres qui en sont de médiocres imita-
tions. Cette entrave, qui peut se placer et s'enlever à volonté et qui, dans ce dernier cas,
rend à l'oiseau la liberté complète du vol,
même après avoir été laissée en place pendant
plus d'une année, consiste en une petite chaînette renfermée dans un petit tube de caoutchouc souple, terminée par un fil de laiton
assez mince et aigu que l'on passe au travers
du bout de l'aile *à la base de la troisième grande
plume*, après que l'entrave a entouré l'extrémité du bras plié, et que l'on fixe facilement
au moyen d'une disposition spéciale que les
figures ci-dessous font facilement comprendre.

Cette perforation du doigt de l'oiseau ne lui
cause pas plus de douleur que lorsqu'on perce
les oreilles d'une petite fille. On ferme le bra-
celet à l'aide d'une paillette sur laquelle le
bout du petit fil de laiton est en quelque sorte
rivé et la petite plaie se cicatrise très bien. Au
bout d'un jour ou deux l'animal est revenu à

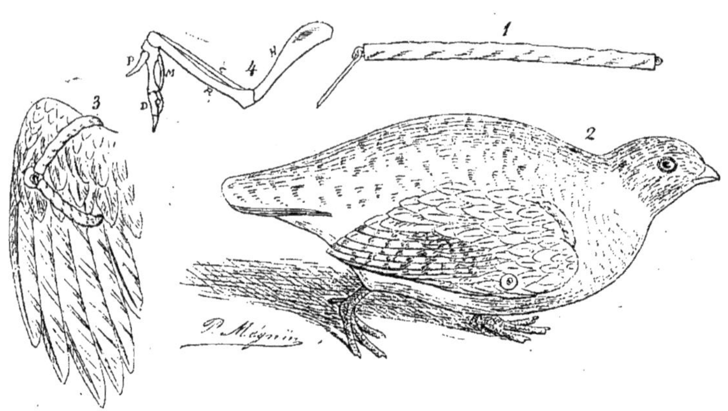

Fig. 57.

son état normal, avec cette différence qu'il ne peut plus voler. Notez que l'habileté de l'inventeur a consisté à trouver un appareil grâce auquel l'aile s'ouvre cependant assez pour ne gêner en rien les ébats amoureux, pour couvrir maternellement les œufs et les préserver de la pluie, et enfin pour réchauffer les poussins ; c'est, on le voit, très ingénieux.

La figure 57-1 représente l'entrave isolée composée de la chaînette cachée dans le petit tube de caoutchouc.

La figure 57-2 représente une perdrix dont l'aile droite est entravée.

La figure 57-3 représente la disposition de l'entrave sous l'aile ; le fil de fer terminal de l'entrave, après avoir traversé l'aile et rejoint le petit anneau initial de la chaînette, est arrêté en dehors sur une paillette qui empêche que l'aile ne soit blessée :

Enfin la figure 57-4 représente les os de l'aile et montre, au point D, l'endroit que traverse le fil de fer sans produire aucune lésion sérieuse.

Cette entrave peut s'appliquer aux faisans et autres oiseaux de parcs et a l'avantage sur d'autres de ne jamais les blesser.

Castration des oiseaux. — 1. *Castration des coqs ou chaponnage.* — La castration des jeunes coqs est une opération fort simple et que les femmes de la campagne ou les ménagères sont généralement à même de pratiquer. Cette opération s'exécute à la fin du printemps ou au commencement de l'automne et par un beau jour. Le jeune coq étant sain et à jeun, âgé de trois mois environ, un aide assis l'assujettit sur ses genoux couché sur le dos, le croupion tourné vers l'opérateur qui est à genoux, la cuisse droite de l'oiseau tenue le long du corps et la cuisse gauche portée en arrière pour découvrir le flanc gauche qui est le lieu où l'on doit faire l'incision. Celle-ci doit être dirigée d'avant en arrière, sur le milieu du flanc et un peu sur le côté entre le sternum et la cuisse (voyez fig. 58-A). Après avoir arraché les plumes en cet endroit, on incise, avec un bistouri ou un rasoir, la peau, les muscles abdominaux et le péritoine en un ou deux temps, ce qu'il faut exécuter avec assez de dextérité pour ne pas endommager les intestins. Par l'incision, qui doit être assez grande pour y passer le doigt, on introduit l'indicateur huilé dans l'abdomen; on dérange légèrement l'intestin et l'on porte le doigt vers la région lombaire où l'on trouve les testicules. On arrive d'abord à celui du côté gauche, on le détache avec l'ongle ou avec le doigt courbé en crochet puis on l'extrait; on cherche ensuite le testicule droit logé à côté, un peu plus profondément, on le détache et on le tire dehors comme le premier, puis on fait rentrer la portion d'intestins qui a pu sortir et on réunit les lèvres de la plaie par une suture modérément serrée. Quelques auteurs conseillent ensuite de la saupoudrer avec un peu de cendre.

Il est ordinairement d'usage dans cette opération de couper la crête du jeune coq chaponné, afin de le reconnaître quand il est lâché parmi les autres volailles et de ne point se méprendre lorsqu'on veut le tuer; mieux vaudrait, pour éviter une perte de sang inutile, couper les plumes de la queue à 2 ou 3 centimètres du croupion, on arriverait au même résultat.

Dans certains pays, on a un autre moyen de distinguer les chapons : on

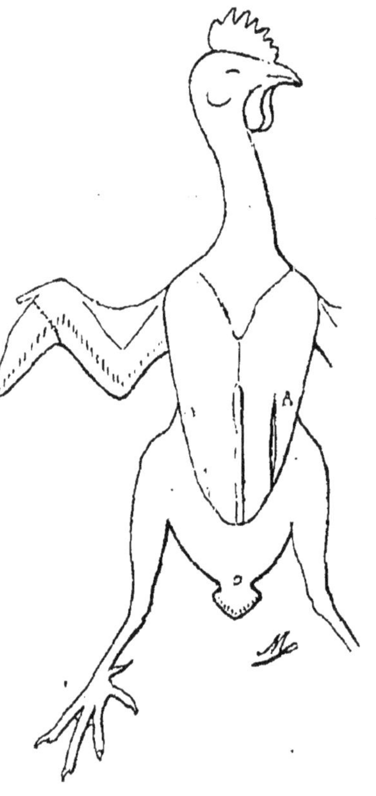

Fig. 58.

profite de l'occasion de l'opération pour greffer les éperons du coq sur sa tête; pour cela, on fait à la crête une ou deux incisions, on y insère par leur base, l'un ou les deux éperons que l'on a préalablement détachés d'un coup de ciseaux et l'on tient un instant les parties aglutinées. Si l'animal cherche à les déranger avec les pattes, on attache celles ci un peu lâchement avec une ficelle qui permet la marche et rien de plus, jusqu'à ce que le sang soit sec, ce qui a lieu au bout d'une demi-heure environ. L'éperon se réunit à la crête et il grandit quelquefois jusqu'à acquérir une longueur de 3 ou 4 centimètres.

L'opération de la castration étant terminée, on place le nouveau chapon dans un lieu tempéré où il ne puisse pas faire d'efforts pour se percher ; on lui donne pour aliments, pendant huit jours de la farine et du son délayés et de l'eau pure à discrétion.

Le but que l'on se propose en châtrant les volailles est de faciliter leur engraissement et de leur faire acquérir une chair plus fine, et, dans certains endroits, pour les rendre dociles afin de les dresser à couver et à conduire des poussins. A cet effet, on choisit les chapons les plus vigoureux ; on leur plume le ventre, on frotte la partie plumée avec des orties et on enivre l'animal avec du pain trempé dans du vin ; après avoir réitéré cette opération pendant deux ou trois jours de suite, on met l'oiseau sous cage avec deux ou trois poulets un peu grands. Ces poulets, en lui passant sous le ventre, adoucissent les douleurs que lui causent les piqûres et ce soulagement l'habitue à les recevoir. Bientôt il s'y attache, les aime, les conduit ; alors on lui en donne un plus

grand nombre sur lesquels il veille plus longtemps que n'aurait fait la mère.

2. *Castration des poules.* — On châtre rarement les poules. Cette opération se pratique,
soit quand elles ont cessé de pondre, soit
avant qu'elles aient pondu, dans le but
aussi de les rendre stériles de les disposer
à prendre beaucoup d'embonpoint et à acquérir une chair fine et délicate ; on choisit
de préférence celles chez lesquelles on
remarque des défauts essentiels qui les
rendent peu propres à faire de bonnes pon-
deuses ou de bonnes couveuses ; on châtre
encore particulièrement les poulettes de grandes races tant parce qu'elles pondent moins
que les poules communes, que parce qu'elles
fournissent, après avoir été engraissées, de
belles poulardes très recherchées.

L'opération se fait à peu près de la même
manière que sur les coqs. On rencontre
l'ovaire près des lombes au même endroit
qu'est le testicule gauche chez le coq, et il ressemble à un amas de grains très fins. Notons
qu'il n'y a qu'un ovaire, le gauche, le droit
étant toujours avorté.

D'après un autre procédé indiqué par certains auteurs, on n'extirperait pas l'ovaire, on
se contenterait d'inciser transversalement
l'oviducte ; la cicatrice qui suit fermerait le
conduit et empêcherait la fécondation. Mais
les auteurs qui ont conseillé ce procédé n'ont
pas réfléchi que les poules non fécondées,
pondent néanmoins des œufs aussi volumineux

que les autres et contenant un jaune et un
albumen semblables, quoique non susceptibles d'incubation, et restant clairs. Ces œufs,
par suite de l'opération qui a fermé l'oviducte,
ne pouvant plus être pondus, s'accumuleraient
dans l'abdomen sous forme de tumeurs qui feraient infailliblement périr l'oiseau.

Un autre auteur, Schreger, cité par Hurtrel
d'Arboval, dans son *Dictionnaire vétérinaire*
(1824), a conseillé un autre procédé : « On
« n'introduit pas, dit-il, le doigt dans l'abo-
« men, mais on incise au-dessus de l'anus sur
« une petite éminence qu'on y distingue, puis,
« par des pressions répétées on fait sortir
« un petit corps blanc qui est l'utérus et
« dont on fait l'ablation. La plaie se cica-
« trise bientôt d'elle-même avec ou sans su-
« ture. »

Ce procédé a été préconisé, depuis, en France,
à diverses reprises et même par un auteur qui
a fait un livre sur l'éducation et le choix des
volailles et qui en a fait l'objet d'articles re-
produits par diverses publications entre autres par les *Annales des Haras et de l'Agriculture* (année 1847, p. 667 et dans le *Moniteur
agricole*.

En raison de cette publicité et en raison de
la qualité de cet auteur, Mariot Didieux, qui
était un ancien vétérinaire de l'armée, on
pourrait croire à son efficacité et essayer de
l'appliquer ; mais on serait parfaitemedt déçu,
car il est basé sur une erreur d'anatomie, ce
que M. Goubaux, professeur à l'Ecole d'Alfort,

a parfaitement démontré dans la séance de la Société centrale vétérinaire de Paris du 12 décembre 1850.

Voici comment s'exprime Mariot Didieux, dans les articles auxquels nous faisons allusion :

« Les ovaires des ovipares sont au nombre
« de deux, mais placés en dehors sur le crou-
« pion entre l'os sacrum et les os coccygiens
« (ou de la queue) ; cette organisation est in-
« verse de celle des vivipares : chez ces der-
« niers, les ovaires sont situés dans l'abdomen
« et les testicules en dehors ; chez les ovipares,
« au contraire, les organes du mâle sont dans
« la cavité abdominale, et ceux de la femelle
« en dehors. De cette organisation résultent
« évidemment des phénomènes physiologiques
« différents.

« Les ovaires des poules sont deux petits
« corps ronds, accolés l'un à l'autre et formés
« d'un tissu fibreux, jaunâtre, assez dur ; au
« centre de chaque ovaire on remarque une
« cavité dont les parois sont lisses ; ils sécrè-
« tent ou contiennent une petite quantité
« d'humeur jaunâtre, huileuse. Les ovaires
« communiquent par plusieurs petits conduits
« qui passent entre les os sur lesquels ils re-
« posent et se terminent en mamelons ou
« cryptes muqueux à l'entrée de l'oviducte. —
« En outre, les ovaires sont pourvus chacun
« d'un conduit très mince et membraniforme
« qui rampe sur les côtés de l'éminence os-
« seuse formée, partie par l'os sacrum et par-

« tie par les vertèbres costales ; ces conduits
« vont s'épanouir sur une pulpe charnue, rou-
« geâtre, située un peu en arrière des pou-
« mons et du cœur ; cette pulpe, désignée vul-
« gairement sous le nom de *grappe* contient les
« ovules qui, fécondés ou non fécondés, se dé-
« tacheront un jour, entreront dans l'oviducte
« et deviendront des œufs. »

Après ce préambule anatomique, voici comment l'auteur pratique la castration des poules par l'*enlèvement des ovaires :*

« Ce mode opératoire consiste à arracher les
« plumes entre l'extrémité de la queue et une
« éminence appelée *le bouton* qui termine le
« croupion, à faire une incision transversale
« en arrière et en bas de ce même bouton ;
« cette incision fait découvrir deux corps jau-
« nâtres et accolés l'un à l'autre ; on dissèque
« au-dessous de ces deux corps et l'os sacrum ;
« séparés de cet os, on les saisit en dessous
« avec un petit crochet en fer et on les sépare
« du bouton où ils se trouvent encore accolés à
« la peau ; l'opération ainsi terminée, on rabat
« la peau sur la plaie et on la maintient au
« moyen de quelques points de suture ; on
« oint légèrement, ou on la saupoudre de sel
« fin.

« Nous avons pratiqué cette opération pen-
« dant les grandes chaleurs, pendant les grands
« froids, sans accidents. »

Est-ce là ce qu'on peut appeler la castration de la poule ? *Evidemment, les poules que M. Mariot-Didieux croyaient avoir châtrées ne l'étaient pas*. En effet, les anatomistes émérites : Flourens, Cuvier, Dugès, Carus, Geoffroy-Saint-Hilaire, etc., ont surabondamment démontré que le véritable ovaire de la poule n'est autre chose que le corps vulgairement nommé *grappe* qui se trouve au même endroit que le testicule gauche chez le coq; que les prétendus conduits, qui, d'après Mariot Didieux, conduiraient du *bouton* à l'oviducte et à la *grappe* n'existent que dans son imagination ; enfin, que le *bouton*, que cet auteur prend pour les ovaires, n'est autre que la *glande uropygienne*, qui existe également chez les deux sexes,. et qui, comme nous l'avons déjà dit, n'a d'autre usage que de sécréter une huile qui sert à lubréfier les plumes et à les rendre imperméables à l'eau, et qui n'a aucune relation avec l'appareil ovigère. Il suffit, du reste, d'observer avec attention l'acte de l'accouplement chez la poule ou chez le canard, pour voir que le bouton n'y joue aucun rôle, et qu'il s'accomplit exclusivement par l'affrontement des deux cloaques.

Après ce que nous venons de dire, on comprend qu'il n'y ait qu'un seul moyen de pratiquer la castration des poules, c'est d'enlever le véritable ovaire ou la grappe de la même manière dont on fait le chaponnage chez les coqs.

Du reste, la castration des poules se pratique extrêmement rarement ; on peut même dire qu'elle ne se pratique plus, car cette opé-
•ration n'est nullement nécessaire pour arriver

à faire de bonnes volailles grasses. Aussi cette opération est tout à fait inconnue dans la Sarthe et dans la Bresse où l'on fait pourtant un très grand commerce de poulardes,

Les poulardes du Mans sont fournies par une race particulière de poules nommées *gélines* ; ce sont de grandes poules à plumes noires et à crête finement dentée que l'on engraisse en les plaçant dans des endroits obscurs et en leur donnant des *pâtons* composés de farine de sarrazin et de lait.

Voilà les seules précautions que l'on prenne pour amener ces oiseaux à l'état de graisse si remarquable qu'ils présentent. La chaleur humide et la stabulation dans l'obscurité suffisent pour rendre les poules infécondes.

MÉDECINE DES OISEAUX

TABLE DES MATIÈRES

CHAPITRE VIII

CHAPITRE IX

CHAPITRE X

FIN DE LA TABLE DES MATIÈRES

MÉDECINE DES OISEAUX

TABLE DES FIGURES

FIN DE LA TABLE DES FIGURES

Ouvrages de la Bibliothèque de " l'Éleveur "

EN VENTE AUX BUREAUX DU JOURNAL

P. MÉGNIN. — **LE CHIEN**, *Elevage, Hygiène et Médecine*, TROISIÈME ÉDITION entièrement refondue et très augmentée, deux forts volumes in-8° ensemble . . . . **12 fr**.

Franco : **13** »

Depuis l'épuisement de la 2ᵉ édition du *Traité de la Médecine du Chien*, de M. Mégnin, livre qui est entre les mains de presque tous les chasseurs et amateurs et dont le succès a été considérable, on demandait avec instance une nouvelle édition, car aucun livre de ce genre n'existe en France, où l'on ne possédait que quelques traductions de livres étrangers, de Delabère-Blaine, de Clater, ou de Hertwig. Les deux volumes sur *le Chien*, illustrés de nombreuses gravures répondent entièrement aux desiderata de tous ceux qui s'occupent de la gent canine, et sont à la hauteur des dernières découvertes scientifiques.

P. MÉGNIN. — **LES RACES DE CHIENS**, trois volumes in-8° comprenant l'histoire et l'origine des races de chiens, la description des races. — Trois beaux volumes ornés de 160 gravures, la plupart hors texte, et représentant les types de races qui sont de véritables portraits.

Première partie	5 fr.	Franco :	5 50
Deuxième partie	4 »	—	4 50
Troisième partie	4 »	—	4 50

La première partie comprend l'histoire naturelle du chien, la recherche des origines des différentes races, et la description des races de chiens de berger et de chiens d'arrêt de France, d'Allemagne, d'Italie et d'Angleterre. *La deuxième partie* est consacrée aux races de lévriers, de chiens courants et de bassets et *la troisième partie* aux chiens de montagne, dogues, terriers et aux chiens d'appartement.

Les *points* qui caractérisent les différentes races, y sont établis avec la plus scrupuleuse exactitude, et d'après l'opinion des juges les plus compétants.

C'est un véritable *vade-mecum* pour les amateurs et pour les visiteurs des expositions canines.

P. MÉGNIN. — **ÉLEVAGE, HYGIÈNE ET MALADIES DU GIBIER A POIL ET DU GIBIER A PLUMES** (*lièvres et lapins, faisans et perdrix*), un volume in-8° orné de 50 figures et d'une planche coloriée . . . . **4** »

Franco : **4 40**

Depuis quelques années, le gibier poil et plume subit une crise asse grave. Des maladies nombreuses déciment les parquets ; l'auteur en a fai une étude toute spéciale et il a fait précéder son travail d'un traité comple de l'élevage du gibier ; de la sorte son livre est devenu un manuel indispensable aux gardes-faisandiers et aux propriétaires de chasse.

P. MÉGNIN. — **LE FURET**, brochure in-18° . . . . . franco **1 25**

Ils sont nombreux les amateurs de l'amusante chasse au furet et ils trouveront dans cette brochure des conseils sur l'entretien, l'élevage et le dressage de ces intéressants auxiliaires.

P. MÉGNIN. — **Elevage et Engraissement DES VOLAILLES**, deuxième édition, un fort volume in-8° avec 134 gravures, la plupart hors-texte . . . . 8 »

Franco : **8 80**

Cet ouvrage contient la description et les portraits types de toutes les races de *Gallinacés domestiques;* c'est donc un véritable guide des expositions avicoles. Il entre ensuite dans tous les détails dont la connaissance est nécessaire à un aviculteur-amateur et même à un aviculteur-industriel, sur l'installation des poulaillers, l'alimentation des animaux de basse cour, l'incubation naturelle et artificielle, l'élevage des poussins et les divers procédés d'engraissement des volailles et leur proposition pour la vente.

P. MÉGNIN. — **MÉDECINE DES OISEAUX,** *causes, nature et traitement de leurs maladies*, deuxième édition, revue et considérablement augmentée, un volume in-8° de 400 pages ornées de 56 figures et d'une planche en couleur hors texte 6 50

Franco : **7 10**

La première édition de cet ouvrage, parue en 1876, fut vite épuisée, car c'était le seul ouvrage de ce genre existant, non seulement en France, mais même à l'étranger. *La Médecine des Oiseaux* est plus qu'une nouvelle édition, c'est un livre entièrement nouveau, ayant le double de matière et enrichi de tous les progrès accomplis depuis dix-huit ans dans l'étude des maladies des oiseaux à laquelle l'auteur se livre tout spécialement.

P. MÉGNIN. — **LA MÉDECINE DU CHEVAL**, deux forts volumes in-8° de 650 pages et contenant 96 gravures.

Prix séparément . . . . 6 fr. Franco : **6 60**

Ensemble, franco : **12 »**

Le premier volume traite des maladies et de celles du cheval adulte affectant les appareils digestif, respiratoire, sanguin, nerveux et cutané. Le *deuxième* traite des maladies constitutionnelles de la peau, des organes génito-urinaires, de l'œil, des os, des articulations et des tendons, du pied et des blessures.

UN VIEUX PIÉGEUR. — **LE PIÉGEAGE DES ANIMAUX NUISIBLES**, un volume in-8° orné de 43 figures d'animaux nuisibles et de pièges 2 50

Franco : **2 75**

Cette étude très complète embrasse le piégeage de tous les animaux nuisibles, à l'agriculture, à l'élevage et à la chasse et donne une description très détaillée de tous les pièges employés.

P. MÉGNIN et VALADON. — **LE HANNETON ET SA LARVE**, Brochure 0 75

Franco : **0 85**

Cette petite brochure est faite pour rendre service aux agriculteurs et amateurs de jardins et comprend l'histoire naturelle du hanneton, rédigée par M. Mégnin, et une partie pratique due à la plume de M. Valadon où il indique les moyens d'exterminer le hanneton et le ver blanc par le hannetonage et le travail ou façonnage de la terre.

VALADON et ZURCHER. — **DOMMAGES AUX CHAMPS,** *Dégâts des Lapins*, un volume in-12 . . . . 4 »

Franco : **4 40**

Ce travail comble une lacune dans la question si complexe des Dommages aux champs (Dégâts des lapins), surtout au point de vue pratique. Ecrit par un vieux chasseur et un juriste, ce *vade-mecum* rendra aux agriculteurs et aux disciples de Saint-Hubert, de réels services; les jurisconsultes eux-mêmes pourront y puiser des renseignements nouveaux et du reste tout spéciaux.

HENRI DEQUIN. — **LE LAVERACK SETTER**, un volume in-8°, édition de luxe, orné de quinze portraits des plus beaux types connus de cette race. . . . . **5 »**

Franco : 5 30

M. Dequin, un amateur éclairé, a travaillé de très près le Laverack Setter, cette importation anglaise qui a tant de succès dans les Field-Trials de France ou de Belgique. Qu'est-ce qu'un beau Laverack, où le trouver, quel prix le payer, comment l'élever, comment le dresser? Voilà autant de questions posées par l'écrivain et toutes le plus clairement et le plus heureusement du monde, résolues en quelques pages d'un style simple et courant.

Ajoutons que les quinze portraits exécutés par M. Mégnin, d'après des photographies, sont une véritable galerie et qui paraît pour la première fois dans un livre.

C. CERFON. — **LA CHASSE SOUS TERRE**, un volume in-8°, orné de 53 gravures, dont plusieurs hors texte. . . . . **5 »**

Franco : 5 25

Depuis le célèbre « Du Fouilloux, gentilhomme du pays de Gastine en Poitou », on n'avait pas de traité complet de la si curieuse chasse sous terre. *La Chasse sous terre*, due à la plume d'un vieux pratiquant, a eu et aura encore un grand succès parmi les amateurs. On y trouve de précieux renseignements sur les chiens aptes à cette chasse et sur les instruments nécessaires. Ecrit avec clarté et précision, et dans un style vif et enjoué, un vrai style de chasseur, *La Chasse sous terre* a sa place marquée dans toutes les bibliothèques des disciples de Saint-Hubert.

C. CERFON. — **DE LA BASSE VOLERIE**, *et du Dressage pratique de l'Autour et de l'Epervier*, un volume in-8°, avec 36 gravures, dont 18 hors texte. . . . . **5 »**

Franco : 5 40

Voilà un sport qui s'en va, il est pourtant bien intéressant. Il ne compte plus que de rares amateurs, mais chacun y peut prendre intérêt; étant donné le grand renom qu'a eu la fauconnerie du Moyen-Age et dans les siècles passés.

C. CERFON. — **LA CHASSE A COURRE DU LIÈVRE**, DEUXIÈME ÉDITION, un volume in-8°, orné de nombreuses gravures. **2 50**

Franco : 2 65

En quelques mois, la première édition de cette intéressante plaquette a été épuisée, aussi l'auteur en a-t-il immédiatement donné une nouvelle édition revue et augmentée. Les chasseurs à courre sont nombreux et tous prendront intérêt à lire ces lignes si pleines d'utiles enseignements de ce veneur enragé qu'est C. Cerfon.

P.-A. ROUSSELOT. — **LES ENNEMIS DE LA VIGNE**, brochure. . . . . **1 »**

Franco : 1 35

Cette intéressante brochure a obtenu une médaille d'or et un diplôme d'honneur pour services rendus à la viticulture. C'est dire l'utilité reconnue de l'opuscule de M. Rousselot, qui donne les procédés les meilleurs pour combattre les ennemis de la vigne.

LES ANNÉES 1885 A 1893 du Journal l'*Éleveur* sont en vente au prix de . . . . Brochées, franco : **15 »**

134-1-95. — Vincennes, Imprimerie Lucien LEVY, 2, rue Lejemptel.

L'ÉLEVEUR

JOURNAL HEBDOMADAIRE ILLUSTRÉ

DE

ZOOTECHNIE, DE CHASSE

D'ACCLIMATATION

ET DE LA

MÉDECINE COMPARÉE DES ANIMAUX UTILES

HONORÉ D'UNE SOUSCRIPTION DU MINISTRE DE L'AGRICULTURE

Rédacteur en Chef :

Pierre MÉGNIN, ✳, O✳. O✳

LAURÉAT DE L'INSTITUT

PRIX DE L'ABONNEMENT :

POUR LA FRANCE	POUR L'UNION POSTALE
Six mois, 8 fr. — Un an, 15 fr.	Six mois, 9 fr. 50 — Un an, 17 fr.

RÉDACTION et ADMINISTRATION

6, Avenue Aubert, 6, à VINCENNES

(Près Paris)

Bureau de Vente au numéro et d'abonnement

12, boulevard Poissonnière, 12, à PARIS

Des **consultations vétérinaires,** particulièrement en ce qui concerne les maladies de peau, les maladies parasitaires ou microbiennes des animaux, des **comptes rendus d'autopsies** et d'examen de **pièces pathologiques** sont donnés gratuitement aux Abonnés, par la voie du journal. Les cadavres d'animaux et les pièces provenant d'animaux malades doivent être adressés franco au Bureau de Vincennes auquel est annexé un Laboratoire.

Des **consultations juridiques** sont aussi données par la même voie sur toutes les questions concernant la Chasse, le Commerce des Animaux, etc., etc.

Enfin, des **offres et demandes gratuites,** réservées exclusivement aux abonnés, sont aussi insérées dans le Journal.

Vincennes. — Imprimerie Lucien Lévy, 2, rue Lejemptel.